Praxiswissen Logopädie

Herausgegeben von Monika M. Thiel

Springer

Berlin
Heidelberg
New York
Hongkong
London
Mailand
Paris
Tokio

Sabine S. Hammer

Stimmtherapie mit Erwachsenen

Was Stimmtherapeuten wissen müssen

Mit einem Geleitwort von Michael Heptner

Mit 18 Abbildungen und 11 Tabellen

Springer

Sabine S. Hammer
Am Hang 9e
61118 Bad Vilbel
e-mail: S-L.Hammer@t-online.de

Monika M. Thiel
Theklastraße 1
80469 München
e-mail: thielmonika@mail.com

ISBN 3-540-42871-2 Springer-Verlag Berlin Heidelberg New York

Die Deutsche Bibliothek – CIP-Einheitsaufnahme
Hammer, Sabine:
Stimmtherapie mit Erwachsenen : was Stimmtherapeuten wissen müssen / Sabine S. Hammer. – Berlin ; Heidelberg ; New York ; Hongkong ; London ; Mailand ; Paris ; Tokio : Springer, 2003
(Praxiswissen Logopädie)
ISBN 3-540-42871-2

Springer-Verlag Berlin Heidelberg New York
ein Unternehmen der BertelsmannSpringer Science+Business Media GmbH

http://www.springer.de/medic-de/buecher/index.html

Printed in Germany

Umschlaggestaltung: deblik, Berlin
Layout: deblik, Berlin
Satz: medio Technologies AG, Berlin
Gedruckt auf säurefreiem Papier 22/3160/is – 5 4 3 2 1 0

Geleitwort

Mit dem vorliegenden Lehrbuch in der Reihe »Praxiswissen Logopädie« hat die Autorin eine von vielen Seiten lange bedauerte Lücke in der Fachliteratur zum Thema Stimme geschlossen. Ihr ist es vor allem gelungen, gerade für den Berufsanfänger Informationen aus den verschiedenen Disziplinen, die sich mit dem Phänomen Stimme beschäftigen, zu verbinden, also verständlich und für die Praxis verwertbar zu machen.

Die Autorin erfüllt damit nicht nur den Wunsch nach einem Lehrbuch für den Fachbereich Stimme, wie es in den immer zahlreicher werdenden Logopädie-Lehranstalten im deutschsprachigen Raum schon lange erwartet wurde. Sie bietet auch den Logopädinnen und allen anderen Stimmtherapeutinnen eine Übersicht über die Methodenvielfalt und ein Nachschlagewerk in Form eines an der Praxis orientierten Handbuches.

Die Stimme ist seit grauer Vorzeit ein Thema, um das sich die abenteuerlichsten Geschichten, Mythen des Altertums und neuere Erzählungen aus allen Kulturen der Welt ranken. Dieses Phänomen setzt sich nicht zuletzt bis heute in Form von inter- und intradisziplinären Meinungsverschiedenheiten und in einem fruchtbaren Methodenstreit fort. Die sich daraus ergebende Facettenvielfalt im Umgang mit unserem Stimmorgan beschreibt die Autorin vom Standpunkt fachlicher Neutralität.

Die wachsende Gruppe der an der Stimme Interessierten wird der Autorin dafür und für ihre Klarheit, Struktur und Transparenz dankbar sein, mit der sie dem geneigten Leser und Nutzer dieses wertvollen Buches die Stimme mit ihren Funktionen, Störungen und Therapiemethoden näher bringt.

Graz, im Oktober 2002
Michael Heptner

Vorwort und Danksagungen

Ein Buch über die Stimme, ihre Störungen und deren Therapie zu schreiben ist ein Wagnis – auch und besonders, sich dabei auf eine für den Leser attraktive Seitenzahl zu beschränken. Die Stimme ist ein komplexes Phänomen, viele Fragen sind noch ungeklärt und gerade zur Therapie gehen die Meinungen weit auseinander.

Mein Anliegen ist es, aktuelles Basiswissen zu vermitteln und den Leser gleichzeitig zum Nachdenken, zur kritischen Auseinandersetzung und zum kreativen Umgang mit den beschriebenen Inhalten anzuregen. Kein Buch kann die Erfahrungen und Erkenntnisse ersetzen, die durch die praktische Arbeit mit der eigenen Stimme und mit Stimmpatienten zu gewinnen sind.

Das Erscheinungsbild von Stimmerkrankungen (wie die Stimme selbst) ist so verschieden und einzigartig wie die Menschen, die davon betroffen sind. Dementsprechend muss eine Stimmtherapeutin stets dazu bereit und in der Lage sein, ihre Vorgehensweise in der Therapie zu modifizieren und sich von unterschiedlichen Theorien, aber auch von den Patienten selbst inspirieren zu lassen. Dieses Buch bietet eine solide Grundlage für professionelles stimmtherapeutisches Vorgehen, aus der heraus sich ein individueller, der Persönlichkeit der Therapeutin entsprechender Arbeitsstil entwickeln kann.

Für moralische und tatkräftige Unterstützung danke ich Ludwig Hammer, Monika Thiel, Carmen Colinas, Verena Forsbach, Christine Hammer, Anton Kollmannthaler und Stefan Aberle. Feline und Julia Hammer danke ich für lange und erfüllte Arbeitspausen.

Bad Vilbel, im Mai 2002
Sabine S. Hammer, Logopädin

Hinweis: Ich habe mich entschieden, durchgehend von Therapeutin, Patient, Psychotherapeutin und Arzt zu sprechen. Die Wahl der jeweiligen geschlechtlichen Zuordnung fiel spontan und ist ohne tiefere Bedeutung.

Inhalt

Einleitung und Überblick

In der Stimmtherapie finden mittlerweile schätzungsweise 40 verschiedene Arbeitsansätze Anwendung. Dabei handelt es sich um stimmpädagogische Übungsmethoden und um ganzheitliche stimmtherapeutische Konzepte. Zum Einsatz kommen ebenfalls Methoden fachverwandter Bereiche wie der Atem- oder Körpertherapie.

In diesem Buch wird kein neues Therapiekonzept beschrieben. Es handelt sich um ein Lehrbuch, das erstmalig alle wissenswerten Grundlagen zum Thema Stimme, Stimmerkrankungen, Diagnostik und Therapie zusammenfasst. Es vermittelt Studierenden und praktisch tätigen Stimmtherapeutinnen ein umfassendes Basiswissen. Die Notwendigkeit für dieses Buch wurde mir in meiner Arbeit als Lehrlogopädin deutlich: Es existiert bislang kein Fachbuch, das als ein umfassender Leitfaden zur Ausbildung von Stimmtherapeutinnen herangezogen werden könnte.

Die Entwicklung der Stimmtherapie in neuerer Zeit geht dahin, eine **ganzheitliche Behandlung von Stimmpatienten** zu ermöglichen. Die Stimme gilt zu Recht als eines der **persönlichsten Ausdrucksmittel des Menschen.** In dieser Dimension muss auch eine Erkrankung der Stimme betrachtet werden: Es handelt sich nicht nur um eine Störung im Bereich körperlicher Funktionen. Persönlichkeitsmerkmale, soziokulturelle Aspekte und die Lebensumstände des Patienten beeinflussen physiologische Abläufe des Organismus und tragen so zur Entstehung des individuellen Stimmklanges bei. Bei der Auslösung einer Stimmstörung spielt in den meisten Fällen eine außerordentliche stimmliche oder allgemeine Belastungssituation eine Rolle. Gleichermaßen wird die Kommunikationsfähigkeit des Patienten durch eine Stimmstörung beeinträchtigt. Das kann Konsequenzen für die Berufstätigkeit und die sozialen Kontakte nach sich ziehen. Dem muss die Stimmtherapeutin gerecht werden, indem sie nicht ausschließlich symptomorientiert vorgeht, sondern auch die Ursachen und Folgen einer Stimmstörung in der Therapie berücksichtigt.

Damit sich auch Berufseinsteigerinnen auf dem »Markt der Methoden« zurechtfinden, werden die gängigsten Therapiemethoden knapp und vergleichend beschrieben. Die Ansatzmöglichkeiten zur Therapie einer Stimme sind sehr unterschiedlich. Je nachdem wann und bei wem sie eingesetzt werden, können fast alle Ansätze zu guten Therapieerfolgen führen. Der Vorteil des reichen Angebotes an Therapiemaßnahmen besteht darin, dass die Stimmtherapeutin die Vorgehensweisen auswählen kann, die ihrem eigenen Verständnis und ihren persönlichen Neigungen am ehesten entsprechen. Sie muss dabei allerdings beachten, dass es wichtig ist, über ein umfangreiches Repertoire an Maßnahmen zu verfügen, um eine Therapie auf den einzelnen Patienten ausrichten zu können.

Die Therapie der kranken Stimme findet formal auf 2 Ebenen statt, die in der Praxis ineinander fließen: die **»funktionelle« und die »personale« Ebene.**

Die **funktionelle Ebene** umfasst praktische Übungen zur Phonation und den damit in Verbindung stehenden Funktionsbereichen Körperhaltung/Tonus/Bewegung, Atmung und Artikulation. Die Stimmtherapeutin bietet dem Patienten Hilfen zur Veränderung gewohnter stimmlicher Muster an. Die Entscheidung darüber, was er davon umsetzt, trifft der Patient selbst. Bei der Anwendung einzelner Übungen ist zu beachten, dass jeder Patient unterschiedlich reagieren kann und einzelne Übungen nicht immer zum Erfolg führen bzw. nicht immer zum selben Resultat! Die Stimmtherapeutin muss also mit Hilfe ihrer geschulten Hörwahrnehmung und Beobachtungsfähigkeit die Wirkungsweise jeder einzelnen Übung überprüfen und angemessen darauf reagieren.

Beachte ► Ein wesentlicher Aspekt für den Erfolg einer Stimmtherapie liegt darin, das Vorgehen nach den individuellen Bedürfnissen und Fähigkeiten des Patienten auszurichten.

Die **personale Ebene** beschäftigt sich mit den Möglichkeiten, stimmbelastende Faktoren im Alltag auszuschalten, ein unphysiologisches Stimmverhalten zu erkennen und zu verändern sowie die Hintergründe einer Stimmerkrankung zu beleuchten. Die Stimmtherapeutin wird beratend tätig und unterstützt den Patienten bei Transferleistungen in die Alltagssituation. Sie kann auf dieser personalen Ebene an die Grenzen ihrer Kompetenz stoßen. Tragen beispielsweise unbewältigte Konflikte oder Krisensituationen zur Entstehung der Erkrankung bei, kann eine Bearbeitung der Krankheitsursachen nur im Rahmen einer Psychotherapie stattfinden.

Beachte ► Die Beschäftigung mit diesen Fragen ist ein zentrales Thema dieses Buches: Wie können die Grenzen einer Stimmtherapie definiert werden? Wie erkennt eine Stimmtherapeutin, dass Anforderungen den Rahmen einer Stimmtherapie sprengen? Wie geht sie im Einzelfall damit um?

Die Grundlage für die gesamte Therapie bildet die **Differenzierung der Selbstwahrnehmung**. Sucht ein Stimmpatient die Unterstützung einer Stimmtherapeutin, muss er als Erstes seine Stimme im Zustand der Erkrankung kennen und wahrnehmen lernen, um dann eine Entscheidung darüber zu fällen, welche Veränderungen durch die Therapie erreicht werden sollen. Die Selbstwahrnehmung beschränkt sich aber nicht nur auf das Stimmresultat, sondern bezieht alle beeinflussenden Faktoren mit ein. Zunächst muss der Patient über die allgemeinen Funktionen und Mechanismen des Stimmapparates sowie über die Faktoren, unter deren Einfluss eine Stimme steht, aufgeklärt werden. Auf der Grundlage dieses Wissens kann der Patient zum Fachmann seiner eigenen Stimme werden: Indem er sich selbst genau beobachtet, kann er seine Stimme in einen Zusammenhang mit anderen Körperfunktionen, emotionalen Zuständen, Sprechsituationen etc. bringen.

Beachte ► Die Kombination von Fachwissen und Selbstbeobachtung versetzt den Patienten in die Lage, Verantwortung für den Therapieprozess zu übernehmen. Mit Unterstützung der Stimmtherapeutin kann er angemessene Ziele für die Therapie formulieren und die Zusammenhänge seiner Erkrankung erkunden.

Da es sich um ein Lehrbuch handelt, werden die **anatomischen, physiologischen und akustischen Grundlagen der Stimme** zur Einführung übersichtlich zusammengefasst. Es folgt eine anschauliche **Darstellung der körperlichen, persönlichkeits- und situationsbedingten Faktoren**, die zu der individuellen Ausdrucksfähigkeit einer Stimme führen. Anschließend wird beschrieben, auf welche Weise **unterschiedliche Formen von Stimmstörungen** entstehen und durch welche Symptome sie im Einzelnen gekennzeichnet sind.

Zu Beginn des praktischen Teils wird die genaue **Vorgehensweise bei der Anamnese- und Befunderhebung** dargestellt. (In Kapitel 11 »Anhang« finden sich ein Anamnese- und Diagnostikbogen als Kopiervorlage.)

Im Anschluss folgt die **Beschreibung einer methodenübergreifenden und zeitgemäßen Konzeption**. Sie baut auf 5 Therapiebausteinen auf: Tonus/Haltung/Bewegung, Atmung, Artikulation, Phonation und Person. Das Vorgehen zu den Bausteinen wird im Einzelnen beschrieben und ist mit Übungsbeispielen und den nötigen Hinweisen zur Praxis versehen. Zu jedem Bereich werden Hinweise zu weiterführender Literatur und Übungsmaterialien gegeben.

Die einzelnen Therapiebausteine sind nicht als ein hierarchisch gegliedertes Konzept zu betrachten, sie bieten **auf unterschiedlichen Ebenen Ansatzpunkte zur Behandlung einer Stimmstörung**. Die Auswahl von Übungen und das Setzen von Schwerpunkten bleibt in der Hand der Therapeutin und fällt von Patient zu Patient unterschiedlich aus. Die Darstellung einer methodenübergreifenden Konzeption lässt entsprechenden Spielraum für das individuelle Vorgehen.

Bei der Arbeit mit Stimmpatienten treten unabhängig von Störungsbild und Methode **Fragen zum äußeren Rahmen und der inhaltlichen Gestaltung** einer Therapie auf. Im Kapitel »Stimme praxisnah« wird ausführlich auf Themen wie das häusliche Üben, das Anbieten von Übungen oder die Dauer und den möglichen Verlauf einer Stimmtherapie eingegangen. Es wird auf die Notwendigkeit und die Inhalte interdisziplinärer Arbeit mit den entsprechenden Fachbereichen hingewiesen. Abschließend werden die **Besonderheiten im Vorgehen bei speziellen Störungsbildern** herausgearbeitet. Der praktische Teil wird durch Kopiervorlagen, Arbeitsbögen und Übersichten im Anhang ergänzt, die der Therapeutin als Arbeitsmaterial zur Verfügung stehen.

Die Anforderungen an eine Stimmtherapeutin sind hoch. Bei der Stimmstörung handelt es sich um ein komplexes, an die Persönlichkeit des Betroffenen gekoppeltes Störungsbild, das sich auf unterschiedlichste Weise symptomatisieren kann. Eine einheitliche Aussage zu Vorgehensweisen, Erfolgen und Grenzen ist deshalb schwer zu treffen.

Dieses Buch möchte besonders Berufsanfängerinnen Mut zum Einstieg machen, indem es zeigt, in welchem Rahmen eine qualifizierte Stimmtherapie stattfinden kann, ohne dass die Therapeutin über eine Zusatzausbildung verfügen muss. Da es sich hierbei um kein starres Konzept handelt, ist es möglich und notwendig, mit den dargestellten Inhalten kreativ und experimentell umzugehen, solange die Grundsätze und Grenzen stimmtherapeutischen Arbeitens beachtet werden.

1 Grundlagen der Stimmfunktion

Übersicht

1.1 Anatomische Grundlagen

Die menschliche Stimme bildet die Grundlage sprachlicher Äußerung. Ähnlich wie ein Musikinstrument erzeugt der Körper einen Klang, den **Stimmklang**, der durch die Bildung von Lauten geformt und so zu Sprache wird. Das gesprochene Wort entsteht also durch das Zusammenwirken von Stimmgebung (Phonation) und Lautbildung (Artikulation).
Der Stimmklang entsteht im Kehlkopf, durch die Schwingung der Stimmlippen. Erzeugt wird diese Schwingung durch Atemluft, die aus der Lunge strömt. Der an den Stimmlippen gebildete Primärklang wird in den Räumen oberhalb der Stimmlippen (Rachen-, Mund- und Nasenraum), dem sog. **Ansatzrohr** oder **Vokaltrakt**, verstärkt und geformt. Dadurch entsteht einerseits der spezifische Klangcharakter einer Stimme, andererseits werden hier einzelne Laute gebildet.
Die Stimmgebung erfolgt demnach durch das Zusammenwirken dreier Organsysteme: Kehlkopf, Atemapparat und Ansatzrohr.

1.1.1 Anatomie des Kehlkopfes

Der Kehlkopf besteht aus einem Gerüst von Knorpeln (**Übersicht 1.1**), die durch Bänder (Bindegewebe) und Muskeln (**Übersicht 1.2**) miteinander verbunden sind. Die Innenseite des Kehlkopfes ist mit Schleimhaut ausgekleidet.

Gerüst

Der **Ringknorpel** umschließt ringförmig das obere Ende der Luftröhre. Auf dem Ringknorpel liegt, nach hinten offen, der **Schildknorpel**. Der Schildknorpel läuft nach oben vorne winkelförmig zu und ist an dieser Stelle als sog. Adamsapfel tast- und sichtbar. Auf dem hinteren oberen Rand des Ringknorpels befinden sich die 2 **Stellknorpel**. Sie besitzen jeweils 3 Fortsätze, von denen nur der nach vorne gerichtete **Processus vocalis** und der seitliche **Processus muscularis** von funktioneller Bedeutung sind. Das Zungenbein liegt als Knochenspange, nach hinten offen, oberhalb des Schildknorpels. Die untere Spitze des Kehldeckelknorpels ist an der Innenseite des Kehlkopfes befestigt.

Übersicht 1.1.
Kehlkopfknorpel

- Ringknorpel, **Cartilago cricoidea** (Cricoid)
- Schildknorpel, **Cartilago thyreoidea** (Thyroid)
- 2 Stellknorpel, **Cartilagines arytaenoideae** (Aryknorpel)
- Zungenbein, **Cartilago hyoidea** (Hyoid)
- Knorpel des Kehldeckels, **Cartilago epiglottica** (Epiglottis)

Muskulatur

Die Bezeichnung der Kehlkopfmuskeln ergibt sich anhand der jeweiligen Knorpel, an welchen ihr Ursprung ist und zu welchen sie ziehen. Alle Kehlkopfmuskeln existieren paarweise. Die wichtigsten der an der Stimmgebung beteiligten Muskeln sind in **Abb. 1.1** dargestellt.

Beachte ► Man unterscheidet zwischen innerer und äußerer Kehlkopfmuskulatur.

Zu den **inneren** (innerhalb bzw. unterhalb des Schildknorpels gelegenen) **Kehlkopfmuskeln** gehört der M. thyreoarytaenoideus, dessen innerer Teil als M. vocalis (auch M. internus) bezeichnet wird. Jeweils einer dieser Muskeln zieht von der Innenseite des Schildknorpels zum Processus vocalis der Stellknorpel und bildet damit das Kernstück der rechten bzw. linken Stimmlippe. Oberhalb der Stimmlippen verläuft der Taschenfaltenmuskel. Der M. posticus zieht von der hinteren Fläche des Ringknorpels zum Processus muscularis der Stellknorpel. Der M. lateralis zieht von den seitlichen Anteilen des Ringknorpels ebenfalls zu den Stellknor-

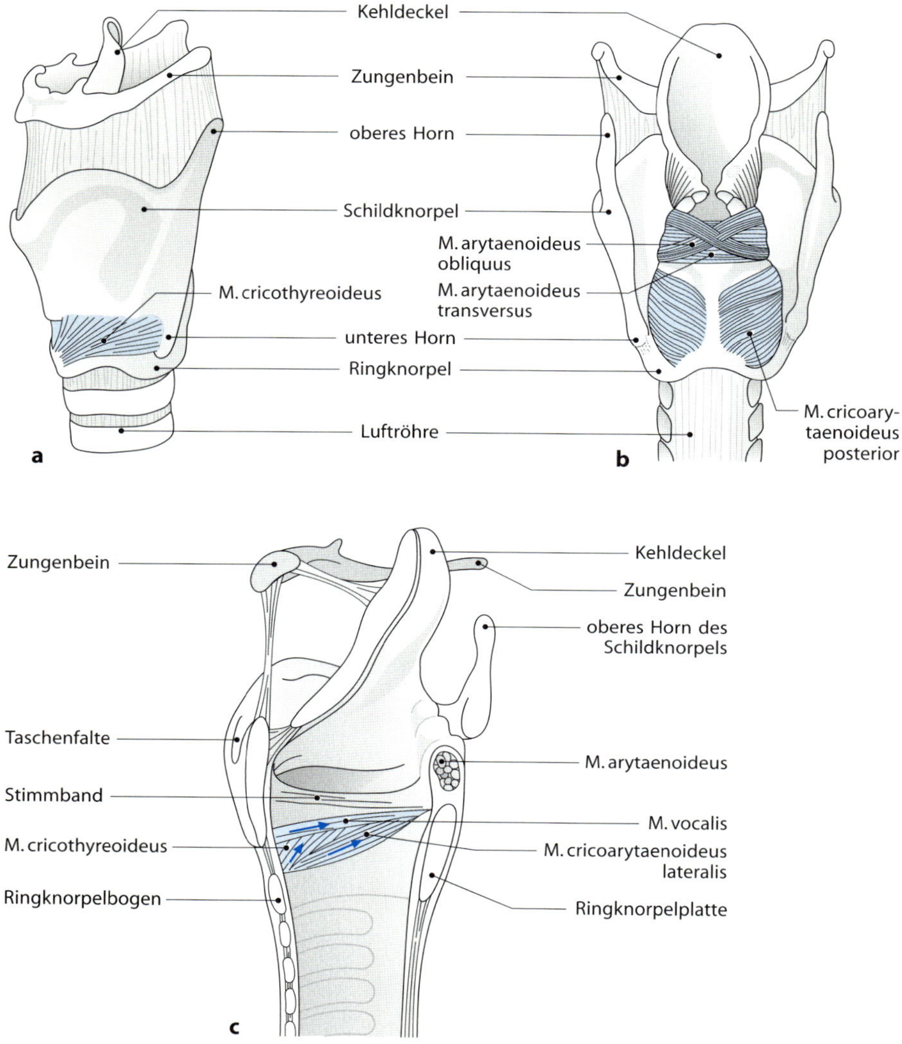

Abb. 1.1a-c. Kehlkopf: Gerüst und Muskulatur. Knorpeliges Kehlkopfgerüst und Kehlkopfmuskeln in Seitenansicht (**a**) und von hinten betrachtet (**b**) und Innenansicht des Kehlkopfes (**c**). (Aus Spiecker-Henke 1997)

peln. Die Mm. arytaenoidei obliquus und transversus ziehen von einem Stellknorpel zum anderen. Von den **äußeren** (außerhalb des Ringknorpels gelegenen) **Kehlkopfmuskeln** ist der M. cricothyreoideus von besonderer Bedeutung für die Kehlkopffunktion. Er verläuft vom vorderen oberen Rand des Ringknorpels zum vorderen unteren Rand des Schildknorpels.

Aufbau der Stimmlippen

Die durchschnittliche **Länge** der Stimmlippen beträgt beim weiblichen Kehlkopf etwa 11–13 mm, beim männlichen 13–16 mm (vgl. Wirth 1995, S. 91; die Angaben in der Literatur schwanken zwischen 1 cm und 2,8 cm). Die Stimmlippen bestehen neben Muskelmasse aus einem ligamentösen (bindegewebigen) äußeren Rand, dem **Stimmband** (Ligamentum vocale), und sind von Schleimhaut überzogen (**Abb. 1.2**). Die Schleimhaut liegt locker und beweglich auf der Stimmlippe auf. Zwischen Schleimhaut und Stimmlippe befindet sich der sog. Reincke-Raum. Der bindegewebige Anteil der Stimmlippe überzieht als **Conus elasticus** die gesamte Oberfläche des M. vocalis. Lediglich der freie obere Rand wird als Ligamentum vocale bezeichnet.

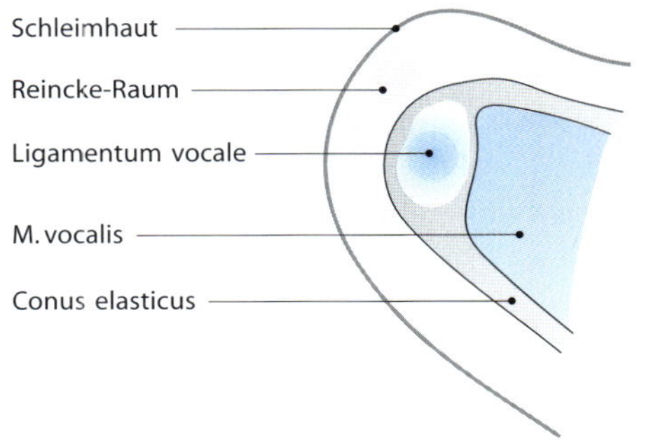

Abb. 1.2. Stimmlippe: Querschnitt

Übersicht 1.2.
Kehlkopfmuskulatur

- **M. thyreoarytaenoideus, bzw. M. vocalis**
  (kurz: M. vocalis)
  Stimmlippenmuskel
- **M. cricoarytaenoideus posterior**
  (kurz: M. posticus)
  hinterer Ringknorpel-Stellknorpelmuskel
- **M. cricoarytaenoideus lateralis**
  (kurz: M. lateralis)
  seitlicher Ringknorpel-Stellknorpelmuskel
- **M. arytaenoideus transversus**
  (kurz: M. transversus)
  querer Stellknorpelmuskel
- **M. arytaenoideus obliquus**
  (kurz: M. obliquus)
  querer Stellknorpelmuskel
- **M. ventricularis**
  Taschenfaltenmuskel
- **M. cricothyreoideus**
  Ringknorpel-Schildknorpelmuskel

1.1.2 Funktion der Kehlkopfmuskeln

Öffnen und Schließen der Stimmritze ► Die grobe Beweglichkeit des Kehlkopfes besteht im Öffnen und Schließen des Raumes zwischen den Stimmlippen, der sog. Stimmritze (**Glottis**). Der einzige Muskel, der die Stimmlippen voneinander weg bewegt, damit die Stimmritze **öffnet**, ist der M. posticus. Durch Zug des M. lateralis und des M. transversus wird der Glottisspalt **geschlossen**. Der M. lateralis schließt dabei die 2 vorderen Drittel der Stimmritze, indem er den Processus muscularis der Stellknorpel nach vorne zieht. Durch Zug des M. transversus wird das hintere Drittel geschlossen (**Abb. 1.3**).

Spannung der Stimmlippen ► Der M. cricothyreoideus und der M. vocalis (M. thyreoarytaenoide-

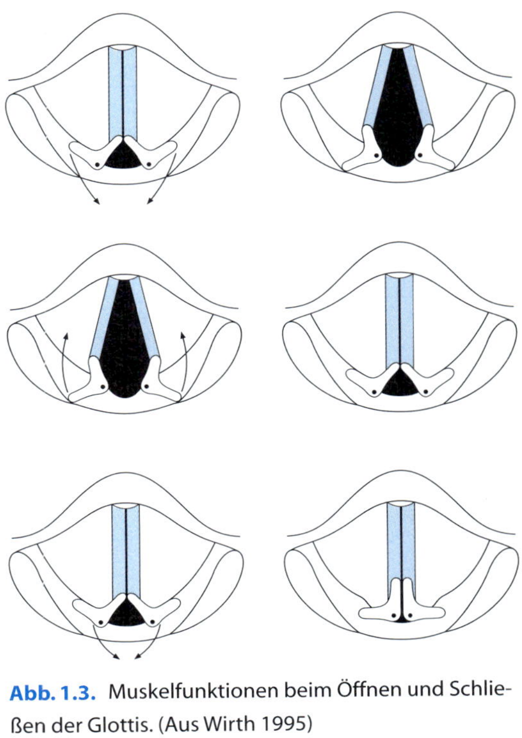

Abb. 1.3. Muskelfunktionen beim Öffnen und Schließen der Glottis. (Aus Wirth 1995)

us) spannen die Stimmlippen. Durch den Zug des **M. cricothyreoideus** wird der Ringknorpel nach hinten oben gekippt und so im vorderen Teil dem Schildknorpel angenähert. Der hintere Teil des Ringknorpels entfernt sich mit den Stellknorpeln von der Innenseite des Ringknorpels. Dadurch entsteht eine passive Spannung der Stimmlippen. Der **M. vocalis** besitzt die Fähigkeit zu isometrischer Kontraktion, d.h., dass die Spannung innerhalb der Stimmlippen ab- oder zunimmt, ohne dass ihre Länge verändert wird. Ebenso kann die Breite der Stimmlippen unabhängig von Länge und Spannungszustand verändert werden. Außer an der Spannungsfunktion ist der M. vocalis damit auch am Schließvorgang der Stimmritze beteiligt.

Die Funktion des **M. ventricularis** ist die Medialverlagerung der Taschenfalten (Annäherung der Taschenfalten aneinander). Ein Überblick über die Funktion der wichtigsten inneren und äußeren Kehlkopfmuskeln findet sich in **Tabelle 1.1**.

Andere Funktionen ► In der **Übersicht 1.3** sind weitere Muskeln dargestellt, die an der Kehlkopffunktion beteiligt sind und zu den äußeren Kehlkopfmuskeln gehören. Sie sind im Wesentlichen für das Heben, Senken und die Fixation des Kehlkopfes zuständig.

1.1.3 Innervation des Kehlkopfes

Die willkürliche Steuerung der Kehlkopfmuskulatur erfolgt von der motorischen Hirnrinde aus. Die Nervenfasern verlaufen durch Hirnnervenkerne und Hirnstamm, kreuzen zu 80% und treten auf beiden Seiten als **N. vagus** unterhalb der Brücke (unterer Teil des Hirnstamms, auch: Pons) aus. Bereits im oberen Halsteil zweigt der **N. laryngeus superior** vom N. vagus ab und teilt sich in einen inneren und einen äußeren Ast (Ramus internus und externus). Der innere Ast versorgt sensibel die obere Kehlkopfschleimhaut bis zur Stimmlippe. Der äußere Ast versorgt motorisch den M. cricothyreoideus sowie den M. constrictor pharyngis und den M. ventricularis.

Der N. vagus verläuft seitlich der Luftröhre weiter abwärts. Oberhalb des Herzens zweigt der **N. la-**

Tabelle 1.1. Funktion und Innervation der wichtigsten Kehlkopfmuskeln

Muskel	Funktion	Innervation
Innere Kehlkopfmuskeln		
M. vocalis	Stimmlippenspanner,-schließer	N. laryngeus inferior (N. recurrens)
M. lateralis	Schließt vordere 2/3 der Stimmlippen	N. laryngeus inferior (N. recurrens)
M. transversus	Schließt hinteres Drittel der Stimmlippen	N. laryngeus inferior (N. recurrens)
M. posticus	Stimmlippenöffner	N. laryngeus inferior (N. recurrens)
M. ventricularis	Schließt Taschenfalten	N. laryngeus superior
Äußerer Kehlkopfmuskel		
M. cricoarytaenoideus	Stimmlippenspanner	N. laryngeus superior

Übersicht 1.3.
Weitere Kehlkopfmuskeln

- **M. constrictor pharyngis inferior**
  - zieht von den Seitenflächen des Schild- und Ringknorpels zur Hinterwand des Pharynx,
  - fixiert den Kehlkopf und bewegt ihn rückwärts.
- **M. stylopharyngeus**
  - zieht von der Schädelbasis aus zum oberen Rand des Schildknorpels,
  - bewegt den Kehlkopf nach oben.
- **M. sternothyreoideus**
  - zieht vom Brustbein zur hinteren Außenfläche des Schildknorpels,
  - bewegt den Kehlkopf nach unten, kippt den Schildknorpel nach hinten, entspannt die Stimmlippen passiv.
- **M. thyreohyoideus**
  - zieht von der hinteren Außenfläche des Schildknorpels zum Zungenbein,
  - bewegt entweder das Zungenbein abwärts oder den Kehlkopf aufwärts,
  - bildet den Antagonisten zum M. cricothyreoideus.

ryngeus recurrens (kurz: N. recurrens) ab. Der rechte schlingt sich um die Aorta subclavia, der linke verläuft um den Aortenbogen, beide steigen seitlich der Luftröhre wieder nach oben und treten als **N. laryngeus inferior** unterhalb des Schildknorpels in das Kehlkopfinnere. Dort versorgen sie motorisch sämtliche inneren Kehlkopfmuskeln und die Schleimhaut unterhalb der Stimmlippen sensibel (**Abb. 1.4**). **Tabelle 1.1** liefert eine Übersicht über Funktion und Innervation der wichtigsten Kehlkopfmuskeln.

1.1.4 Anatomie des Atemapparates

Zu den Atmungsorganen gehören die Lungen und die **Luftröhre**. Die Luftröhre beginnt unterhalb des Ringknorpels und teilt sich nach etwa 10–12 cm in einen rechten und einen linken Hauptbronchus und geht damit in den rechten und den linken Lungenflügel über. Die **Hauptbronchien** verzweigen sich in weitere Bronchien, Bronchiolen und enden in feinen Lungenbläschen, den Alveolen. Diese sind von feinen Blutkapillaren durchflochten. Die Lunge ist überzogen von einer glatten, feuchten Haut, dem **Lungenfell**. Die Innenseite des knöchernen Brustkorbes, der die Lungen umschließt, ist ebenfalls mit einer solchen Haut ausgekleidet, dem **Rippenfell**. Dazwischen befindet sich der sog. **Pleuraspalt**. Der knöcherne **Brustkorb** (Thorax) besteht aus 12 Rippenpaaren, dem Brustbein und 12 Brustwirbeln. Die **Rippen** sind über Gelenke mit den Brustwirbeln verbunden. Die oberen Rippen sind über knorpelige Enden mit dem Brustbein verbunden, das 11. und 12. Rippenpaar enden frei.

Atemmuskulatur ▸ Die wichtigsten an der Atmung beteiligten Muskeln sind das **Zwerchfell** (Diaphragma) und die **Zwischenrippenmuskulatur** (Mm. intercostales). Das Zwerchfell liegt direkt unterhalb der beiden Lungenflügel und spannt sich kuppelförmig zwischen Brust- und Bauchraum. Die einzelnen Teile des Zwerchfells entspringen am unteren Ende des Brustbeines, seitlich entlang der unteren Brustkorböffnung und hinten auf Höhe der oberen 3 Lendenwirbel und ziehen zur Mitte hin. Die **äußeren Zwischenrippenmuskeln** (Mm. intercostales externi) ziehen zwischen den einzelnen Rippen schräg nach vorn unten, die **inneren** (Mm. intercostales interni) zwischen den Rippen schräg nach hinten unten.

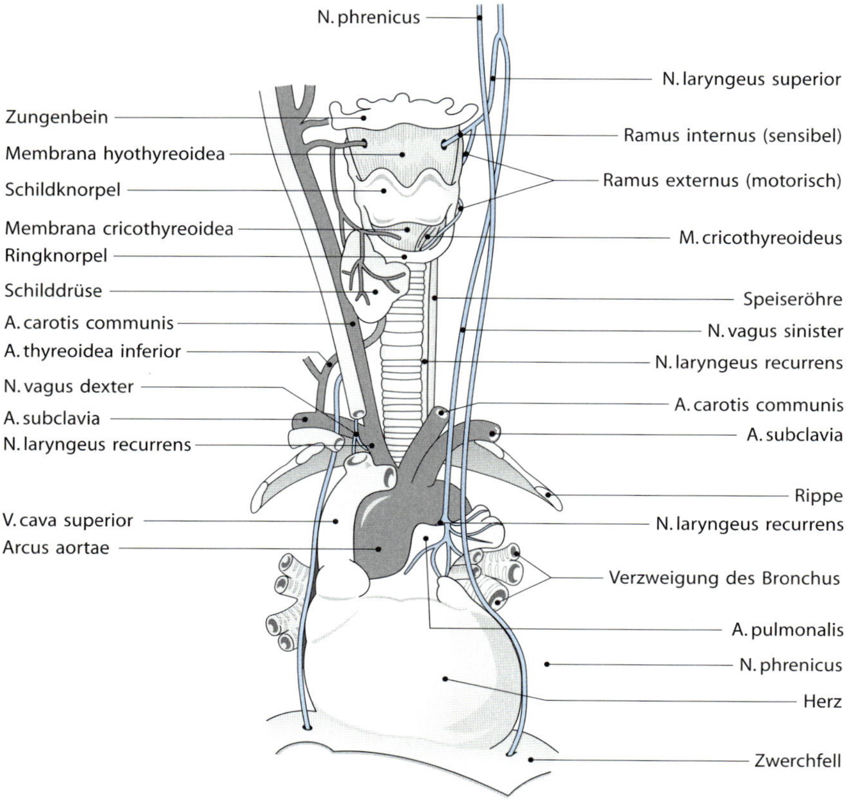

Abb. 1.4. Innervation des Kehlkopfes. (Aus: Wirth 1995)

1.1.5 Funktion der Atemmuskulatur

Bei Anspannung flacht sich das kuppelförmige Zwerchfell nach unten ab und erzeugt einen Zug auf das Lungengewebe (**Abb. 1.5**). Der so entstehende Unterdruck in den Lungen führt zum Einströmen der Atemluft. Ebenfalls an der **Einatmung** beteiligt sind die äußeren Zwischenrippenmuskeln. Sie heben den Brustkorb an und erweitern so den Brustraum.

Für die **Ausatmung** sind überwiegend die inneren Zwischenrippenmuskeln verantwortlich. Durch das Ziehen der Rippen zueinander verengen sie den Brustraum und erzeugen einen Druck auf das Lungengewebe, die Luft strömt aus. Mit der Ausatmung einher geht die Entspannung der äußeren Zwischenrippenmuskeln und des Zwerchfells. Die Muskeln von Bauch und Rücken sowie Schultergürtel und Hals beeinflussen als Atemhilfsmuskulatur die Atembewegungen.

Atemhilfsmuskulatur

Die **Rumpfmuskulatur**, die als Atemhilfsmuskulatur die Atembewegungen unterstützt, dient ursprünglich dem Halte- und Bewegungsapparat. Sie ist beteiligt an Bewegungen des Oberkörpers und der Extremitäten und ermöglicht eine aufrechte Körperhaltung (**Tabelle 1.2**).

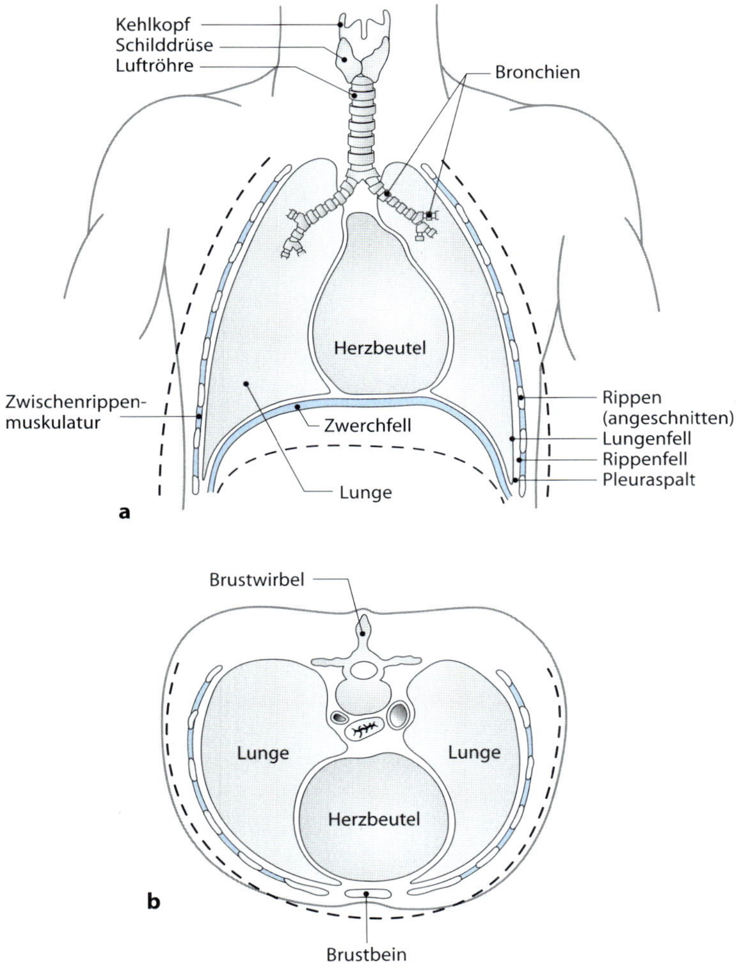

Abb. 1.5a,b. Bewegung von Brustkorb und Zwerchfell bei der Atmung. Brustraum frontal (**a**) und horizontal (**b**). Inspirationsstellung gestrichelt angedeutet. (Aus Friedrich u. Bigenzahn 1995)

Tabelle 1.2. Funktion der Atemmuskulatur

Muskel	Funktion
Zwerchfell	Einatmungsmuskel ⇒ Abflachung der Zwerchfellkuppel bei Anspannung
Äußere Zwischenrippenmuskeln	Einatmungsmuskulatur ⇒ Anhebung des Brustkorbes
Innere Zwischenrippenmuskeln	Ausatmungsmuskulatur ⇒ Ziehen Rippen zueinander

1.1.6
Anatomie des Vokaltraktes (Ansatzrohres)

Das Ansatzrohr, auch als Vokaltrakt bezeichnet, ist kein Organ im eigentlichen Sinne, sondern bezeichnet den **Raum zwischen Stimmlippen und Mund- bzw. Nasenöffnung** (Abb. 1.6). Das Ansatzrohr wird begrenzt:

- nach unten hin durch die Stimmlippen, Zunge und Unterkiefer,
- seitlich durch Wangen und Zahnreihen,
- nach vorne durch Zähne und Lippen,
- nach oben durch den harten und den weichen Gaumen.

Oberhalb des Gaumens liegen die Nasenhöhlen. Nach hinten wird die Begrenzung des Ansatzrohres durch die Rachenhinterwand gebildet. Die Räume werden unterteilt in Rachenraum, Nasen- und Mundhöhle.

Der **Rachenraum** gliedert sich in 3 Abschnitte:

- **Epipharynx** oder Nasenrachenraum: Bereich oberhalb des weichen Gaumens,
- **Mesopharynx** oder mittlerer Rachenraum (Mundrachen): Raum bis zum Kehlkopfeingang,
- **Hypopharynx** oder unterer Rachenraum (Kehlrachen): Rachenbereich auf Höhe des Kehlkopfes.

Der **glottische Raum** befindet sich zwischen dem oberen Rand der Stimmbänder und dem unteren Rand der Taschenfalten. Den **supraglottischen Raum** bildet der Bereich zwischen dem unteren Rand der Taschenfalten und dem Kehlkopfeingang (auf Höhe des Epiglottisrandes und der Stellknorpel). Die **eustachische Röhre**, auch Tube oder Ohrtrompete genannt, endet im Bereich des Nasen-Rachen-Raumes. Sie verbindet den Raum des Mittelohres mit den Räumen des Ansatzrohres.

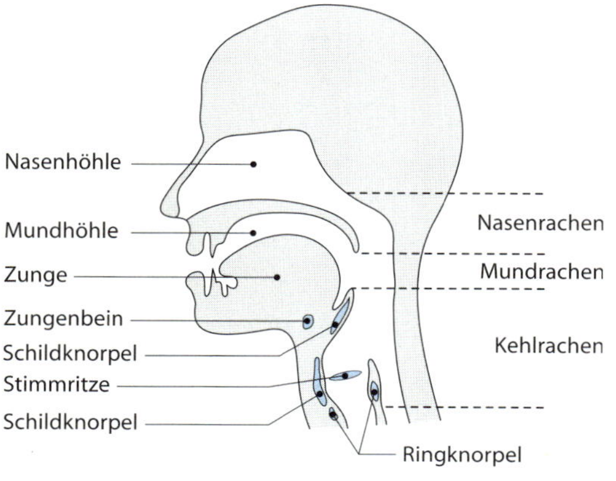

Abb. 1.6. Ansatzrohr

Beachte ► Veränderungen des Ansatzrohres (Verformung, Weitung, Verengung) werden erzeugt durch

- die Zungen- und Lippenmuskeln,
- die Muskulatur des weichen Gaumens und der Rachenhinterwand sowie
- die Kaumuskulatur (verantwortlich für die Öffnungsweite des Kiefers).

1.2
Physiologie der Primärfunktionen

Als **Primärfunktionen** werden Organfunktionen bezeichnet, die entweder angeboren sind oder ohne »fremde« Hilfe im Laufe der Entwicklung erlernt werden, wie z.B. das Atmen, Schlucken oder das Kauen.
Im Gegensatz dazu stehen die **Sekundärfunktionen**, die sich nur durch entsprechende Sozialkontakte, Vorbilder und Erziehung entwickeln. Zu den Sekundärfunktionen gehört auch die **Stimmfunktion**. Auch wenn das Schreien als Reflex angeboren ist, bildet sich die Stimme als Grundlage der Kommunikationsfähigkeit nur durch den Kontakt zu Bezugspersonen und durch das Hören von Stimme und Sprache aus.

Sekundärfunktionen besitzen **kein eigenes Organsystem**, d.h., dass sie sich als Ausführungssystem Organstrukturen bedienen, die bereits angelegt sind. Die Stimme bedient sich der Organsysteme Kehlkopf, Atmung und Ansatzrohr. Die primären Funktionen dieser Organe liegen vorwiegend in der Aufnahme von Nahrung und der Versorgung des Organismus mit Sauerstoff.

Primärfunktionen dienen unmittelbar der **Erhaltung des Organismus** und werden hauptsächlich durch das autonome oder vegetative (unwillkürliche) Nervensystem gesteuert. **Sekundärfunktionen** unterliegen der willkürlichen zentralen Steuerung und sind den Primärfunktionen untergeordnet.

Beachte ► Die Funktion der Stimme wird durch die primären, unwillkürlichen Organtätigkeiten beeinflusst.

1.2.1 Die Primärfunktion des Kehlkopfes

Schutzfunktion

Die eigentliche Funktion des Kehlkopfes besteht im **Schutz der Lungen vor dem Eindringen von Fremdkörpern**. Im Kehlkopf erfolgt die Trennung von Luft- und Speiseweg. Da sowohl die Atemluft wie die Nahrung durch den Mund aufgenommen werden, muss der Kehlkopf die Luftröhre verschließen, damit die Nahrung ausschließlich in die Speiseröhre gelangen kann.

Schluckakt ► Die Schutzfunktion des Kehlkopfes tritt beim Schluckakt während der Nahrungsaufnahme in Kraft. Der Verschluss der Luftröhre wird dabei durch die einleitende Zungenbewegung ausgelöst. Zunge und Zungengrund drücken gegen den Gaumen, dadurch wird der Kehlkopf nach oben gezogen. Der Kehldeckel legt sich über den Kehlkopfeingang, die Stimmlippen schließen sich, sodass keine Nahrung in die Lunge eindringen kann.

Reflektorische Schließfunktion ► Der Kehlkopf reagiert auf den Kontakt von Fremdkörpern mit den anatomischen Strukturen ober- und unterhalb des Kehlkopfes. Dabei kommt es zu einer reflektorischen Schließung der Stimmlippen und der Taschenfalten. In Verbindung damit steht eine ebenfalls reflektorische Kontraktion des Zwerchfells zur Auslösung des Hustenstoßes, um den Fremdkörper wieder hinauszutransportieren.

Die Doppelventilfunktion des Kehlkopfes

Eine weitere Primärfunktion des Kehlkopfes dient der **Stabilisierung des Brustkorbes**, die zum Ausführen unterschiedlicher Aktivitäten des Körpers erforderlich ist. Der Brustkorb wird entweder durch Erzeugung eines Überdruckes oder eines Unterdruckes in den Lungen stabilisiert.

Überdruckventil ► Ein Überdruck entsteht bei Verschluss des Kehlkopfes vor oder während der Ausatmung. Er stabilisiert den Brustkorb in der Weise, dass dieser ein Widerlager für Bewegungen vom Körper weg (Schlagen, Treten, Stoßen, Schieben etc.) bilden kann. Der Überdruck ermöglicht bzw. erleichtert auch alle auspressenden Tätigkeiten (Husten, Defäkation, Erbrechen, Gebären etc.). Der Verschluss der Luftröhre erfolgt dabei auf Ebene der Taschenfalten. Sie arbeiten zusammen mit der Ausatmungsmuskulatur und bilden das Überdruck- oder Auslassventil.

Unterdruckventil ► Ein Verschluss der Luftröhre vor oder während der Einatmung geschieht auf Ebene der Stimmlippen und erzeugt in der Lunge einen Unterdruck. Die Stimmlippen bilden also das Unterdruck- oder Einlassventil und arbeiten im Zusammenhang mit der Einatmungsmuskulatur. Erforderlich wird die Stabilisierung des Thorax durch Unterdruck bei Bewegungen der Arme zum Heben des Körpers (Klimmzug, Hangeln, Klettern etc.).

Fazit ►

- Der Kehlkopf dient ursprünglich und primär dem **Schutz der Lungen** vor dem Eindringen von Fremdkörpern.
- Er **stabilisiert den Brustkorb** für unterschiedliche Körperfunktionen.
- Die **Phonationsfunktion** entwickelte sich sekundär.

1.2.2 Physiologie der Atmung

Zentrale Steuerung der Atemfunktion

Die Atemfunktion wird aus Arealen des Hirnstammes, dem sog. **Atemzentrum**, über das vegetative Nervensystem gesteuert. Das vegetative (autonome oder unwillkürliche) Nervensystem reguliert und koordiniert die Funktionen der inneren Organe. Vom Hirnstamm aus werden die Gasanteile im Blut gemessen und die Impulse für die Tätigkeit der Atemmuskeln gegeben.

Atemablauf

Die **Einatmung** geschieht durch die Aktivität des Zwerchfells und der äußeren Zwischenrippenmuskeln. Bei Kontraktion flacht sich das Zwerchfell ab, die Zwischenrippenmuskeln heben den Brustkorb an (s. **Abb. 1.5**). Die Lungen werden dadurch nach außen gedehnt, und es entsteht ein Unterdruck in der Lunge. Um diesen Unterdruck auszugleichen, muss das Lungengewebe mit Luft gefüllt werden. Die Luft strömt durch Mund und Nase, Rachenraum, Kehlkopf, Luftröhre, Bronchien und Bronchiolen in die Lungenbläschen ein und vergrößert so das Lungenvolumen. In den Lungenbläschen findet der Gasaustausch statt: Das Blut wird mit Sauerstoff angereichert, Kohlendioxid wird abgegeben.

Bei der **Ausatmung** wird durch Senkung des Brustkorbes und Wölbung des Zwerchfells ein Überdruck in der Lunge erzeugt, sodass die Luft zum Ausgleich wieder ausströmt. Das Zwerchfell wölbt sich passiv in die Ausgangslage zurück, die Rippen werden aktiv durch die inneren Zwischenrippenmuskeln zusammengezogen.

Beachte ► Der entspannte Zustand aller Atemmuskeln wird als **Atemruhelage** bezeichnet. Er entspricht einer lockeren Ausatmungsstellung.

Atemformen

Die Ausdehnung der Lunge kann während des Atmens in alle Richtungen erfolgen. Die Atembewegungen sind nach außen sichtbar. Die Atemformen werden nach den **Richtungen** bezeichnet, in die die Atembewegungen stattfinden.

Bauchatmung ► Während der Atmung bewegt sich die Bauchdecke; bei der Einatmung wölbt sich der Bauch nach vorne, bei der Ausatmung flacht sich der Bauch ab, meist in Verbindung mit einer Kontraktion der Bauchmuskulatur. Die Bauchatmung entsteht infolge einer Kontraktion des Zwerchfells bei der Einatmung.

Flankenatmung ► Auch die Flankenatmung steht in Verbindung mit der Zwerchfellaktivität während der Atmung. Die Ausdehnung der Atembewegungen findet hier im Bereich der Flanken statt. Bei der Bauch- und bei der Flankenatmung strömt die eingeatmete Luft bis in die untersten Lungenregionen.

Brustatmung ► Bei der Brustatmung hebt sich der Brustkorb während der Einatmung und senkt sich während der Ausatmung. Die Atembewegungen entstehen überwiegend nach vorne und zur Seite, teilweise auch in den Rücken. Aktiv sind dabei die Zwischenrippenmuskeln. Bei der Brustatmung werden die oberen Lungenanteile mit Luft gefüllt.

Klavikularatmung ► Wird der Brustkorb während der Einatmung besonders stark gedehnt, kann es zu einer Anhebung der Schultern kommen. Weil die Atembewegungen dann in Richtung Schlüsselbein erfolgen, wird diese Atemform als Klavikularatmung bezeichnet.

Beachte ► Die Atemform, bei der die Atembewegungen ausschließlich im Brust- und Klavikularbereich stattfinden, wird als **Hochatmung** bezeichnet. Als physiologisch gilt die Kombination von Brust-, Bauch- und Flankenatmung, die sog. **kostoabdominale** Atmung.

Atemveränderungen

Zu Veränderungen der Atmung kommt es im Wesentlichen durch **Körperhaltung und Körperaktivität**. Die Körperhaltung bestimmt dabei die

Weitungsmöglichkeiten der Atemräume. (Auf dem Bauch liegend dehnen sich die Atembewegungen beispielsweise überwiegend im Flankenbereich aus.) Je nach körperlichem Aktivitätszustand verändert sich der Sauerstoffbedarf des Körpers.

Ruheatmung ► In Ruhe ist der Grundumsatz des Körpers gesenkt, der Sauerstoffbedarf geringer. Deshalb sind Atembewegung und Atemfrequenz verhältnismäßig gering. Die Ruheatmung verläuft in **3 Phasen**: Einatmung, Ausatmung und Atempause. Die Dauer von Ein- und Ausatmung beträgt im Verhältnis 1:1,5. In Ruhe dehnen sich die Atemräume gleichmäßig im Brust-, Bauch- und Flankenbereich aus (kostoabominale Atmung). Im Erwachsenenalter beträgt die Anzahl der Atemzüge 10–20 pro Minute. Physiologisch für die Ruheatmung ist die **Nasenatmung**. Das Flimmerepithel, das die unteren Nasenmuscheln auskleidet, wärmt die Atemluft an, befeuchtet und reinigt sie.

Leistungsatmung ► Körperliche Aktivität erhöht den Sauerstoffbedarf, es wird mehr und schneller Luft eingeatmet. Die Atembewegungen dehnen sich aus, die Atemfrequenz steigt an. Bei körperlicher Aktivität verkürzt sich die Atempause oder entfällt.

Sprechen oder Singen ► Sprechen oder Singen erfordert eine besondere Dosierung des Atemstromes, sodass es auch hierbei zu Veränderungen der Atemtiefe, Atembewegung und Atemfrequenz kommt (s. Kapitel 1.4.2 »Stimmatmung«).

Beachte ► Veränderungen der Atmung, die sich durch Phonation, beim Sprechen wie beim Singen, ergeben, sind stets **der primären Atemfunktion untergeordnet**. Die Phonation wird also durch einen erhöhten oder verminderten Sauerstoffbedarf verändert.

Atemvolumina

Das Fassungsvermögen der Lunge beträgt beim Erwachsenen etwa 5 Liter Luft. Die Menge an Luft, die ein- und ausgeatmet wird, liegt je nach körperlichem Aktivitätszustand zwischen 0,5 und 3,5 Litern (**Abb. 1.7**). Unterschieden werden folgende Atemvolumina:

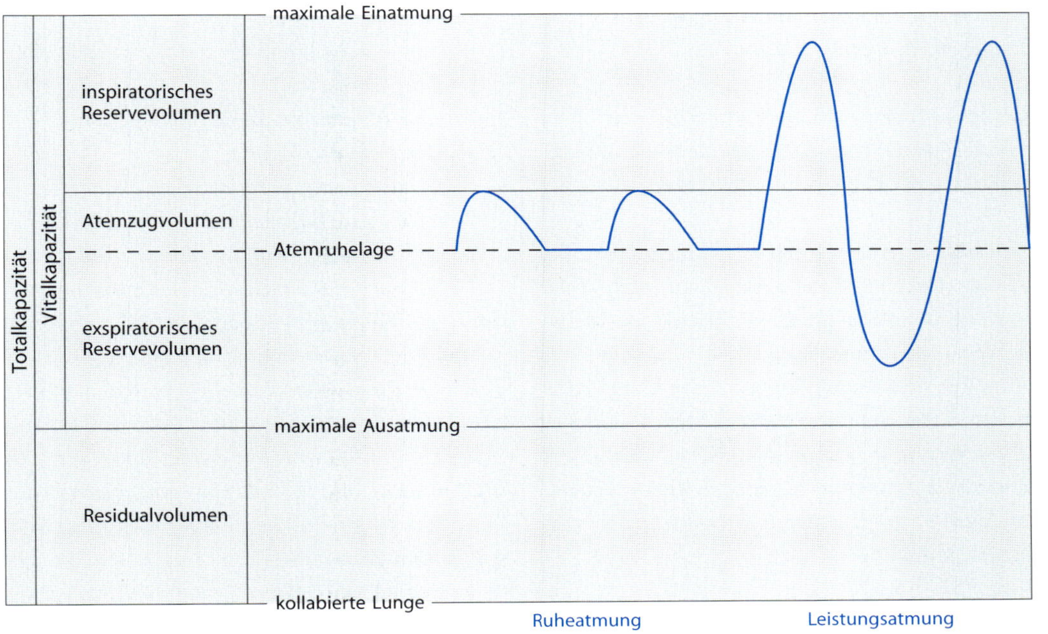

Abb. 1.7. Atemvolumina

- **Atemzugvolumen:** Die Menge Luft, die ein Erwachsener **in Ruhe** ein- und ausatmet, beträgt im Durchschnitt ca. 0,5 Liter.
- **Inspiratorisches Reservevolumen:** Bei maximaler Einatmung wird das Atemzugvolumen um etwa 1,5 Liter ergänzt.
- **Exspiratorisches Reservevolumen:** Es wird durch maximale Ausatmung erreicht und beträgt ebenfalls etwa 1,5 Liter.
- **Vitalkapazität:** Die Summe aus Atemzugvolumen, inspiratorischem und exspiratorischem Reservevolumen beträgt ca. 3,5 Liter.
- **Residualvolumen:** Die Luftmenge, die nach maximaler Ausatmung in der Lunge zurückbleibt, liegt bei etwa 1,5 Litern. Das Residualvolumen kann nur durch Verletzung oder Kollabieren der Lunge entweichen.
- **Totalkapazität:** Die Menge an Luft, die sich einschließlich des Residualvolumens nach maximaler Einatmung in der Lunge befindet (ca. 5 Liter).

Pathophysiologie der Atmung

Eine Störung der Atemfunktion kann organische oder funktionelle Ursachen haben. Organische Atemwegserkrankungen werden in der Regel medikamentös oder operativ behandelt.

Beachte ► Funktionelle Atemstörungen treten oft im Zusammenhang mit Stimmstörungen auf und können im Rahmen einer Stimmtherapie behandelt werden.

Organische Atemstörungen ► Erkrankungen des **zentralen Nervensystems** können zu einer Fehlsteuerung der Atmung führen. Die sog. **obstruktiven Atemwegserkrankungen** wie Asthma bronchiale, Tumoren oder Entzündungen der Luftwege erhöhen den Strömungswiderstand in den Atemwegen und erschweren so den physiologischen Atemablauf. **Restriktive Atemwegserkrankungen** wie Lungenentzündungen verringern das Lungenvolumen (Friedrich u. Bigenzahn 1995, S. 30).

Funktionelle Atemstörungen ► Die Atemwege sind organisch unauffällig. Die möglichen **Ursachen** für eine funktionelle Einschränkung der Atemfunktion sind vielfältig. Da die Atmung im Zusammenhang mit Körperhaltung, Körperspannung und Stimmgebung abläuft, können Dysfunktionen dieser Bereiche eine Abweichung von der physiologischen Atmung begünstigen. Der körperliche und psychische Allgemeinzustand übt ebenfalls einen direkten Einfluss auf die Funktion der Atemorgane aus.

Beachte ► Von einer funktionellen Atemstörung kann nur bei einer dauerhaften Veränderung der Atmung gesprochen werden.

Eine funktionelle Atemstörung kann sich anhand der folgenden **Symptome** bemerkbar machen:

- **Verschiebung der Atemmittellage:** Sprechen auf »Restluft« oder Luftholen vor dem Erreichen der Atemruhelage.
- **Hochatmung (kostoklavikuläre Atmung):** Atembewegungen finden ausschließlich im Bereich Schultern/Brustkorb statt.
- **Schnappatmung:** ruckartige, überhastete Einatmung (verbunden mit dem Gefühl der »Atemlosigkeit«).
- **Atemgeräusche (Stridor):** meist geräuschvolle, forcierte Einatmung.
- **Erhöhte Atemfrequenz:** deutlich mehr als 20 Atemzüge pro Minute.
- **Paradoxe Atmung:** Einziehen der Bauchdecke während der Einatmung mit Anhebung des Brustkorbes, Einsinken des Brustkorbes und Vorwölbung des Bauches bei der Ausatmung.

Diese Auffälligkeiten können in der Ruhe- und während der Sprechatmung auftreten.

Bei der **Phonation** kann ein Sprechen auf »Restluft« auftreten (als Abweichung von der Atemmittellage): Die Atemruhelage wird »überzogen«, die Einatmung erfolgt zu spät und entsprechend forciert. Eine pathologische Phonationsatmung kann sich auch anhand einer verkürzten Tonhaltedauer (s. Kapitel 1.4.4 »Stimmleistungen«, Abschnitt »Phonationsdauer«) bzw. einer Verringerung der Silbenanzahl pro Einatmung zeigen.

Beachte ► Abweichungen vom physiologischen Atmungsablauf sind in jedem Fall unökonomisch, d.h., sie führen nicht zur optimalen Sauerstoffversorgung und/oder kosten zu viel Kraft.

Beispiel ► Bei der Hochatmung werden nur die oberen Bereiche der Lunge mit Luft gefüllt. Das untere Lungendrittel ist jedoch am stärksten durchblutet und kann den größten Teil an Gasaustausch leisten. Für die nötige Sauerstoffversorgung sind also mehr Atemzüge erforderlich. Der Krafteinsatz ist bei der Hochatmung zusätzlich dadurch erhöht, weil bei der Einatmung Brustkorb und Schultern angehoben werden müssen. Das Ausatmen geschieht oft stoßweise oder seufzerähnlich, weil die erzeugte Spannung plötzlich nachlässt. Soll währenddessen phoniert werden, ist der Atemdruck auf den Kehlkopf immens: Das Zwerchfell ist inaktiv, sodass eine Atemstromdosierung kaum möglich ist. Die Luft wird unterhalb der Glottis gestaut, die Stimmlippen müssen den Atemstrom regulieren und dabei sozusagen dem Gewicht von Brustkorb und Schultern standhalten. Die Folge ist in der Regel ein gepresster (die Stimmlippen schließen fest) oder stark verhauchter (die Kraft in den Stimmlippen gibt nach) Stimmklang. Die Phonationsdauer ist verkürzt, die Resonanzbildung erschwert.

Beachte ► Funktionelle Atemstörungen können als Symptom oder als begleitende Ursache einer Stimmstörung auftreten.

Fazit ►

- Die **zentrale Steuerung der Atmung** erfolgt aus dem Atemzentrum im Hirnstamm.
- Die Kombination von Brust- und Bauchatmung gilt als **physiologisch**.
- Das **Atemzugvolumen** beschreibt die Menge an Luft, die ein Erwachsener in Ruhe ein- und ausatmet.
- **Funktionelle Atemstörungen** treten häufig im Rahmen einer Stimmstörung auf. Sie können Symptom oder Ursache einer Stimmerkrankung sein.

1.2.3 Die Primärfunktion des Vokaltraktes (Ansatzrohres)

Nahrungsaufnahme

Die Nahrung wird über den Mund aufgenommen, in der Mundhöhle beginnt der Verdauungsprozess. Durch Bewegungen des Unterkiefers (Kauen) und Zungenbewegungen wird die Nahrung zerkleinert und in den Schlund (Pharynx) weitertransportiert. Mit der Sekretion von Speichel beginnt die Zersetzung der Nahrung im Mundraum. Über die Sinneszellen auf dem Zungenrücken werden Geschmacksempfindungen an das Zentralnervensystem weitergeleitet. Das Geruchsorgan sitzt in den Schleimhäuten der Nase.

Beim Schluckakt werden durch Anhebung des Gaumensegels Mund- und Nasenhöhle getrennt, damit keine Nahrung in die Nase eindringt.

Atmungsorgan

Bei der Leistungs- und Sprechatmung bilden Mund- und Nasenhöhlen den obersten Abschnitt der Atemwege.

Beachte ► In Ruhe erfolgt die Atmung normalerweise ausschließlich durch die Nase. Die Nasenschleimhaut dient der Reinigung, Befeuchtung und Erwärmung der Atemluft.

Fazit ►

- Die Primärfunktion des Vokaltraktes besteht in der **Nahrungsaufnahme** und dient als oberster Abschnitt der Atmungsorgane dem **Gasaustausch.**

1.3 Akustische Grundlagen

Das Resultat der Stimmgebung, der Stimmklang, ist physikalisch betrachtet ein Schallereignis. Das heißt, dass durch die Schwingung der Stimmlippen Luftteilchen in eine wellenförmige Bewegung versetzt werden, die vom Gehör als Schallempfindung aufgenommen wird.

Schall ► Schall breitet sich, von einer **Schallquelle** ausgehend, in Luft, anderen Gasen oder auch Flüssigkeiten oder Festkörpern aus. Die Schallquelle erzeugt einen Druck auf das entsprechende Medium (im Normalfall Luft). Diese Luftdruckveränderung bewirkt eine Bewegung der Luftteilchen, sie breitet sich in Form von Wellen, den sog. **Schallwellen**, aus (**Abb. 1.8**).

Ton ► Die »einfachste« Form von Schall ist der Ton. Dabei wird von der Schallquelle eine einzige, sich pendelartig (periodisch) fortsetzende Schwingung erzeugt, der **Sinuston**. Charakterisiert wird ein Ton anhand seiner **Frequenz**, d.h. der Anzahl von Schwingungen pro Zeiteinheit, sowie der **Amplitude**, der Auslenkung der Schallwelle. Die Frequenz bestimmt dabei die Tonhöhe, die Amplitude die Lautstärke. Reine Töne kommen in der Natur nicht vor. Ein Sinuston ist beispielsweise beim Testbild des Fernsehers oder als Freizeichen am Telefon zu hören.

Cave ► Abweichend von der physikalischen Bezeichnung wird in der **Musik** der Begriff »Ton« für den **Klang** einer bestimmten Grundfrequenz gebraucht.

Klang ► Ein Klang setzt sich aus mehreren periodischen Schwingungen zusammen: Einem **Grundton** und weiteren Teiltönen (**Obertönen**), deren Frequenzen ganzzahlige Vielfache des Grundtones sind und die so **harmonisch miteinander schwingen**. Die meisten Musikinstrumente erzeugen Klänge, ebenso das menschliche Stimmorgan.

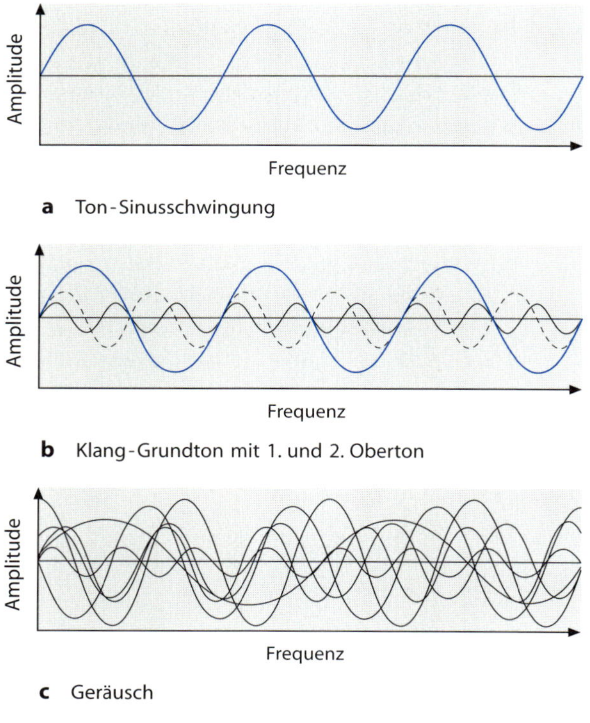

Abb. 1.8a-c. Formen von Schall (vereinfachte Darstellung)

Geräusch ► Das Geräusch besteht aus Teilschwingungen (Sinustönen), die in keinem harmonischen Verhältnis zueinander stehen. Die Grundfrequenz eines Geräusches ist daher nicht definier- oder messbar.

Resonanz ► Die Resonanz entsteht im sog. **Resonator** (Klangraum), d.h. in einem schwingungsfähigen Gebilde. Bei der Gitarre beispielsweise ist der Korpus der Resonator (Resonanzkörper). Ein Resonator besitzt die Eigenschaft, dass er von außen, durch eine Schallquelle, zum Mitschwingen angeregt werden kann. Die im Resonator befindlichen Luftteile werden dabei in Schwingung versetzt. Jeder Klangraum kann aufgrund seiner Eigenschaften (Form, Größe, Material) nur in bestimmten Frequenzen schwingen. Diese werden als **Eigenfrequenz** des Resonators bezeichnet. Wird von einer Schallquelle ein Primärklang mit den entsprechenden Teiltönen ausgesendet, kann der Resonator nur die Frequenzen der Teiltöne verstärken, die seinen Eigenfrequenzen entsprechen. Die anderen Teiltöne werden – je nach Beschaffenheit des Resonators – mehr oder minder gedämpft.

Beachte ► Resonanz bedeutet die Filterung, Verstärkung und Dämpfung des von der Schallquelle erzeugten Klangspektrums.

Tonhöhe (Frequenz) ► Die Höhe eines Tones (Tonlage) ergibt sich aus der Anzahl der Schwingungen, d.h. der Schallwellen pro Zeiteinheit. Gemessen wird Schall in Schwingungen pro Sekunde. Die Einheit, in der die Frequenz eines Tones angegeben wird, ist **Hertz (Hz)**. Ein Ton, der beispielsweise 440-mal pro Sekunde schwingt, besitzt die Frequenz von 440 Hz. In der Musik werden Tonhöhen anhand von Buchstabenreihen dargestellt. Dabei entspricht die Schwingung von 440 Hz dem Kammerton a[1] (**Abb. 1.9**).

Beachte ► Beim Klang entscheidet die **Schwingung des Grundtones** über die Tonlage des Klanges.

Lautstärke ► Die Lautstärke ist abhängig von der Höhe des Druckes, der auf das schwingende Medium ausgeübt wird. Er wird als **Schalldruck** bezeichnet und in der Einheit **dezi Bel (dB)** angegeben. (Umgangssprache erfolgt bei einem Schalldruckpegel von etwa 70 dB.)

Beachte ► Über die Lautstärke eines Klanges entscheidet die **Amplitude** (Auslenkung) der Schallwelle.

Obertöne und Formanten ► Wird ein Klang erzeugt, schwingt immer eine gewisse Zahl von Obertönen mit. Die Frequenzen der Obertöne befinden sich in einem ganzzahligen Verhältnis zur Frequenz des Grundtones. Beträgt der Grundton beispielsweise 64 Hz, liegt der erste Oberton bei 128 Hz, der zweite bei 192 Hz, der dritte bei 256 Hz usw. Die Schwingungsqualität der Schallquelle und die Höhe der Grundfrequenz entscheiden darüber, wie viele Teiltöne entstehen. (Je tiefer die Grundfrequenz, desto mehr Teiltöne können entstehen.) Der Resonator verstärkt entsprechend seiner Eigenresonanz einzelne der Obertöne, andere werden gedämpft.

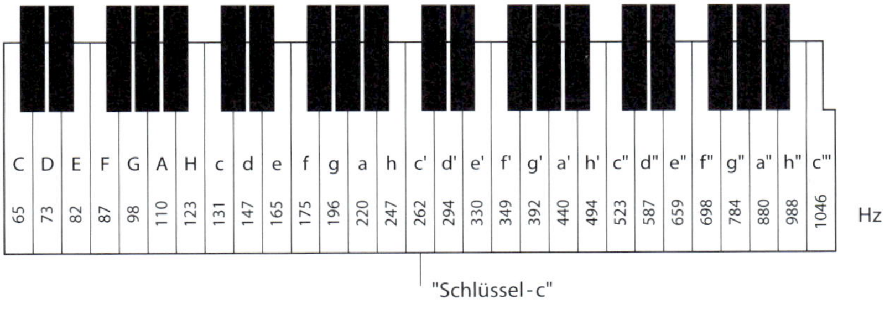

Abb. 1.9. Tastaturabbildung: Tonhöhe und Frequenz

Beachte ► Die verstärkten Teiltöne werden als **Formanten** bezeichnet. Die Anzahl der Teiltöne, die Lage der Formanten und der Grad an Verstärkung und Dämpfung der Teiltöne entscheiden über die Klangfarbe eines Instrumentes oder einer Stimme.

Fazit ►
- Die Stimme ist, physikalisch betrachtet, ein **Klang**. Sie besteht also aus einem Grundton und mehreren Obertönen.
- Die **Obertöne** werden im Ansatzrohr, dem Resonator, verstärkt und gedämpft.
- Die verstärkten Obertöne werden als **Formanten** bezeichnet.
- Die Lage und die Intensität einzelner Formanten entscheiden über die **Klangfarbe** einer Stimme.
- Die **Stimmlage** (Tonhöhe) ergibt sich aus der Frequenz der Grundschwingung, die Lautstärke aus der Intensität des Schalldrucks.

1.4 Physiologie der Stimmgebung

Eine gesunde Stimmfunktion setzt eine optimale Funktion und ein optimales Zusammenspiel der beteiligten Organsysteme voraus. Da es sich bei der **Stimmfunktion** im eigentlichen Sinne um eine **Muskelfunktion** handelt, ist ein hohes Maß an Koordination und Feinabstimmung der Muskulatur von Atemapparat, Kehlkopf und Ansatzrohr erforderlich. »Die Definition für die korrekte Stimmfunktion ist: Die Funktion hat die größte Effizienz, wenn durch die richtige Muskelzusammenarbeit unter minimaler Spannung und minimalem Energieverbrauch die optimale Leistung erzielt wird.« (Rabine 1989, S. 59)

1.4.1 Stimmlippenschwingung

Die Schwingung der Stimmlippen entsteht durch das Zusammenwirken von Atemapparat und Kehlkopf. Während der Atmung ist die Stimmritze geöffnet. Die **Phonation** (Stimmgebung) erfolgt mit Hilfe der Ausatmung. Dabei schließt sich die Stimmritze nach der Einatmung. Die aneinander liegenden Stimmlippen werden durch den Ausatemstrom in Schwingung versetzt:

Die eingeatmete Luft erzeugt von unten Druck auf die geschlossene Glottis. Ab einer bestimmten Druckhöhe gelangt die Luft durch die geschlossenen Stimmlippen. Dabei entsteht eine wellenförmige Öffnungsbewegung über die gesamte Länge der Stimmlippen, die Luft strömt impulsartig durch die Stimmritze.

Die Stimmlippenschwingung ergibt sich aus dem Zusammenspiel **aerodynamischer** und **myoelastischer** Kräfte.

Aerodynamische Schwingungstheorie ► Die Stimmlippen bilden eine Engstelle, die die aus der Luftröhre aufsteigenden Luftteilchen passieren müssen. Die Strömungsgeschwindigkeit der Luftteilchen nimmt an dieser Engstelle zu, dadurch wird ein Unterdruck zwischen den Stimmlippen erzeugt. Dieser Unterdruck sorgt dafür, dass die eben gesprengten Stimmlippen wieder zusammengesogen werden. Dieser Vorgang basiert auf dem **Bernoulli-Effekt** oder dem **aerodynamischen Gesetz** (**Abb. 1.10**).

Myoelastische Schwingungstheorie ► Auch die **Elastizität** der Stimmlippen sorgt dafür, dass sie nach erfolgter Sprengung in den Ausgangszustand zurückkehren.

Beachte ► Eine Phase des Schwingungsvorganges wiederholt sich bei Phonation mehrere 100-mal pro Sekunde.

Dreidimensionaler Schwingungsablauf ► Die Schwingungsbewegung der Stimmlippen erfolgt dreidimensional: Die Öffnung der Stimmlippen beginnt im hinteren Bereich und setzt sich, von oben betrachtet, als seitliche Wellenbewegung nach vorne fort (**horizontal**). Gleichzeitig erfolgt eine wellenförmige Auf- und Abwärtsbewegung der Stimmlippen (**vertikal**).

a

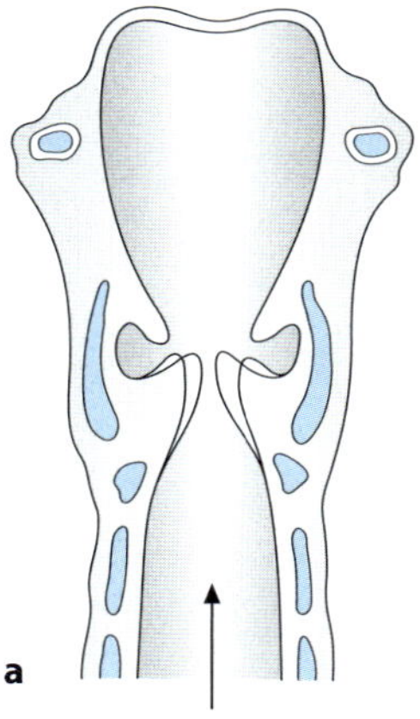

b

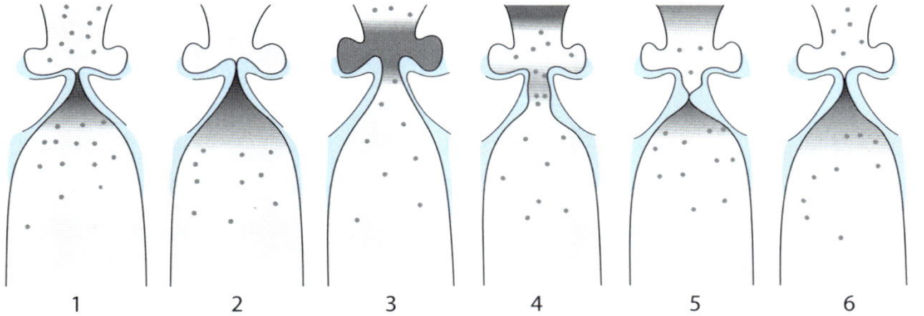

Abb. 1.10a,b. Stimmlippenschwingung und Strömungsverhältnisse der Luftteilchen. **a** Grundbewegung. **b** Schleimhautwelle und Entstehung periodischer Luftdruckschwankungen: *1+2* subglottischer Druckanstieg bei geschlossener Glottis; die Schleimhaut wird nach oben gedrängt; *3+4* Öffnung der Glottis und subglottischer Druckabfall; Bildung einer subglottischen Schleimhautfalte; *5+6* Glottisschluss primär im Bereich der subglottischen Stimmlippenschleimhaut durch myoelastische und aerodynamische Kräfte. (Aus Friedrich u. Bigenzahn 1995)

Zusätzlich verschiebt sich die Schleimhaut über dem äußeren Rand der Stimmlippen. Diese Bewegung wird als **Randkantenverschiebung** bezeichnet (s. auch **Abb. 1.10**).

Die schwingenden Stimmlippen versetzen die umgebenden Luftteilchen in eine wellenförmige Bewegung. Der sich wiederholende Schwingungsablauf sorgt für einen periodischen Bewegungsimpuls; auf diese Weise entstehen Schallwellen.

Fazit ▸

- Die **Schwingung der Stimmlippen** findet während der Ausatmung bei geschlossener Glottis statt.
- Es wird angenommen, dass für den **Schwingungsverlauf das Zusammenspiel aerodynamischer und myoelastischer Kräfte** verantwortlich ist (aerodynamisch-myoelastische Schwingungstheorie).
- Das **dreidimensionale Schwingungsbild** setzt sich aus einer horizontalen und vertikalen Schwingungsbewegung und der Randkantenverschiebung zusammen.

1.4.2 Stimmatmung

Die **Dauer der Ausatmung** verlängert sich **beim Sprechen** und kann im Verhältnis zur Einatmung das bis zu 8fache betragen. **Beim Singen** kann das Verhältnis von Ein- und Ausatmung 1:50 betragen. Diese Verlängerung der Ausatmung erfordert eine **feine Luftstromdosierung**, die durch eine langsame Spannungsabnahme der Einatmungsmuskulatur erreicht wird. Die Luftstromdosierung mittels der Zwischenrippenmuskeln wird dabei durch das Gewicht des Brustkorbes, der auf die Lungen drückt, erschwert. Eine feinere Dosierung der Luftabgabe wird über das Zwerchfell bewirkt.

Beachte ► Die Kräfte, die während der Ausatmung wirksam sind, um eine allmähliche Spannungsabnahme zu ermöglichen und die Einatmungstendenz aufrechtzuerhalten, werden als **inspiratorische Gegenspannung** oder Stützfunktion bezeichnet. Beteiligt sind dabei sämtliche beim Atemvorgang wirksame Muskeln.

Cave ► In einigen Stimm- und Gesangstechniken wird eine Stützfunktion antrainiert, bei der einerseits der Brustkorb während der gesamten Phonation in größtmöglicher Weitstellung gehalten wird, andererseits die Bauchmuskulatur aktiv kontrahiert wird (Bauchpresse). Diese Übertreibung der physiologischen Stützfunktion führt zu Verspannungen der Oberkörpermuskulatur und des Stimmapparates, die sich auf Dauer negativ auf die Stimmgebung auswirken.

Physiologische Phonationsatmung ► Das Zusammenwirken von Atemfluss und Stimmlippenschwingung ist dann optimal, wenn die Stimmlippen auf ganzer Länge geschlossen sind. Nur dann ist es möglich, den gesamten Atemstrom in Schwingung, also in Klang umzuwandeln. Dies erfordert eine **präzise Angleichung von glottischem Widerstand und Atemdruck.**

- Ist der glottische Widerstand **zu gering**, besteht ein unvollständiger Glottisschluss. Es entweicht sog. »wilde Luft«, die als Geräuschanteil in Form von Hauch im Stimmklang hörbar ist. Damit ist der Luftverbrauch für das gewünschte Klangresultat erhöht, es wird insgesamt mehr Kraft zur Stimmgebung verbraucht.
- Bei **zu hohem** glottischen Widerstand entsteht aufgrund der eingeschränkten Flexibilität der Stimmlippen ein unregelmäßiger Schwingungsablauf. Die Stimme wird knarrend und verliert an Resonanz.

Beachte ► Auch für die Stimmgebung gilt die kombinierte Aktivität von Zwischenrippen- und Zwerchfellmuskulatur, die **kostoabdominale** Atmung, als physiologisch.

Auswirkungen von Atemstörungen auf die Stimme ► Bei Störungen der Sprechatmung wie Schnappen, Hochatmung oder Abweichungen von der Atemmittellage hat in erster Linie der **veränderte Atemdruck** Auswirkungen auf die Kehlkopffunktion.

- Die Stimmlippen müssen sich entweder dem erhöhten Atemdruck anpassen, die Kehlkopfspannung wird dann unphysiologisch erhöht.
- Oder die Stimmlippen halten dem Atemdruck nicht stand, sie schließen nicht mehr vollständig, und es entweicht ein Großteil der Atemluft ungenutzt. Auch ergibt sich wegen der funktionellen Verbindung zwischen Kehlkopf und Zwerchfell ein pathologischer Kehlkopfhochstand, wenn das Zwerchfell, vor allem bei der Hochatmung (s. Kapitel 1.2.2 »Physiologie der Atmung«, Abschnitt »Pathophysiologie der Atmung«) nicht entspannen kann.

Eine pathologische Atemveränderung kann zu allgemeinen Tonusveränderungen führen, die wiederum Einfluss auf die Kehlkopffunktion nehmen.

Fazit ►

- Die Stimmatmung erfordert eine **feine Dosierung des Atemstromes**, überwiegend durch Zwerchfellaktivität.
- Die Muskelkraft, die während der Ausatmung zur Aufrechterhaltung der Einatmungstendenz aktiv ist, wird als **Stützfunktion** oder inspiratorische Gegenspannung bezeichnet.
- Eine **physiologische Stimmgebung** kommt durch ein optimales Zusammenspiel der Kräfte von Atemdruck und glottischem Widerstand zustande.
- Währen der Phonation gilt die **kostoabdominale Atmung** als physiologisch.
- **Abweichungen** von der physiologischen Atemfunktion haben immer Auswirkungen auf die Stimmgebung.

1.4.3 Resonanzbildung

Phonatorische Funktion des Ansatzrohres ► Bei der Stimmgebung erfüllt das Ansatzrohr die Funktion des Resonators, d.h., dass hier das Spektrum des primären Kehlkopfklanges gefiltert und verstärkt wird (phonatorische Funktion des Ansatzrohres). Durch die Schwingung der Stimmlippen entsteht ein Klangspektrum aus Grundton und Obertönen, deren Anzahl je nach Schwingungsqualität variiert.

Beachte ► Der **Grundton** ergibt sich aus der Frequenz der Grobschwingung der gesamten Stimmlippe. **Obertöne** werden durch Bewegungen des Stimmlippenrandes, der Randkantenverschiebung, und durch Luftverwirbelungen erzeugt.

Der Primärklang breitet sich im Ansatzrohr aus. Als Resonator besitzt das Ansatzrohr die Fähigkeit, selbst in bestimmten Frequenzen (seinen Eigenfrequenzen) mitzuschwingen.

Formantbildung ► Die Obertöne des Primärklanges, die seinen Eigenfrequenzen entsprechen, werden verstärkt (Formantbildung) (s. Kapitel 1.3 »Akustische Grundlagen«). Die anderen Obertöne werden gedämpft oder vollständig ausgelöscht. Auf diese Weise entsteht eine spezifische Klangfärbung, die von der **individuellen Beschaffenheit** des Ansatzrohres abhängt. Eine wesentliche Rolle spielen dabei die Größenverhältnisse, aber auch der Spannungszustand der Muskeln, die die Wandungen des Ansatzrohres darstellen.

Beachte ► Grundsätzlich lässt sich sagen, dass umso mehr Resonanz entsteht, je größer der Resonanzraum ist. Das bedeutet, dass eine Weitung des Ansatzrohres die Resonanzentwicklung günstig beeinflusst.

Exkurs ►

Das **Obertonsingen** basiert auf dem Effekt der Formantbildung. Dabei wird während des Singens eines Tones das Ansatzrohr derart geformt, dass nur noch jeweils einzelne Obertöne verstärkt werden. Zu hören ist dann der Grundton und ein darüber liegender Ton, dessen Klang an eine Pfeife oder Flöte erinnert.

Brust- und Kopfresonanz

Bei der Stimmresonanz wird zwischen Kopf- und Brustresonanz unterschieden. Neben der Luft im Ansatzrohr kann auch das umliegende Gewebe, beispielsweise Knochen und Muskulatur, in Schwingung versetzt werden. Diese Schwingung ist als Vibration spürbar. Während bei der Kopfresonanz die Schwingungen im Bereich des Kopfes bleiben, kann sich die Brustresonanz in den Brustkorb und bis in den Bauch- und Beckenraum ausdehnen. Auch wenn sich Resonanzen in weitere Rumpfbereiche ausdehnen können (sog. Körperresonanz) wird hier der Begriff »Brustresonanz« als Abgrenzung zur Kopfresonanz beibehalten. Für die Entstehung der Resonanzen ist überwiegend die Qualität der Stimmlippenschwingung verantwortlich, aber auch der Tonus der Körpermuskulatur (s. Kapitel 2.2 »Stimme und Körper«).

- **Brustresonanzen** entstehen hauptsächlich bei der Schwingung der gesamten Stimmlippenmasse sowie bei Schwingungen niedriger Frequenzen (tiefe Töne). **Eine Entspannung der Rumpfmuskulatur fördert die Ausbreitung der Resonanz.**
- **Kopfresonanzen** entstehen ebenfalls bei der Vollschwingung der Stimmlippen, aber auch, wenn nur der Stimmlippenrand schwingt. Kopfresonanzen überwiegen bei hohen Schwingungsfrequenzen (hohe Töne). Die Ausdehnung beider Resonanzbereiche hängt von dem Klangvolumen ab, das im Ansatzrohr erzeugt wird.

Beachte ► **Brustresonanz** macht sich klanglich als **Tragfähigkeit und Volumen der Grundfrequenzen bemerkbar.** Die Kopfresonanz beschreibt die hellen Anteile des Stimmklanges, also das Spektrum der Obertöne.

Stimmtimbre

Mit dem Begriff »Timbre« wird der individuelle Klang einer Stimme beschrieben, vergleichbar mit dem typischen Klang einzelner Instrumente. (Der akustische Eindruck einer Stimme ist bezüglich seiner Einzigartigkeit mit einem Fingerabdruck vergleichbar.)

Primär verantwortlich für das Stimmtimbre ist die **Form des Ansatzrohres.** Geringe Unterschiede in Größe, Form und Beschaffenheit der Wandungen führen zu unterschiedlichen Ausprägungen von Grund- und Teiltönen und zu einer unterschiedlichen Lage der Formanten. So, wie sich die Gesichtszüge jedes einzelnen Menschen von denen anderer unterscheiden, besitzt jede Person ein individuelles Stimmtimbre.

Sekundär beteiligt an der Bildung des Timbres sind auch die **Beschaffenheit von Kehlkopf und Atemapparat. Alters- und geschlechtsspezifische Merkmale** tragen zum Gesamteindruck des Stimmtimbres bei.

Neben diesen anatomisch festgelegten und unveränderbaren Einflüssen auf die Stimme wirken sich auch **Persönlichkeitsmerkmale** auf den Stimmklang aus, beispielsweise Charakter und Mentalität. Die **Nachahmung** stimmlicher Vorbilder und **dialektale Einflüsse** spielen ebenfalls eine Rolle (s. Kapitel 2.3 »Stimme und Persönlichkeit«).

Fazit ►

- Das **Ansatzrohr** dient als **Resonator**, indem es das Obertonspektrum des Primärklanges filtert und einzelne Teiltöne verstärkt (Formantbildung).
- Eine **Weitung des Resonators** begünstigt die Resonanzentwicklung.
- **Körperresonanz** entsteht durch das Mitschwingen von Gewebe (Muskulatur, Knochen etc.).
- **Brustresonanz** wird durch die Vollschwingung der Stimmlippen erzeugt (Schwingung der Grundfrequenz), Kopfresonanz durch Randschwingungen (Teiltöne).
- Das **Stimmtimbre** beschreibt die individuellen Merkmale eines Stimmklanges, die in Zusammenhang mit anatomischen Gegebenheiten und Aspekten der Gesamtpersönlichkeit stehen.

1.4.4 Stimmleistungen

Tonhöhe

Die **Veränderung der Länge** und des **Spannungszustandes der Stimmlippen** bewirkt die Tonhöhenregulierung des Grundtones. Bei hohen Tönen werden die Stimmlippen verlängert, die Spannung nimmt zu. Gleichzeitig reduziert sich die schwingende Masse, d.h., die Stimmlippen werden schmaler. Die Spannungszunahme der Stimmlippen erfordert einen erhöhten Anblasedruck, die Geschwindigkeit des Atemstromes nimmt zu. Eine Verlängerung der Stimmlippen erfolgt überwiegend durch die Aktivität des **M. cricothyreoideus.** Über die Verlängerung wird gleichzeitig eine Spannungszunahme erreicht, die durch die isometrische Kontraktion des **M. vocalis** verstärkt wird. Mit steigender Tonhöhe nimmt die Amplitude der Stimmlippenschwingung ab, die Frequenz nimmt zu. (Die einzelnen Parameter zur Entstehung von Tonhöhe und Lautstärke sind in **Tabelle 1.3.** als Übersicht dargestellt.)

Von der Frequenz der Stimmlippenschwingung hängt die Frequenz der erzeugten Schallwelle ab.

Beachte ► Während bei tieferen Tönen eine Schwingung der gesamten Stimmlippe stattfindet (**Muskelschwingung**), geht das Schwingungsverhalten bei Erhöhung der Tonlage in eine Schwingung des Stimmlippenrandes (**Stimmbandschwingung**) über. Bei ganz hohen Tönen schwingt lediglich die Schleimhaut.

Das Spektrum der Grundfrequenzen der menschlichen Stimme bewegt sich zwischen etwa 50 und 2.500 Hz. (ca. $G^1 – e^4$)

Lautstärke

Die Erhöhung der Lautstärke (Dynamik) wird überwiegend durch **Verstärkung des Anblasedru-**

Tabelle 1.3. Parametervergleich bei Tonhöhe und Lautstärke

Hoher Ton	Tiefer Ton	Lauter Ton	Leiser Ton
Hohe Schwingungsfrequenz	Niedrige Schwingungsfrequenz		
Amplitude verkleinert	Amplitude vergrößert	Große Amplitude	Kleine Amplitude
Luftstromstärke erhöht	Luftstromstärke verringert	Hohe Luftstromstärke	Geringe Luftstromstärke
Stimmlippen lang, dünn	Stimmlippen kurz, dick	Stimmlippen dick	Stimmlippen dünn
Spannung der Stimmlippen hoch	Spannung der Stimmlippen gering	Spannung der Stimmlippen hoch	Spannung der Stimmlippen gering
Erhöhte mediale Kompression	Verringerte mediale Kompression	Hohe mediale Kompression	Geringe mediale Kompression

ckes und Erhöhung der Atemstromgeschwindigkeit erreicht. Ein erhöhter Anblasedruck bedarf eines erhöhten glottischen Widerstandes, d.h., die mediale Kompression (Schließkraft der Stimmlippen; vgl. Rabine u. Jacoby 1989, S. 25) und der Spannungszustand der Stimmlippen müssen verstärkt werden. Mit der Erhöhung des Anblasedruckes vergrößert sich die Schwingungsamplitude. Die Größe der Amplitude entscheidet über den erzeugten Schalldruck.

Die Zunahme der Lautstärke erfordert zudem mehr schwingende Masse, d.h., die Stimmlippen werden dicker. Im Wesentlichen beteiligt an der Erzeugung des glottischen Widerstandes sind die **Mm. lateralis und transversus** und der **M. vocalis.** Einen weiteren Beitrag zur Stimmstärke leistet das Ansatzrohr, da hier je nach Einstellung Resonanzen verstärkt oder vermindert werden. Der leisestmögliche Ton, den eine menschliche Stimme erzeugen kann, liegt bei etwa 40 dB, der Maximalpegel bei etwa 120 dB.

Damit durch die Erhöhung der Luftstromstärke bei zunehmender Lautstärke nicht gleichzeitig eine Erhöhung der Stimmlage erfolgt, müssen Spannung und Masse der Stimmlippen sowie der glottische Widerstand durch entsprechende Muskeltätigkeit ausgeglichen werden.

Phonationsdauer

Die Phonationsdauer bezieht sich auf die **Länge der Stimmgebung pro Atemzug.** Gemessen werden kann die Phonationsdauer (»**MPT**«=«maximal phonation time«; Böhme 1997, S. 113) beispielsweise beim Halten eines Tones (Tonhaltedauer) oder durch die Anzahl gesprochener Silben (s. Kapitel 6.2.2 »Untersuchung der Atmung«, Abschnitt: »Untersuchung der Sprechatmung«). Die Phonationsdauer hängt im Wesentlichen von der Dosierung des Luftstromes ab. Möglichst wenig Luft sollte in möglichst viel Schwingung umgesetzt werden. Dies wird erreicht durch einen geringen glottischen Widerstand (geringe Muskelaktivität) bei vollständigem Glottisschluss. Der Anblasedruck ist gering zu halten. Auch die Menge der eingeatmeten Luft entscheidet über die Länge des abgegebenen Klanges.

Cave ► Bei forcierter Einatmung kann der Überdruck in den Lungen so stark werden, dass die Dosierung des Luftstromes erschwert ist. Anblasedruck und glottischer Widerstand erhöhen sich, sodass bei der Tonproduktion mehr Luft verbraucht wird. Die Tonhaltedauer verkürzt sich dann.

Beachte ► Als physiologische Werte gelten bei der Tonhaltedauer für weibliche Stimmen 17 s, für die männliche 25 s.

Stimmeinsätze

Zu Beginn der Phonation werden die Stimmlippen auf die beabsichtigte Stimmqualität – laut/leise, hoch/tief – und auf die Art des Stimmeinsatzes eingestellt. Erst dann erfolgt die Luftabgabe aus den Lungen mit dem erforderlichen Anblasedruck. Möglich sind **3 Formen des physiologischen Stimmeinsatzes:** Der harte, der behauchte und der weiche Stimmeinsatz.

- Beim **harten Stimmeinsatz** (Vokale) erzeugt die Atemluft von unten einen Druck auf die Glottis, die mit Beginn der Stimmgebung gesprengt wird.
- Beim **behauchten Stimmeinsatz** (Voranstellung des Lautes /h/) strömt zunächst Luft durch die noch geöffneten Stimmlippen, die allmählich im Luftstrom zu schwingen beginnen.
- Der **weiche Stimmeinsatz** entsteht, nachdem die Stimmlippen leicht aneinander liegen. Der Atemstrom beginnt allmählich, die Schwingung der Stimmlippen steigert sich gleichmäßig mit Zunahme des Atemdruckes. Zu weichen Stimmeinsätzen kommt es beispielsweise bei den Lauten /m/ oder /l/.

Stimmsitz (Stimmansatz)

Eine Stimme kann vorne, in der Mitte oder hinten »sitzen«. Beschrieben wird damit ein Höreindruck oder auch ein Vibrationsempfinden der eigenen Stimme. Im Wesentlichen verantwortlich für den Stimmsitz sind die Verhältnisse im Ansatzrohr. Der **vordere Stimmsitz** ist erwünscht und wird begünstigt durch eine präzise Artikulation und die entsprechende Weite im Ansatzrohr, insbesondere der Kieferöffnung. Sitzt die Stimme vorne, ist sie im Allgemeinen tragfähiger und klingt heller. Das Sprechen im Brustregister unterstützt die Vorverlagerung des Stimmsitzes.

Beachte ► Eine nachlässige Artikulation und eine Enge im Mundraum führen zur Rückverlagerung des Stimmsitzes, auch das Sprechen im Kopfregister. Als physiologisch gelten vorderer und mittlerer Stimmsitz.

Fazit ►

- Die Regelung der **Tonhöhe** bedeutet eine Änderung der Schwingungsfrequenz und erfolgt in erster Linie durch die Veränderung der Stimmlippenlänge.
- Die Regelung der **Lautstärke** bedeutet eine Änderung der Schwingungsamplitude und erfolgt in erster Linie durch Veränderung der Luftstromstärke. Weiterhin hängt die Lautstärke wesentlich von der Resonanzentwicklung ab.
- Die **Phonationsdauer** ist einerseits davon abhängig, wie viel Luft zur Phonation zur Verfügung steht, andererseits davon, wie viel Kraft zur Phonation eingesetzt wird und wie gut sich glottischer Widerstand und Atemdruck aneinander angleichen.
- In der deutschen Sprache existieren 3 physiologische Formen des **Stimmeinsatzes**: der harte, der gehauchte und der weiche Stimmeinsatz.
- Der **vordere Stimmsitz** begünstigt die Resonanzentwicklung der Stimme und erhöht die Tragfähigkeit.

Stimmregister

Die menschliche Stimme wird anhand akustischer und physikalischer Aspekte in Register unterteilt. Ein Stimmregister ist nach der Definition von Garcia eine »Tonreihe gleicher Klangqualität, die auf gleiche Weise hervorgebracht wird« (Garcia 1840). Während die Begriffe Brust- und Kopfresonanz Klanganteile beschreiben (Ausbreitung der Grundfrequenz bzw. der Obertöne im Körper), sind das Brust- und das Kopfregister durch die Form der Stimmlippenschwingung definiert: Im Brustregister findet eine Vollschwingung der gesamten Stimmlippe statt, im Kopfregister schwingt lediglich der Randbereich.

Brustregister ► Das für die Sprechstimme bedeutendste Register ist das Brustregister. Im Brustregister erfolgt auf Stimmlippenebene eine Vollschwingung, d.h., die gesamte Stimmlippe (Muskel, Band und Schleimhaut) wird in Schwingung versetzt. Die Stimmlippen schwingen dreidimensional und mit großer Amplitude. Muskelaktivität liegt überwiegend im **M. vocalis** vor, die Aktivität des **M. cricothyreoideus** ist stark bis gering. Nach akustischen Gesichtspunkten klingt die Stimme resonant, tragfähig, voll und mit Brust- und Kopfresonanz. Im Brustregister erfolgt die physiologisch optimale Form der Stimmgebung.

Beachte ► Die gesunde Sprechstimme bewegt sich ausschließlich im Brustregister, sowohl bei der männlichen als auch bei der weiblichen Stimme.

Kopfregister ► Das Kopfregister grenzt oberhalb an das Brustregister. Im Kopfregister schwingt nur der äußere Rand der Stimmlippe, das Stimmband, auch **Randschwingung** genannt. Die Schwingungsbewegung erfolgt hauptsächlich vertikal und mit geringer Amplitude. Die Aktivität des M. cricothyreoideus überwiegt. Die Stimmlippen selbst sind verlängert und stärker gespannt, sodass durch normalen Anblasedruck nur die Stimmlippenränder in Schwingung versetzt werden können. Die Kopfstimme klingt hell und mit überwiegend Kopfresonanz. Die reine Kopfstimme sollte nur im Gesang eingesetzt werden.

Mittelregister ► Häufig wird ein sog. Mittel- oder Zwischenregister beschrieben, das zwischen Kopf- und Bruststimme liegt. Dabei handelt es sich um eine Abfolge von Tönen, die **beide Stimmqualitäten** enthalten. Die Vollschwingung der Stimmlippen nimmt langsam ab, der Übergang zur reinen Randschwingung ist fließend. Der Registerausgleich findet also über mehrere Töne hinweg statt, ein eindeutiger Registerwechsel ist nicht hörbar. Das Mittelregister findet sich überwiegend bei ausgebildeten Stimmen.

Falsett und Pfeifregister ► Falsett und Pfeifregister liegen oberhalb des Kopfregisters. Im Falsett schwingt der Stimmlippenrand nur noch sehr schwach und unregelmäßig, im Pfeifregister erfolgt keine Schwingungsbewegung mehr. Hier entsteht der Ton mittels Luftverwirbelungen, ähnlich dem Pfeifen mit den Mundlippen. Die Stimmlippen sind lang und extrem gespannt.

Strohbassregister ► Unterhalb der Bruststimme liegt das Strohbassregister, auch »vocal fry« genannt. Hier wird durch unregelmäßige Schwingungen auf Stimmlippenebene ein niederfrequentes Knarrgeräusch erzeugt, dessen Grundfrequenz schwer zu bestimmen ist.

Fazit ►
- Die **Sprechstimme** sollte sich im Bereich des Brustregisters aufhalten.
- Im **Brustregister** erfolgt eine Schwingungsbewegung der gesamten Stimmlippe.
- Durch **Vollschwingung** kann das größtmögliche Klangspektrum erzeugt werden.
- Beim **Gesang** wird die Stimme in Mittel- und Kopfregister ausgedehnt.

1.4.5 Die Sprechstimme

Mittlere Sprechstimmlage

Das Sprechen findet im Bereich der sog. mittleren Sprechstimmlage (**MSSL**) statt. Sie beschreibt die Tonlage oder Tonhöhe, um welche die Stimme moduliert. Unterschieden wird gemeinhin zwischen der **gespannten** und der **ungespannten** mittleren Sprechstimmlage. Die Unterscheidung wird am deutlichsten anhand verschiedener Sprechsituationen: Die gespannte mittlere Sprechstimmlage kommt beispielsweise beim Halten eines Vortrages zum Einsatz, die ungespannte in einer vertrauten Gesprächssituation. Die ungespannte Sprechstimmlage liegt etwa 1/2–1 Tonschritt unterhalb der gespannten.

Indifferenzlage

Als Indifferenzlage wird die Tonlage bezeichnet, in der die Phonation mit geringstem Kraftaufwand möglich ist. Sie liegt etwa 2–3 Ganztonschritte oberhalb der unteren Grenze des Stimmumfanges. Die Indifferenzlage ergibt sich aus der Länge der Stimmlippen. Da die Stimmlippen des männlichen Kehlkopfes im Durchschnitt 0,5 cm länger sind als die des weiblichen, ist die Indifferenzlage der männlichen Stimme grundsätzlich tiefer. Die männliche Indifferenzlage liegt zwischen F und H, die weibliche eine Oktave höher, zwischen f und h.

Cave ► In der Literatur werden zur Indifferenzlage höhere Werte angegeben. So liegt laut Wirth (1995, S. 121) die weibliche Indifferenzlage zwischen g und c^1, die männliche zwischen G und C. In der Praxis zeigt sich allerdings, dass diese Werte nach unten korrigiert werden müssen.

Die Indifferenzlage ist sozusagen der **Sollwert** für die ungespannte Sprechstimmlage. Tatsächlich weichen diese Werte, besonders als Symptom einer Stimmstörung, oft voneinander ab.

Beachte ► Indifferenzlage und ungespannte mittlere Sprechstimmlage können nicht als Synonym gebraucht werden!

Fazit ►
- Als **mittlere Sprechstimmlage** wird die Tonhöhe bezeichnet, um welche die Sprechstimme moduliert.
- Die **Indifferenzlage** ist die **physiologische Sprechstimmlage** und anhand der Kehlkopfgröße festgelegt.

Modulation

Die Sprechstimme wird im Wesentlichen durch **Veränderungen der Lautstärke und der Tonhöhe** moduliert. Die Lautstärke schwankt bei **Umgangssprache** um etwa 10 dB, der durchschnittliche Schalldruckpegel liegt bei ca. 70 dB. (Im Bereich der Sprechstimme sollte eine Ab- und Zunahme der Lautstärke von bis zu 30 dB möglich sein. Dabei liegt der leiseste Ton um 50 dB, der lauteste um 80 dB.) Die physiologische Sprechmelodie, also die Tonhöhenmodulation, bewegt sich 1/2 – 1 Oktave um die mittlere Sprechstimmlage.

1.4.6 Die gesunde Stimme

»Die gute Stimme ist frei von Nebengeräuschen, Druck, Dauer-, Fehl- und Überspannungen. Ihr Klang ist in jeder Höhe beliebig kräftig oder leise, weit tragend, resonanzreich, weich und anstrengungslos.« (Wirth 1995, S. 154) Eine gesunde Stimme kann darüber hinaus anhand der in **Übersicht 1.4** dargestellten Parameter beurteilt werden.

Cave ► Dafür, dass eine Stimme als »schön« empfunden wird, sind selten die Kriterien einer »gesunden« Stimme ausschlaggebend. Die Schönheit einer Stimme wird überwiegend subjektiv und nach emotionalen Aspekten beurteilt. Dabei spielen der Kulturkreis und Modeerscheinungen eine Rolle, aber auch unsere Erfahrungswelt.

So wird beispielsweise ein Stimmklang, mit dem ein positives Persönlichkeitsbild assoziiert wird, eher als schön empfunden als der Klang einer Stimme, der an schlechte Erfahrungen erinnert.

1.4.7 Die Singstimme

Stimmumfang

Das Singen erfordert einen größeren Tonhöhenumfang als das Sprechen. Bei der Messung des Stimmumfanges wird zwischen dem **physiologischen** (**absoluten**) und dem **musikalischen Stimmumfang** unterschieden. Der absolute Stimmumfang schließt alle produzierbaren Töne ein, der musikalische nur die für die Gesangsstimme verwertbaren Töne.

Beachte ► Der absolute Stimmumfang sollte mindestens 1,5 Oktaven umfassen.

Beim Erwachsenen liegt der durchschnittliche Umfang der **Singstimme** bei etwa 2 Oktaven. Es gibt Stimmen, deren Umfang bis zu 4 Oktaven beträgt; das kommt allerdings selten vor. Die **ausgebildete**

Gesangsstimme sollte sich im Bereich von mehr als 2 Oktaven bewegen.

Die untere Grenze des absoluten Stimmumfanges liegt etwa 2 Ganztöne unterhalb der Indifferenzlage.

Stimmgattungen

Abhängig von der Größe des Kehlkopfes und damit der Länge der Stimmlippen gibt es höher und tiefer angelegte Stimmen. Männliche und weibliche Stimmen werden demnach in Stimmgattungen unterteilt. Die tief angelegte Männerstimme wird als Bass bezeichnet, die hohe männliche Stimme als Tenor. Dazwischen liegt die Baritonstimme. Die weiblichen Stimmen werden in Alt (tief), Sopran (hoch) und Mezzosopran (mittel) unterteilt. Entsprechend der Stimmgattung liegt auch die mittlere Sprechstimmlage tiefer oder höher (**Tabelle 1.4**)

Tipp ► Die Werte in **Tabelle 1.4** dienen nur der groben Orientierung. In der Praxis schwanken Stimmumfang und Sprechstimmlage etwa um die in der Tabelle angegebenen Bereiche.

Die ausgebildete Gesangsstimme

Die Stimme eines gut ausgebildeten Sängers unterscheidet sich von der »normalen« Gesangsstimme im Wesentlichen durch die **Tragfähigkeit** und den **Obertonreichtum.**

- Die Tragfähigkeit entsteht durch eine dunklere Klangfarbe infolge ausgeprägter Resonanzentwicklung.
- Der Obertonreichtum erhöht das Klangspektrum und wird bezüglich der Stimmqualität als Brillanz bezeichnet. Die Menge an Obertönen steht im direkten Zusammenhang mit der Schwingungsqualität der Stimmlippen.

Durch **Verkürzung der Öffnungsphase** der Stimmlippen, d.h., wenn die Stimmlippen während des Schwingungsvorganges länger geschlossen als offen sind, entsteht ein größeres Obertonspektrum. Eine Verkürzung der Öffnungsphase erfordert eine feinere Dosierung des Luftstromes.

Beachte ► Die Ausbildung der Gesangsstimme folgt dem **Prinzip der Effizienz:** Der Kraftaufwand wird reduziert, indem weniger Luft zur Stimmgebung verbraucht wird.

Vibrato

Als weiteres Merkmal der ausgebildeten Gesangsstimme gilt das Vibrato. Es stellt sich bei den meisten Gesangsstimmen dann ein, wenn die Stimme nach physiologischen Gesichtspunkten trainiert ist. Ein Vibrato entsteht, wenn während der Stimmgebung ein optimales Zusammenspiel von Atemdruck und Muskelspannung möglich ist. Beim Vibrato pendelt die Stimme etwa 1/4–1 Ton um die gesungene Tonlage. Der Wechsel der Tonhöhe ist meist begleitet von einer Schwankung der Lautstärke um 1–4 dB sowie einem Wechsel der Klangfarbe und findet etwa 5- bis 7-mal pro Sekunde statt. Erfolgt die Stimmschwankung häufiger, entsteht das sog. Tremolo. Das Tremolo wirkt wie ein

Tabelle 1.4. Stimmgattungen im Überblick

Stimmgattung	Umfang(etwa)	Mittlere Sprechstimmlage
Sopran	$g-g^2$	um h
Mezzosopran	$f-f^2$	um a
Alt	$d-d^2$	um f
Tenor	$A-a^1$	um H
Bariton	$G-g^1$	um A
Bass	$D-d^1$	um F

Übersicht 1.4.
Leistungen der Sprech- und Singstimme

Sprechstimme:
- Indifferenzlage männlich: F–H, weiblich: f–h
- Schallpegel Umgangssprache: 70 dB
- Modulation der Sprechstimme: 1/2 – 1 Oktave, 5 – 10 dB

Singstimme:
- Mögliches Frequenzspektrum: ca. 50 – 2500 Hz
- Mögliches Schalldruckspektrum: ca. 50 – 250 dB
- Physiologische Phonationsdauer weiblich: 17 s, männlich: 25 s
- Physiologischer Stimmumfang: etwa 2 Oktaven
- Physiologischer Lautstärkeumfang: 50 – 120 dB

»erzwungenes« Vibrato und ist für die Gesangsstimme unerwünscht.

Beachte ► Das Vibrato wird im Kunstgesang angestrebt, weil es der Stimme Lebendigkeit, Klangfülle und emotionale Aspekte verleiht.

Registerwechsel

Eine besondere Herausforderung für die Singstimme sind die Frequenzbereiche, in denen die Übergänge von einem zum anderen Register stattfinden. Dies betrifft im Wesentlichen den Übergang von Kopf- in Bruststimme und umgekehrt. Der Registerwechsel erfordert eine **Umstellung der muskulären Aktivität.** Während in der Bruststimme die Tätigkeit des M. vocalis überwiegt, wird die Spannung der Stimmlippen im Kopfregister hauptsächlich über die Kontraktion des **M. cricothyreoideus** erzeugt. Die Schwingung der Stimmlippen stellt sich von Voll- auf Randschwingung um. Die Änderung der Muskeltätigkeit macht ebenfalls eine **Veränderung des Anblasedruckes** erforderlich.

Der Registerwechsel setzt etwa 1 – 1,5 Oktaven oberhalb der mittleren Sprechstimmlage ein, kann sich aber besonders bei Veränderungen der Lautstärke verschieben. Aufgrund des reduzierten Kraftaufwandes wechselt das Register bei leisem Singen in tieferer Stimmlage, bei lautem Singen (verstärkter Kraftaufwand) in höherer.

Beachte ► Bei **ungeübten Stimmen** ist die Veränderung der Klangqualität beim Wechsel des Registers deutlich hörbar und erfolgt meist von einem Ton zum nächsthöheren oder -tieferen. **Trainierte Stimmen** sind in der Lage, den Registerwechsel über mehrere Töne hinweg vorzunehmen, sodass der Übergang fließend und akustisch unauffällig ist.

Alle wesentlichen Daten zur physiologischen Stimmleistung sind in **Übersicht 1.4** zusammengefasst.

1.5 Zentrale Kontrolle der Stimmfunktion

Funktionen des motorischen Systems werden nicht nur zentral gesteuert, sondern auch durch übergeordnete zentralnervöse Zentren kontrolliert und so den Umweltbedingungen optimal angeglichen. Während der Phonation werden das Stimmresultat und die Muskelfunktionen durch das **phonatorische Kontrollsystem** überwacht. Das heißt, Funktion und Ergebnis werden mit der erforderlichen Leistung verglichen und dieser angepasst. Das phonatorische Kontrollsystem umfasst 2 Regelmechanismen: die **neuromuskuläre** und die **audiophonatorische** Kontrolle.

1.5.1 Neuromuskuläre Kontrolle

Die neuromuskuläre Kontrolle erfolgt über sog. **Propiorezeptoren**, die sich in Muskeln, Sehnen, Bändern und Gelenken befinden. Sie leiten Informationen aus dem gesamten Bewegungsapparat an das zentrale Nervensystem weiter. Diese Funktion wird als **Tiefensinn** bezeichnet. Der Tiefensinn orientiert über die Stellung der Gelenke zueinander, über erforderliche Muskelkraft und über die Richtung und Geschwindigkeit von Bewegungen. Die Wahrnehmung und Veränderung der muskulären Aktivität durch den Tiefensinn wird über neuromuskuläre Reflexbögen geleitet. Auf diese Weise sind schnelle Regelungs- und Anpassungsvorgänge möglich.

Die neuromuskuläre Kontrolle der Bewegungen **bei der Phonation** ist ein unbewusster Prozess, die Fähigkeit dazu ist weitestgehend angeboren. Sie wird durch den Gebrauch der Stimme gefestigt und kann durch eine Ausbildung der Stimme trainiert werden.

1.5.2 Audiophonatorische Kontrolle

Die audiophonatorische Kontrolle erfolgt über das **Gehör**. Das Hörorgan nimmt das Stimmergebnis auf, verarbeitet und vergleicht es zentral mit der für die jeweilige Sprechsituation angemessenen Klangvorstellung. Ergeben sich Abweichungen, kann die Stimme über willkürliche Steuerung der Motorik verändert werden. Dieser **Regelmechanismus** verläuft langsamer als die neuromuskuläre Kontrolle, ist für die Stimmkoordination aber von übergeordneter Bedeutung. Dies wird beispielsweise deutlich, wenn das Eigenhören während des Sprechens durch Vertäubung ausgeschaltet ist. Während die Artikulation dadurch unbeeinflusst bleibt, wird die Stimme lauter (Lombard-Reflex), in den meisten Fällen höher, und die Modulation nimmt ab. Längeres Sprechen bei beeinträchtigtem Eigenhören, z.B. durch Umgebungslärm, führt auf Dauer zu einer Überlastung der Stimme.

Bei angeborener Gehörlosigkeit ist eine Lautsprachentwicklung ohne fremde Hilfe nicht möglich. Die erworbene Gehörlosigkeit führt einerseits zu einer Abnahme der Artikulationsgenauigkeit, andererseits geht die Kontrolle über die Stimme weitestgehend verloren. Die der Sprachmelodie angemessene Intonation ist nur eingeschränkt möglich, die Stimme ist instabil und wird oft zu hoch oder zu tief angesetzt (vgl. Thiel 2000, S. 38).

Beachte ► Das audiophonatorische Kontrollsystem schließt zum Teil auch das Fremdhören mit ein. So kann der akustische Eindruck einer fremden Stimme ebenfalls zu Reaktionen des eigenen Stimmapparates führen.

Beispielsweise kann eine heisere Stimme beim Zuhörer einen unwillkürlichen Räusperzwang auslösen oder sogar Engegefühle oder Schmerzen im Kehlkopfbereich. Umgekehrt ist es möglich, dass eine resonanzreiche, voll tönende Stimme über das Gehör die Stimmfunktion des Zuhörers stimuliert. Diesen Effekt kann sich die Stimmtherapeutin in der Therapie zunutze machen (s. Kapitel 9.2.4 »Allgemeine Hinweise zur Arbeit an der Stimme«).

1.5.3 Musikalität

Der Begriff der Musikalität steht im Zusammenhang mit dem phonatorischen Kontrollsystem. Es ist davon auszugehen, dass eingeschränktes musikalisches Empfinden auf eine **mangelnde Ausbildung der phonatorischen Kontrolle** zurückzuführen ist. »Unterschieden wird dabei zwischen einer akustisch-rezeptiven und einer motorisch-expressiven Minderbegabung« (Friedrich u Bigenzahn 1995, S. 53). Bei der **akustisch-rezeptiven** Minderbegabung steht die Einschränkung der auditiven Diskriminationsfähigkeit im Vordergrund, die **motorisch-expressive** Minderbegabung äußert sich in einer mangelnden neuromuskulären Koordinationsfähigkeit.

Beachte ► Eine optimale Anpassung der Stimmleistung an Umweltbedingungen setzt ein gewisses Maß an Musikalität voraus.

Fazit ►
- Das **phonatorische Kontrollsystem** überwacht und koordiniert die Funktionen des Stimmapparates.
- Die **neuromuskuläre Kontrolle** dient der reflexartigen Koordination der erforderlichen Muskelfunktionen.
- Die **audiophonatorische Kontrolle** vergleicht und reguliert über das Hörorgan Klangvorstellung und Stimmresultat.
- **Musikalität** steht im Zusammenhang mit der Entwicklung des phonatorischen Kontrollsystems.

1.6 Artikulation

Neben der phonatorischen Funktion besitzt das Ansatzrohr bei der Sprachbildung die Funktion der **Lautbildung** (artikulatorische Funktion). Die Laute der deutschen Sprache werden grob unterteilt in Vokale (sog. Öffnungslaute) und Konsonanten, die durch Bildung von Hemmstellen für den Luftstrom im Vokaltrakt entstehen. Die meisten Konsonanten sind charakterisiert durch ein spezifisches Geräusch, das durch die Hemmung des Luftstromes entsteht.

1.6.1 Vokalbildung

Bei der Bildung von Vokalen befindet sich das Ansatzrohr in einer relativen Weitstellung, sodass der Luftstrom das Ansatzrohr ungehindert passiert. Die einzelnen Vokale unterscheiden sich vorwiegend durch die Position, die die Zunge bei der Formung des jeweiligen Vokals einnimmt. Dabei kommt es zur **Ausbildung vokalspezifischer Formanten.**

Das Ansatzrohr besitzt als Resonator die Funktion des **Klangfilters.** Die Entstehung einzelner Formanten durch Verstärkung von Teiltönen führt zur spezifischen Klangfärbung einer Stimme. Dabei entscheidet die individuelle Form des Ansatzrohres darüber, welche Frequenzen des primären Klangspektrums verstärkt werden.

Bei der Bildung von Vokalen sorgt die jeweilige **Verformung** des Ansatzrohres dafür, dass weitere Teiltöne – überwiegend der unteren Frequenzbereiche – verstärkt werden. Diese Formanten sind spezifisch für den Klang eines jeweiligen **Vokals.**

Beachte ► Unabhängig von Sprecher und Stimmlage liegen die Vokalformanten immer innerhalb derselben Frequenzbereiche.

Ein Vokal wird also gebildet, indem mittels Veränderungen des Resonanzraumes **Obertöne verstärkt** werden, die zur Formung eines spezifischen Vokalklanges führen. Um einen Vokal klanglich identifizieren zu können, genügen **2 Formanten.**

- Der erste dieser Formanten entsteht in Abhängigkeit des **Raumes zwischen Zunge und Mundöffnung.** Ist dieser Raum eher klein, besitzt der erste Formant eine tiefere Frequenz. Ist der vordere Mundraum weit, ist die Frequenz des Formanten höher.
- Der zweite Formant entsteht in Abhängigkeit des **Raumes zwischen Zunge und Kehlkopf.** Liegt die Zunge weiter vorne, vergrößert sich der hintere Mundraum, und die Frequenz des Formanten ist hoch. Liegt die Zunge weiter hinten, verengt sich der Raum, und die Frequenz des Formanten wird tiefer.

Neben der Zungenstellung unterscheiden sich Vokale auch durch den Öffnungsgrad des Mundes (Kieferöffnung) und die Rundung der Lippen.

Aufgrund der großen Flexibilität des Mundraumes existieren theoretisch unzählige Vokale unterschiedlicher Klangqualität. In der hochdeutschen Sprache werden neben den **5 Kardinalvokalen** (»a«,

»e«, »i«, »o«, »u«) noch etwa 14 weitere Vokalformen benutzt, die klanglich zwischen oder nahe bei den Kardinalvokalen stehen.

1.6.2 Konsonantbildung

Konsonanten werden zum einen entsprechend ihrer Bildungsart unterteilt, zum anderen in stimmhafte und stimmlose Laute. Unterschieden werden (in Anlehnung an Schaner-Wolles 1994, S. 41–43):

- Plosive,
- Nasale,
- Frikative,
- Affrikaten,
- Approximanten,
- Vibranten,
- Lateral.

Beachte ► Alle stimmhaften Laute, also Vokale und stimmhafte Konsonanten, werden auch als **Klinger** bezeichnet.

Plosive (Verschlusslaute) ► Bei den explosiven Lauten wird durch Lippen oder Zunge ein Verschluss des Mundraumes erzeugt, der durch den Ausatemstrom gesprengt wird. Der Verschluss steht dabei vor der Lautbildung, der Laut selbst entsteht erst durch die Sprengung. Stimmlose Explosive sind »p«, »t« und »k«. Bei »b«, »d« und »g« erfolgt ein Stimmeinsatz mit der Sprengung. Die Laute klingen damit weicher.

Nasale (Nasallaute) ► Nasallaute (»m«, »n«, »ng«) entstehen dadurch, dass der Mundraum durch Lippen oder Zunge verschlossen wird, sodass der Klang durch die Nase geführt wird. Nasale sind stimmhaft und werden ohne Geräuschanteil gebildet. Sie sind klanglich durch die nasale Färbung charakterisiert.

Frikative (Reibelaute) ► Reibelaute werden gebildet, indem der Atemstrom durch eine Engstelle im Ansatzrohr strömt. Die Reibelaute werden entweder zwischen Zähnen und Lippen oder zwischen Zunge und Gaumen erzeugt. Zu den Reibelauten gehören das »s«, das »f« und das »sch« sowie »ch_1« und »ch_2«. Bis auf das »ch_2« werden alle Reibelaute im Deutschen stimmlos wie stimmhaft gebraucht. Zu den Frikativen gehört auch der **Hauchlaut** »h«, der auf Höhe des Kehlkopfes stimmlos gebildet wird. Dabei werden die Stimmlippen zum sog. **Flüsterdreieck** verengt.

Affrikaten (Verschluss-Reibelaute) ► Die Affrikaten (»ts«, »pf«, »tsch«) werden zu Beginn wie Plosive gebildet, der Verschluss wird hier aber allmählich gelöst als Reibegeräusch.

Approximanten (Halbvokale) ► In der deutschen Sprache existieren 2 Formen der Halbvokale, die als Konsonanten mit der geringsten Hemmung des Luftstromes und ohne Reibegeräusch gebildet werden: das »j« in Jacke (auf Höhe des Gaumens) und das »w« in warm (auf Höhe der Lippen).

Vibranten (Zitter- oder Schwinglaute) ► Als Zitterlaute existieren 2 Formen des »r«. Dabei wird entweder die Zungenspitze oder das Gaumensegel durch den Luftstrom in Vibration versetzt. Das »r« wird immer stimmhaft gebraucht.

Lateral (Lateralengelaut) ► Der Lateralengelaut »l« entsteht durch das Anlegen der Zungenränder an den Gaumen. Die Luft strömt an den hinteren Zungenrändern vorbei durch die Mundhöhle. Das »l« ist ein stimmhafter Konsonant ohne Geräuschanteil.

1.6.3 Einfluss der Artikulation auf die Glottisfunktion

Neben der Lautbildungs- und Resonanzfunktion ergeben sich durch die Artikulation unmittelbare Auswirkungen auf die Schwingungsqualität der **Stimmlippen** (s. auch Kapitel 8.3.1 »Spezielle Aspekte des Therapiebereichs Artikulation«).

Konsonanten ► Einerseits erfordern einzelne Konsonanten eine unterschiedliche Stärke von Anblasedruck – je nachdem, wie der Atemstrom gelenkt wird und welche Engstellen im Vokaltrakt er passieren muss. So verlangt beispielsweise die Bildung eines stimmhaften »s« einen stärkeren Anblasedruck als ein »m«. Dem entsprechenden Anblasedruck müssen sich glottischer Widerstand und Stimmlippenschwingung anpassen.

Vokale ► Bei der Vokalbildung hingegen entscheidet im Wesentlichen die Lage der Zunge über Auswirkungen auf die Glottisfunktion. Während beispielsweise beim »u« die Zunge weit hinten im Mund liegt und der Zungengrund nach unten drückt, liegt der Zungenrücken bei der Bildung des »i« fast am Gaumen, der Zungengrund wird nach oben gezogen. Da Zunge und Kehlkopf über das Zungenbein miteinander verbunden sind, folgt der Kehlkopf den Bewegungen des Zungengrundes. Durch eine Senkung des Zungengrundes wird so eine Kehlkopftiefstellung unterstützt, die Stimmlippen sind relativ entspannt. Zieht der Zungengrund den Kehlkopf nach oben, kommt es zu einem verstärkten Zug auf die äußere wie innere Kehlkopfmuskulatur; die Spannung der Stimmlippen wird erhöht.

Beachte ► Die Verbindung von Zungen- und Kehlkopfbewegung ergibt sich aus der Primärfunktion von Vokaltrakt und Kehlkopf: Beim Schlucken leitet die Zunge die Schluckbewegung ein, indem sie an den Gaumen gedrückt wird. Dabei zieht sie den Kehlkopf mit nach oben, um so den Verschluss durch den Kehldeckel zu ermöglichen (s. Kapitel 1.2. »Physiologie der Primärfunktionen«).

Fazit ►

- **Vokale** entstehen durch Verformung des Ansatzrohres. Dabei werden Formanten gebildet, die für den charakteristischen Klang eines Vokals verantwortlich sind.
- **Konsonanten** entstehen, indem das Ansatzrohr Hemmstellen für den Luftstrom erzeugt. Unterschieden werden stimmhafte und stimmlose Konsonanten.
- Die **Glottisfunktion** wird aufgrund der erforderlichen Luftstromstärke zur Bildung einzelner Konsonanten unmittelbar durch die Artikulation beeinflusst.
- Da Zunge und Kehlkopf direkt miteinander verbunden sind, verändern **artikulationsbedingte Zungenbewegungen** die Grundspannung der Kehlkopfmuskulatur.

1.7 Stimmentwicklung

Veränderungen der Stimme in unterschiedlichen Lebensaltern hängen vorwiegend mit den Veränderungen der anatomischen Verhältnisse im Laufe der Entwicklung zusammen. Während im Kindesalter Kehlkopf und Ansatzrohr bedeutend kleiner sind als beim Erwachsenen, führen im Alter Veränderungen der Gewebe (Verlust von Bindegewebselastizität, Verknöcherung knorpeliger Gewebsanteile, Trockenheit der Schleimhäute etc.) zu einer Einschränkung der stimmlichen Leistungskraft. Weiterhin spielen der Reifungsgrad und der Zustand des zentralen Nervensystems eine wesentliche Rolle bei der Stimmentwicklung. Einen Überblick über altersbedingte Veränderungen der Stimme gibt **Tabelle 1.5**.

1.7.1 Die Säuglingsstimme

Geburtsschrei ► Die Stimmentwicklung beginnt bereits unmittelbar nach der Geburt mit dem sog. Geburtsschrei. Nachdem das Kind vom Stoffwechsel der Mutter getrennt ist, löst der Sauerstoffbedarf über das Atemzentrum die erste Einatmung aus. Mit der folgenden Ausatmung ertönt – normalerweise – der erste Schrei. Über die Bedeutung des Geburtsschreies gibt es bereits seit dem Altertum vielerlei Spekulationen. Fest steht, dass dieser

Tabelle 1.5. Übersicht Stimmentwicklung

Geburt	Neugeborenenschrei um 440 Hz (a').
Bis 2,5 Jahre	Allmähliches Absinken der Stimmlage auf etwa d'.
Bis etwa 8. Lebensjahr	Erweiterung des Stimmumfanges, Absinken der Sprechstimmlage auf a – h.
9.–14. Lebensjahr	Einsetzen des Stimmwechsels infolge Ausschüttung von Hormonen. Absinken der männlichen Sprechstimmlage um etwa 1 Oktave, Absinken der weiblichen Sprechstimmlage um eine Terz bis Quart.
Bis 18. Lebensjahr	Abschluss der Postmutationsphase.
18.–50. Lebensjahr	Erwachsenenstimme. Hormonelle Veränderungen (Schwangerschaft, Mensis) können bei der Frau vorübergehende Veränderungen der Stimmfunktion bewirken.
Um 50. Lebensjahr	Bei der Frau Einstellung der Produktion weiblicher Hormone (Klimakterium), dadurch Absinken der Stimmlage sowie Einschränkung des Stimmumfanges möglich.
Ab 50. Lebensjahr	Beginn von Stimmveränderungen infolge Alterungsprozessen der Gewebe und Einschränkung der Funktionen. Abnahme von Resonanz, Stabilität und Stimmumfang. Männliche Stimmlage erhöht sich.

Schrei ein **Reflex** ist, der zu einer intensiven Atemtätigkeit führt und somit eine gute Sauerstoffversorgung des Neugeborenen gewährleistet. Die Frequenz des ersten Schreiens liegt bei allen Neugeborenen bei etwa 400 – 450 Hz.

Stimmentwicklung im ersten Lebensjahr ▶ In den ersten Lebenswochen wird das Schreien als Reflex beibehalten und dient dazu, die Umwelt auf die Bedürfnisse des Organismus aufmerksam zu machen. Das heißt, das Neugeborene schreit, wenn es hungrig ist, Schmerzen hat, friert oder schwitzt. Das Schreien erfüllt also eine lebenswichtige Funktion und besitzt bereits kommunikativen Charakter.

Nach etwa 4 – 5 Wochen differenzieren sich die stimmlichen Äußerungen. Der Säugling moduliert das Schreien durch Veränderungen von Tonhöhe, Lautstärke und Stimmeinsätzen und beginnt, nicht nur seinem Unwohlsein, sondern auch Zufriedenheit und Wohlbehagen Ausdruck zu verleihen. Es handelt sich hierbei nicht mehr um ein rein reflektorisches Schreien. Besonders die Mutter lernt schnell, die unterschiedlichen Nuancen in der Stimme zu verstehen und gezielt auf die Bedürfnisse des Kindes einzugehen. Es zeigen sich bereits erste Reaktionen auf das stimmliche Verhalten der Umgebung. So wirkt beispielsweise leises Sprechen mit weichen Stimmeinsätzen in hoher Tonlage beruhigend auf das Kind.

Mit etwa 6 – 9 Monaten setzt das erste eigentliche Sprachverständnis ein. Es handelt sich noch um ein präverbales Stadium: Das Kind versteht Sprache anhand von Betonung und Sprachrhythmus, gleichzeitig ist es in der Lage, diese Sprachmerkmale stimmlich nachzuahmen. Mit etwa einem Jahr kann das Kind dann erste Begriffe Gegenständen zuordnen und einzelne Wörter selbst sprechen. Zu dieser Zeit beginnt das Kind auch, Merkmale der stimmlichen Vorbilder zu übernehmen, beispielsweise eine Heiserkeit der Mutter (vgl. Mathelitsch u. Friedrich 1995, S. 55 ff, Thiel 2000, S. 19).

Exkurs ►

Da die Stimme zunächst dem Erhalt des Organismus dient, wird die Funktion der stimmgebenden Organe wie alle vitalen Funktionen von Arealen des Hirnstammes aus gesteuert. Während des Hirnreifungsprozesses entstehen vom Hirnstamm aus Verknüpfungen zur Großhirnrinde. Der Stimmgebrauch wird so zu einer willkürlich steuerbaren Funktion. Der reflektorische Stimmgebrauch bleibt dennoch weitgehend erhalten. Auch beim Erwachsenen lösen Faktoren, die den Organismus bedrohen, wie Schmerz oder Schreckerlebnisse, reflektorisch stimmliche Äußerungen aus.

1.7.2 Die Stimme im Kindesalter

Die Leistungsfähigkeit der Stimme nimmt mit der Entwicklung und dem Wachstum des Kindes nach und nach zu.

- Mit **ungefähr 2 1/2 Jahren** sinkt die mittlere Sprechstimmlage auf etwa d^1.
- Der Stimmumfang erweitert sich bis zum Alter von **6 Jahren**.
- Mit etwa **8 Jahren** sinkt die Sprechstimmlage weiter ab auf a – h.
- Bis zum **Beginn der Pubertät** entwickeln sich Mädchen- und Jungenstimmen gleich.

Unterteilt werden die kindlichen Stimmlagen und Stimmumfänge in Sopran, Mezzosopran und Alt.

1.7.3 Stimmwechsel (Mutation)

Der Stimmwechsel tritt während der Pubertät im Rahmen der allgemeinen sexuellen Reifung ein. In dieser Zeit werden die sekundären Geschlechtsmerkmale ausgebildet, zu denen auch die Stimmfunktion bzw. der Stimmapparat gehören. Die Pubertät setzt zwischen dem 9. und dem 14. Lebensjahr ein und wird verursacht durch die Produktion bestimmter Geschlechtshormone. Unmittelbar für die körperlichen Veränderungen verantwortlich ist beim Jungen das **Testosteron**, das in den Keimdrüsen gebildet wird. Beim Mädchen schüttet die Nebennierenrinde weibliche Geschlechtshormone aus, die **Östrogene**.

Männlicher Stimmwechsel

Beim Jungen kommt es innerhalb von 2 – 3 Monaten zu einem bemerkenswerten Kehlkopfwachstum. Die Stimmlippen verlängern sich um etwa 1 cm, die Muskelmasse nimmt zu. Die organischen Veränderungen erfordern eine Umstellung der zentralen Steuerung des Stimmapparates. Diese Umstellung kann bis zu einem Jahr dauern. Innerhalb dieser Zeit sinkt die männliche Sprechstimmlage um etwa **1 Oktave**. Begleitet ist der Stimmwechsel von einer eingeschränkten Belastbarkeit der Stimme, die sich durch Heiserkeit, Instabilität und Kippen zwischen den Stimmlagen (**Stimmbruch**) bemerkbar machen kann.

Häufig tritt das sog. **Mutationsdreieck**, ein unvollständiger Glottisschluss während der Mutation, auf. Die Stimmlippen schließen nur im Bereich der vorderen zwei Drittel. Sie können gerötet und aufgelockert sein mit vermehrter Schleimauflagerung.

Der Stimmwechsel wird in **3 Phasen** unterteilt:

- Bereits mit dem 9. Lebensjahr kann die sog. **Prämutation** beginnen. In dieser Phase erfolgt eine allmähliche Absenkung der Sprechstimmlage.
- Während der eigentlichen **Mutationsphase**, zwischen dem 12. und 16. Lebensjahr, findet der Stimmwechsel statt.
- Die **Postmutation** dauert bis etwa zum 18. Lebensjahr. In dieser Zeit stabilisiert sich die neue Stimmlage, es entsteht der eigentliche männliche Stimmklang, und der Stimmumfang erweitert sich nach unten.

Weiblicher Stimmwechsel

Bei Mädchen setzt die Mutation durchschnittlich etwa 1 – 2 Jahre früher ein und verläuft normalerweise unauffällig. Das Größenwachstum des Kehlkopfes führt zu einer Verlängerung der Stimmlippen um 2 – 3 mm, die Sprechstimmlage sinkt um etwa 1 Terz. Der Stimmwechsel erfolgt ebenfalls innerhalb von 2–3 Monaten, die Mutation ist mit etwa 16 Jahren abgeschlossen.

1.7.4 Die Stimme des Erwachsenen

Etwa **zwischen dem 20. und dem 50. Lebensjahr** besitzt die Stimme die größte Leistungsfähigkeit. Frauenstimmen sind auch im Erwachsenenalter Einflüssen **hormoneller Schwankungen** unterworfen. Besonders vor und während der Regelblutung kann es zu hormonell verursachten Veränderungen des Stimmklanges und der stimmlichen Leistungsfähigkeit kommen. Die weiblichen Geschlechtshormone wirken sich auf den Elektrolyt- und Wasserhaushalt des Körpers aus. Austrocknung oder Wassereinlagerung können zu Gewebsveränderungen führen, die sich auf die schwingungsmechanischen Eigenschaften der Stimmlippen auswirken und so die Leistungsfähigkeit der Stimme beeinträchtigen. Auf ähnliche Weise kann es durch hormonelle Veränderungen während der Schwangerschaft zu Stimmveränderungen kommen (s. auch Kapitel 3.6 »Hormonelle Stimmstörungen«).

Klimakterium

Die bei der Frau um das 50. Lebensjahr auftretenden Wechseljahre werden wieder durch eine hormonelle Umstellung hervorgerufen. Während sich die Produktion der weiblichen Geschlechtshormone einstellt, unterliegt der Körper weiterhin dem Einfluss geringer Mengen männlicher Hormone. Es kommt zu vermehrter Durchblutung der Stimmlippen und zu Schleimhautverdickungen.

Beachte ► Durch die hormonelle Umstellung während des Klimakteriums sinkt bei Frauen die Sprechstimmlage meist ab, der Stimmumfang wird geringer.

1.7.5 Altersstimme

Im Alter führen allgemeine Alterungserscheinungen zu einer Einschränkung der Stimmfunktion. Neben Gewebsveränderungen wie mangelnder Elastizität der Bindegewebe, Austrocknung der Schleimhäute sowie Abnahme der Muskelkraft beginnt etwa um das 60. Lebensjahr die Verknöcherung und Verkalkung der Kehlkopfknorpel, die Beweglichkeit der Gelenke nimmt ab. Zu den Stimmveränderungen tragen weiterhin die Abnahme der Hörschärfe, Einschränkungen der Atemfunktion sowie Ungenauigkeiten der zentralnervösen Koordination bei. Klanglich machen sich diese Veränderungen bemerkbar als Abnahme des Klangspektrums: Die Stimme klingt dünner und schwächer, möglicherweise schrill, brüchig, blechern oder verhaucht. Aufgrund mangelnder Koordinationsfähigkeit kann die Stimme zittern (**Alterstremolo**). Der Stimmumfang nimmt ab.

Beachte ► Während die weibliche Stimme im Alter dazu neigt, tiefer zu werden, findet sich bei der männlichen Stimme oft eine Anhebung der Sprechstimmlage. Die Sprechstimme kann sich bis in den Bereich der Fistellage verschieben, es kommt zum sog. **Greisendiskant**.

Eine pathologische Veränderung der Stimme im Alter wird als **Presbyphonie** bezeichnet und ist von den allgemeinen altersbedingten Veränderungen der Stimme abzugrenzen (vgl. Böhme 1997, S. 170; s. auch Kapitel 3.10.4 »Presbyphonie«).

Fazit ►

- Die **Stimmfunktion** ist angeboren, der **Gebrauch der Stimme** setzt (normalerweise) mit dem Zeitpunkt der Geburt ein.
- **Entwicklungsbedingte Veränderungen der Stimme** unterliegen dem Reifungsgrad des zentralen Nervensystems, hormonellen Einflüssen sowie allgemeinen Alterungsprozessen.
- Eine bedeutende **Stimmveränderung** setzt **beim Mann** während der Pubertät ein: Die Stimmlage sinkt dabei um ca. 1 Oktave ab.
- **Im Erwachsenenalter** (bis etwa 50 Jahre) besitzt die Stimme ihre maximale Leistungsfähigkeit.

- **Im Alter** nimmt die Leistungsfähigkeit der Stimme ab, der Stimmumfang wird geringer. Weibliche Stimmen werden tiefer, männliche höher.

2 Stimme und Einflussfaktoren

Übersicht

2.1 Überblick

> Die Voraussetzungen für eine gesunde Stimme sind die einwandfrei funktionsfähigen Strukturen von Kehlkopf, Atemapparat und Ansatzrohr. Die Stimme unterliegt jedoch einer Vielzahl weiterer Einflüsse, die sich direkt oder indirekt auf das Phonationssystem auswirken.

Für den Klang einer Stimme spielt die **Funktion des gesamten Organismus** eine wichtige Rolle, besonders der Zustand des Bewegungs- und Halteapparates. Darüber hinaus kommen Aspekte der **Persönlichkeit**, z.B. charakterliche Eigenschaften, oder soziokulturelle Einflüsse zum Tragen. Auch **situative Zusammenhänge** sind bedeutsam wie Gesprächssituation und Gesprächspartner, verbunden mit Sprechabsichten und Emotionen. Diese Einzelaspekte unterliegen wechselseitigen Einflüssen, sodass der individuelle Stimmklang durch ein **komplexes System von Einzelfaktoren** entsteht, die eng miteinander verbunden sind.

2.2 Stimme und Körper

> Die Leistungsfähigkeit und die individuellen Merkmale einer Stimme sind durch die anatomischen Strukturen weitestgehend vorgegeben. **Indifferenzlage** und **Stimmgattung** ergeben sich aus der Länge der Stimmlippen, der individuelle **Klangcharakter** hängt von der Form des Ansatzrohres ab. Im Zusammenhang mit der Größe des Stimmapparates steht das mögliche **Klangvolumen** einer Stimme, für die **Leistungsfähigkeit** spielt auch die Kapazität der Lungen eine Rolle.

Im Rahmen der anlagebedingten Möglichkeiten ist für das Stimmresultat der **Gebrauch** des Stimmapparates entscheidend. Die tatsächliche Leistungsfähigkeit der Stimme hängt also davon ab, wie die Stimmorgane eingesetzt werden. Sie unterliegen dabei dem **Einfluss gesamtkörperlicher Funktionen**, was anhand der folgenden Aspekte deutlich wird:

- Die Phonationstätigkeit des Stimmapparates ist den Primärfunktionen untergeordnet. Dies spielt besonders bei der Atmung eine bedeutende Rolle. Die Atemaktivität verändert sich in Abhängigkeit vom **Sauerstoffbedarf** des Körpers, sodass sich je nach körperlichem Aktivitätszustand zwangsläufig Veränderungen des Phonationsablaufes ergeben.
- Die an der Atemtätigkeit als Atemhilfsmuskulatur beteiligten Muskeln dienen gleichzeitig der **Körperhaltung** und sind an fast allen Bewegungen des Körpers beteiligt. Die Bedingungen für die Atemtätigkeit verändern sich demnach in Abhängigkeit von Körperbewegung und -haltung.
- Durch die **Doppelventilfunktion** des Kehlkopfes, die der Stabilisierung des Brustkorbes bei Bewegungsabläufen dient, ergeben sich direkte Zusammenhänge von Körperbewegungen und Aktivitätszustand der Kehlkopfmuskulatur (s. Kapitel 1.2. »Physiologie der Primärfunktionen«).
- Die Form des Vokaltraktes, besonders des unteren Rachenbereiches, verändert sich im Zusammenhang mit der **Kopfhaltung**. Beispielsweise kommt es durch die Vorneigung des Kopfes zu einer Verkleinerung des Winkels zwischen Kiefer und Hals. Folge ist eine Verengung des Rachenraumes, die zur Verringerung der Resonanzentwicklung führt. Da sich die Haltung des Kopfes im Wesentlichen aus der Haltung des Rumpfes ergibt, besteht auch darüber ein direkter Zusammenhang zwischen Körperhaltung und Stimmfunktion.
- Die Stimmfunktion ist eine Muskelfunktion. **Muskeln arbeiten in sog. Funktionseinheiten**, d.h., dass Muskelgruppen eines Systems gleichzeitig zur Durchführung einer Bewegung aktiv sind. Muskuläre Funktionseinheiten, die nahe

beieinander liegen, beeinflussen sich gegenseitig. Die Spannungszunahme eines Funktionsbereiches führt zur Veränderung der Spannung in benachbarten Regionen, ebenso verhält es sich bei Spannungsabnahme. So führt beispielsweise eine Anspannung des Schulter-Nacken-Bereiches zur Zunahme einzelner Muskelkontraktionen im Kehlkopf.

2.2.1 Haltung und Stimme

Der Bewegungsapparat des Menschen setzt sich aus einem **aktiven** und einem **passiven Teil** zusammen. Das Skelett mit seinen Verbindungselementen, den Gelenken, ist der passive Bestandteil des Bewegungsapparates, die Skelettmuskulatur der aktive. Die Tätigkeit der Skelettmuskulatur dient der Bewegung und aufrechten Haltung des Körpers und hängt von der Beweglichkeit der Gelenke ab.

Dynamische Muskelfunktionen ► Die Funktion der Skelettmuskulatur wird als eine dynamische Funktion bezeichnet, d.h., dass durch Muskelaktivität eine Kraft auf den Körper einwirkt. Zu unterscheiden sind dabei die **statische** und die **kinetische Dynamik.**

- **Statische Muskelfunktion:** Die Skelettmuskulatur erfüllt eine statische Funktion hinsichtlich der **Körperhaltung.** Ihre Aufgabe besteht dabei darin, den Körper im Gleichgewicht und in Ruhe zu halten. Dies erfordert einen Ausgleich zwischen beugenden und streckenden Muskelkräften. Die Muskulatur arbeitet im Sitzen und im Stehen gegen die Schwerkraft. Im Liegen ist es möglich, alle Muskeln zu entspannen; dabei ist kein Kraftaufwand nötig.
- **Kinetische Muskelfunktion:** Bei einer kinetischen Muskelfunktion wird durch Muskelkraft ein Körper (oder ein Körperteil) in Bewegung versetzt.

Einzelne Muskeln sind mehr auf statische Arbeit, andere auf dynamische ausgerichtet. Prinzipiell ermüdet eine statische Muskeltätigkeit jedoch schneller als eine kinetische. In Bewegung erfolgt ein Wechsel von Muskelan- und -entspannung, sodass die Leistungsfähigkeit der Muskulatur länger erhalten bleibt. Demgegenüber kommt es bei der **Haltefunktion** der Skelettmuskulatur schneller zu **Ermüdungserscheinungen** in Form von Muskelerschlaffung oder -verspannung.

Beachte ► Die Strukturen des Bewegungsapparates sind vorwiegend auf wechselnde Belastungen angelegt.

Die physiologische Haltung

In der **physiologischen** Haltung befindet sich der Körper in einer **stabilen Gleichgewichtslage.** Dabei bestehen bestmögliche Voraussetzungen für die Funktion der Stimmorgane. Um eine physiologische Haltung zu erreichen, ist es erforderlich, den Kraftaufwand gleichmäßig auf alle Haltemuskeln zu verteilen. Für die Muskulatur des Rumpfes gilt grob betrachtet,

- dass die Rückenmuskeln durch Verkürzung der **Aufrichtung** (Zug der Schulterblätter nach hinten, Aufrichtung der Wirbelsäule) und
- die Bauchmuskeln durch Verkürzung der **Beugung** des Rumpfes (Annäherung von Beckenkamm und Rippenbogen)

dienen. Um den Oberkörper aufrecht zu halten, sind Bauch- und Rückenmuskeln gleichermaßen beteiligt. Dabei kontrahieren die Rückenmuskeln unter Verkürzung, die Bauchmuskeln sind in der Verlängerung kontrahiert.

Ein Ausgleich der muskulären Kräfte von Rücken und Bauch ermöglichen einerseits **Ausdauer** bei der Haltefunktion; weiterhin ist es so möglich, dass die Rumpfmuskulatur neben der Aufrechthaltung des Körpers auch ihre Funktion als **Atemhilfsmuskulatur** erfüllen kann.

Für die Aufrichtung des Körpers spielt die **Position des Beckens** eine wesentliche Rolle. Das Becken ist im Bereich des Kreuzbeines mit der Wirbelsäule gelenkig verbunden, sodass die Stellung der Wirbelsäule direkt von der Beckenstellung abhängt.

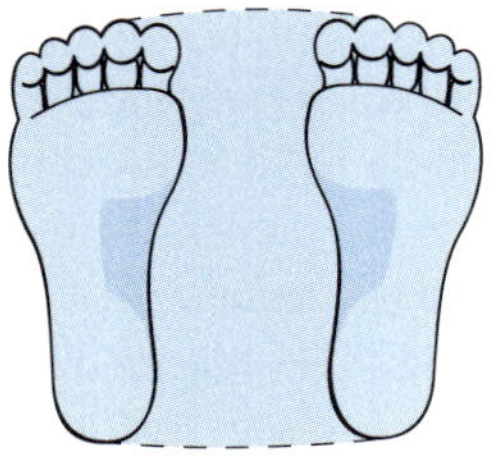

Abb. 2.1. Unterstützungsfläche im Stehen

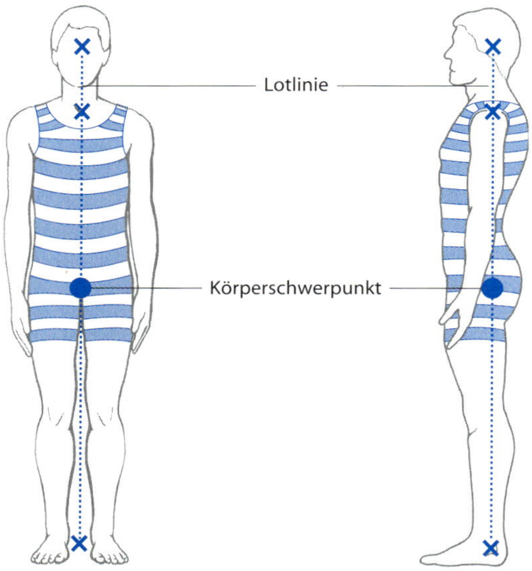

Abb. 2.2. Darstellung der stabilen Haltung in Gleichgewichtslage im Stehen

Beachte ► Um die physiologische Krümmung der Wirbelsäule in der aufrechten Haltung zu gewährleisten, muss das Becken **leicht nach vorne** geneigt sein.

Stehen

Um eine stabile Gleichgewichtslage im Stehen zu erreichen,

- muss einerseits das Skelett im physikalischen Sinne stabilisiert werden,
- andererseits muss die Muskulatur des Halteapparates möglichst ökonomisch arbeiten.

Eine Haltung im Gleichgewicht bedarf einer (relativ) großen **Unterstützungsfläche**. Die Unterstützungsfläche wird durch die Fläche der Füße und den Raum, der sich zwischen den Füßen befindet, gebildet (**Abb. 2.1**). Der **Körperschwerpunkt** liegt im Bereich des Beckens. Um den Körper im Stehen zu stabilisieren, sollte sich ein Lot durch den Körperschwerpunkt innerhalb der Unterstützungsfläche befinden. Der Mittelpunkt zwischen beiden Schultern und die Mitte des Kopfes sollten ebenfalls auf dieser Lotlinie liegen (**Abb. 2.2**). Das Körpergewicht muss gleichmäßig auf die Fußflächen verteilt werden.

Der **physiologische Stand** (im statischen und muskulären Gleichgewicht) orientiert sich an den folgenden Merkmalen:

- Die Fußgelenke befinden sich senkrecht unterhalb der Hüftgelenke, die Füße stehen also hüftbreit auseinander.
- Das Gewicht ist gleichmäßig auf die gesamte Fußsohlenfläche verteilt.
- Die Knie sind nicht durchgestreckt, die Kniegelenke befinden sich senkrecht oberhalb der Fußgelenke.
- Die Spannung von beugender und streckender Muskulatur der Beine ist ausgeglichen.
- Das Becken ist leicht nach vorne geneigt, sodass sich eine physiologische Krümmung der Lendenwirbelsäule nach vorne ergibt.
- Die Muskulatur von Rücken und Bauch ist gleichermaßen tonisiert, der Brustkorb ist geweitet und das Brustbein angehoben.
- Der Kopf ruht senkrecht oberhalb des Schultergürtels, die Halswirbelsäule ist leicht nach vorne gekrümmt, die Blickrichtung geht horizontal nach vorne.
- Schultergürtel und Arme befinden sich in entspannter Ruhelage.

Beachte ► Eine physiologische Haltung ermöglicht die uneingeschränkte Funktion von Atmung und Kehlkopf.

Unphysiologischer Stand ► Aufgrund mangelnder Bewegung kommt es sehr oft zu Abweichungen von der physiologischen Haltung und dadurch zum dauerhaften Ungleichgewicht in der muskulären Haltefunktion. In den meisten Fällen sind die folgenden **Merkmale einer unphysiologischen Haltung im Stehen** zu beobachten:

- Rücken- und Bauchspannung sind vermindert, wodurch es zu einer Verschiebung des Beckens nach vorne kommt, der Brustkorb sinkt ein.
- Die Knie sind durchgedrückt, das Körpergewicht ruht auf dem Vorderfuß.
- Im Lenden- und Halsbereich kommt es zur verstärkten Krümmung der Wirbelsäule, der Kopf ist nach vorne verschoben und der Hals überstreckt.
- Der Schultergürtel fällt nach vorne, die Arme sind nach innen rotiert.
- Um den Kopf aufrecht zu halten, wird die Anspannung der hinteren Hals- und der Nackenmuskulatur übermäßig erhöht. Die vorderen Halsmuskeln sind unterspannt.

In dieser Haltung ergeben sich Funktionseinschränkungen für Atmung und Stimme:

- Durch das Einsinken des Brustkorbes können sich die Atembewegungen kaum in den Bauch- oder Brustraum ausdehnen, das kann beim Atmen zum Anheben der Schultern führen.
- Angespannte Hals- und Nackenmuskeln fixieren den Kehlkopf.
- Die Überstreckung des Halses verengt das Ansatzrohr.

Sitzen

In der **physiologischen Sitzhaltung** verteilt sich die Unterstützungsfläche auf Füße und Becken. Die Hauptlast des Körpergewichtes wird dabei auf die Sitzfläche verlagert, die Sitzbeinhöcker sollten die hintere Begrenzung der Sitzfläche sein. Der Mittelpunkt zwischen den Schultern und die Mitte des Kopfes befinden sich wiederum in einer Lotlinie zum Körperschwerpunkt. Des Weiteren gilt für die Sitzhaltung:

- Der **Winkel zwischen Oberschenkel und Oberkörper** beträgt **etwas mehr als 90°**, da sich das Becken anderenfalls zu stark nach hinten neigt.
- Um die erforderliche Beinposition zu erreichen, muss daher die **Höhe der Sitzfläche** der individuellen Körpergröße angepasst sein.
- Die Sitzfläche sollte leicht nach vorne unten abgeschrägt sein; andernfalls sollten die Oberschenkel nicht auf der Sitzfläche aufliegen (Sitzen am Rand der Sitzfläche).
- Die Füße stehen etwa hüftbreit auseinander und haben mit der gesamten Fläche gleichmäßigen Kontakt zum Boden. Die Fußspitzen zeigen leicht nach außen, die Beine sind leicht gespreizt.
- Die **physiologische Beckenneigung** ermöglicht die gleichmäßige Belastung der Rumpfmuskulatur.

Unphysiologisches Sitzen ► Eine unphysiologische Sitzhaltung entsteht – abgesehen von einer Unterfunktion von Bauch- und Rückenmuskulatur – oft durch falsche Sitzhöhe oder das Übereinanderschlagen der Beine. So kommt es zum **Absinken des Beckens nach hinten**. Daraus folgt:

- Der gesamte Rücken ist nach hinten gebeugt, die Halswirbelsäule übermäßig nach vorne gekrümmt, der Hals überstreckt.
- Die Schultern sinken nach vorne, und Brust- und Bauchraum werden eingeengt.
- Die Nackenmuskulatur wird zum Ausgleich der Kopfhaltung übermäßig beansprucht, was zu Verspannungen in diesem Bereich führt.
- Die Funktionseinschränkungen für Atmung und Stimme sind noch stärker als im unphysiologischen Stand.

Sowohl im Stehen als auch im Sitzen kommen auch falsche Haltungsangewohnheiten durch das **übermäßige Kippen des Beckens nach vorne** zustande. Dabei wird die Lendenwirbelsäule weit nach vorne gekrümmt, und die Schultern werden nach hinten gezogen. Die Halswirbelsäule wird überstreckt, das Kinn in Richtung Brustkorb gezogen. Es kommt zu einer Überspannung der vorderen Halsmuskeln und dadurch zur Fixierung des Kehlkopfes. Aufgrund der Überstreckung der Bauchmuskeln finden Atembewegungen vorwiegend im Brustkorb statt. Diese Form der Fehlhaltung ist allerdings nur selten zu beobachten.

Die »innere« Haltung

Die Haltung eines Menschen steht immer im Zusammenhang mit seiner Persönlichkeit. So entwickelt sich eine individuelle Körperhaltung aus einer **genetischen Veranlagung** und wird durch **Vorbilder, Erfahrungen** und **Umweltbedingungen** beeinflusst. Charakterliche und temperamentsbedingte **Eigenschaften** finden in der Körperhaltung Ausdruck. Nicht zuletzt spiegelt sie auch situative **gesundheitliche oder emotionale Befindlichkeiten** wider.

Beachte ► Eine **»korrekte« Körperhaltung** kann nur nach **allgemeinen** physiologischen Gesichtspunkten beschrieben werden. Die Frage, für wen welche Haltung in welcher Situation die »richtige« ist, unterliegt stets den besonderen Bedingungen, die für den Einzelnen gelten (s. Kapitel 2.3 »Stimme und Persönlichkeit«).

Fazit ►
- Im Sitzen oder Stehen bietet eine **physiologische Körperhaltung** die besten Voraussetzungen für die Funktion des Stimmapparates.
- Eine **physiologische Haltung** bedeutet die Aufrichtung gegen die Schwerkraft in stabiler Gleichgewichtslage.
- Ergeben sich an einer Stelle des Körpers **Abweichungen von der physiologischen Haltung**, muss der gesamte Haltevorgang neu koordiniert werden. Dabei kommt es zu einer ungleichmäßigen Verteilung der muskulären Halteaktivität.

2.2.2 Bewegung und Stimme

In Bewegung ermüdet Muskulatur langsamer als in einer »starren« Haltung. Ein normal trainierter Körper ist in der Lage, über die Dauer von einer oder auch mehreren Stunden ohne bedeutende Ermüdungserscheinungen hinweg zu **gehen**. Das **Stehen** auf einer Stelle hingegen bereitet bereits nach wenigen Minuten Schwierigkeiten. Deshalb bietet eine Bewegung des Körpers für die Stimmgebung bessere Voraussetzungen als das Verharren in einer Haltung. Dabei sind jedoch die **Art der Bewegung** und der **Grad an Kraftaufwand** zu berücksichtigen, der für die jeweilige Bewegung erforderlich ist.

Beachte ► Da Muskulatur in Dauerkontraktion schnell ermüdet, verharrt der Körper von sich aus eigentlich nie in einer völlig fixierten Haltung. Auch beim »ruhigen« Stehen oder Sitzen befindet sich der Körper immer in einem ständigen leichten Schwanken.

Kraft ► Wird bei einer Bewegung so viel Kraft verbraucht, dass der **Sauerstoffbedarf deutlich erhöht** wird, steigen Atemfrequenz und Atemtiefe entsprechend an (Leistungsatmung). Für die Phonation ist dann die optimale Luftstromdosierung zum Anblasen der Stimmlippen nicht mehr gewährleistet. Nach körperlicher Anstrengung verkürzt sich die Tonhaltedauer deutlich (erneutes Luftholen nach dem Sprechen weniger Silben), die Stimme klingt stark verhaucht, da der Anblasedruck zu stark ist und die Stimmlippen nicht vollständig schließen.

Bewegungsformen ► Besonders geeignet, um einen Ausgleich der Muskelaktivität des gesamten Bewegungsapparates zu erzielen, sind **rhythmische und gleichmäßige Bewegungen**, wie beispielsweise das Schwingen oder Kreisen um den Körperschwerpunkt. Der Rhythmus automatisiert und ökonomisiert dabei den Ablauf von Bewegung und Atmung.

Bewegungen der Extremitäten ► Arme und Beine stehen über Schulter- und Hüftgelenk in direkter Verbindung mit dem Rumpf. Über Schulterblatt und Schlüsselbein erzeugen **Bewegungen der Arme** eine Verformung des Brustkorbes. **Bewegungen der Beine** gehen mit Veränderungen der Beckenposition und somit der Wirbelsäulenkrümmung einher. Außerdem dient der Brustkorb als Stabilisator für Bewegungen der Extremitäten.
- Bewegungen von Armen und Beinen **zum Körper hin** bewirken eine Weitung des Brustkorbes und eine Aktivierung der Einatmungsmuskulatur.

- Bewegungen **vom Körper weg** engen den Brustkorb ein und aktivieren die Ausatmungsmuskulatur.

Aufgrund der funktionellen Verbindung von Ausatmungsmuskulatur und Taschenfaltenaktivität beeinflussen Bewegungen vom Körper weg die Stimme ungünstig. (Der Einsatz der Taschenfalten **verhindert** die Schwingungsfähigkeit der Stimmlippen.) Durch Bewegungen der Extremitäten auf den Körper zu wird während der Phonation die inspiratorische Gegenspannung erzeugt und die Schließkraft der Stimmlippen aktiviert.

Exkurs ►

Das Zusammenwirken von Einatmungsmuskulatur und Stimmlippenaktivierung kann auch unter dem folgendem Gesichtspunkt verdeutlicht werden: Der **Kehlkopf** dient eigentlich dem **Schutz der Lunge** vor dem Eindringen von Fremdkörpern. Die Gefahr, dass ein Fremdkörper eindringt, besteht insbesondere während der **Einatmung**. Das Einlassventil – die Stimmlippen – muss daher während der Inspiration in ständiger Bereitschaft stehen, um die Luftröhre reflexartig verschließen zu können. Aus diesem Grund sind während der Einatmung bereits Nervenimpulse an den entsprechenden Muskeln messbar. Das heißt durch die Aktivität der Einatmungsmuskulatur wird die Schließungstendenz des Kehlkopfes aktiviert.

Fazit ►

- Da die **Kraft von Muskulatur** in einer Bewegung länger erhalten bleibt als in einer Haltung, ermüdet auch die Stimme beim Verharren des Körpers in einer Haltung schneller als in Bewegung.
- Ein **zu hoher Kraftaufwand** bei der Bewegung beeinflusst die Stimmfunktion ungünstig.
- Besonders **begünstigend für die Stimmgebung** wirken sich rhythmische Bewegungen und Bewegungen um den Körperschwerpunkt aus.
- Bewegungen der Extremitäten **zum Körper hin** unterstützen Schließkraft und Schwingungsfähigkeit der Stimmlippen.

2.2.3 Tonus und Stimme

Als Muskeltonus wird der **Spannungszustand von Muskulatur** bezeichnet. Bezogen auf den jeweils erforderlichen Grad an Spannung wird dabei unterschieden zwischen

- **Eutonus** (»Nutzspannung« oder »Spannungsausgleich«),
- **Hypertonus** (»Überspannung«) und
- **Hypotonus** (»Unterspannung«).

Cave ► Eine Hyper- oder Hypofunktion von Muskulatur tritt eigentlich nur bei **Erkrankungen** der Muskulatur oder des Nervensystems auf, im Sinne einer Spastik oder Muskelatrophie.
In der Körpertherapie bezeichnen Hyper- und Hypofunktion keine organische Erkrankung, sondern eine **relative** (funktionelle) **Über- bzw. Unterfunktion von Muskulatur**.

Die Tonusverhältnisse entstehen durch den Kraftaufwand, der für eine bestimmte Haltung oder Bewegung erforderlich ist. Als Eutonus gelten dabei der jeweils optimale Krafteinsatz und die optimale Verteilung der Muskelkraft.

Eutonus ► Der Begriff des Eutonus beschreibt den Zustand der **Ökonomie**, d.h.

- einerseits einen für den jeweiligen Halte- oder Bewegungsvorgang adäquaten Einsatz von Gesamtkraft,
- andererseits die gleichmäßige Verteilung von Aktivität auf alle beteiligten Muskeln.

Es besteht eine flexible Nutzspannung, die als optimale Ausgangslage für muskuläre Reaktionen im Sinne von Bewegung gilt.

Hyper- und Hypotonus ► Abweichungen vom Eutonus können in einem ganzkörperlichen Zuviel oder einem ganzkörperlichen Zuwenig an Spannung bestehen. Dabei ist zu beachten, dass ein insgesamt erhöhter Körpertonus eher selten auftritt und bei einem niedrigen Ganzkörpertonus immer einzelne Körperregionen im Sinne eines **Spannungsausgleiches** überbeansprucht sind (s. Kap. 2.2.1. »Haltung und Stimme«).

Beachte ► Die Tonusverhältnisse des Körpers müssen stets differenziert betrachtet werden. Eine »Einteilung« in insgesamt hyper- und hypoton erübrigt sich daher.

Häufig sind Abweichungen von der Nutzspannung in einzelnen Körperregionen zu beobachten. Sie ergeben sich **bei der Körperhaltung** in der Regel durch falsche Haltungsangewohnheiten. Diese können auf Dauer zu manifesten Verspannungen führen, z.B. im Schulter-, Hals- und Nackenbereich. Gleichzeitig kann eine Minderbeanspruchung von Muskulatur in anderen Bereichen bestehen (oft Bauch- und Rückenmuskeln). Ein fixierter Muskeltonus gilt grundsätzlich als pathologisch.

Eine Abweichung von der Nutzspannung **in Bewegung** folgt meist aus einer mangelnden Koordinationsfähigkeit, die in einem bestimmten Rahmen als »normal« oder physiologisch einzustufen ist. Alle »ungewohnten« Bewegungsmuster muss der Körper neu koordinieren, ein ökonomischer Bewegungsablauf muss immer erst »eingeübt« werden. Mitverantwortlich für einen physiologischen Bewegungsablauf ist auch die Beweglichkeit der Gelenke.

Der **individuelle Körpertonus** entsteht hauptsächlich durch

- temperamentsbedingten Grundtonus,
- situationsbedingte Tonusveränderungen (Stress, Erschöpfung),
- Über- und Unterbeanspruchung einzelner Muskelgruppen aufgrund von Haltungs- und Bewegungsgewohnheiten (»Trainingszustand« der Muskulatur),
- allgemeiner körperlicher Koordinationsfähigkeit, Gelenksbeweglichkeit.

Fazit ►

- Eine für den Bewegungs- oder Haltevorgang angemessen eingesetzte und gleichmäßig verteilte Muskelaktivität wird als **Eutonus** bezeichnet.
- Abweichungen vom Eutonus werden als **Hypertonus** (Überspannung) oder **Hypotonus** (Unterspannung) bezeichnet.
- **Abweichungen vom Eutonus** entstehen in der Regel durch falsche Haltungsangewohnheiten oder Koordinationsschwierigkeiten bei Bewegungen.
- Die **Spannungsverhältnisse im Körper** müssen differenziert betrachtet werden, d.h. die Relation der Kraft einzelner Muskelgruppen zueinander.

2.3 Stimme und Persönlichkeit

In der Antike war die »Persona« eine Maske, durch die Schauspieler sprachen und so einen bestimmten Charakter, eine Person, darstellten. Das lateinische »personare« bedeutet »durchtönen«. »Der Begriff der Persönlichkeit umfasst die Summe der Denk-, Fühl- und Verhaltensmuster einer Person, also das (...), was sie von anderen Menschen unterscheidet.« (Microsoft 1997)
Die Stimme gilt als ein, wenn nicht als **das Ausdrucksmittel der Persönlichkeit**. In ihr spiegeln sich nicht nur Alter oder Geschlecht einer Person wider, sondern auch charakterliche Eigenschaften und die Prägung durch Kultur, Vorbilder und Erfahrungen.

2.3.1 Charakterliche Einflüsse

Der Charakter eines Menschen entwickelt sich aus seiner **genetischen Veranlagung** und aus Erfahrungen und **Einflüssen der Umgebung**. Die charakterliche Veranlagung, das Temperament und erlernte Verhaltensweisen äußern sich auch im Stimmklang. So kann ein cholerisch oder extrovertiert veranlagter Mensch dazu neigen, die Stimme insgesamt lauter und härter einzusetzen, die introvertierte Persönlichkeit spricht dagegen eher mit leiser Stimme und geringerer Modulation. Kraft und Durchsetzungsfähigkeit können beispielsweise im

Stimmklang zum Ausdruck gebracht werden, ebenso Zurückhaltung oder Einfühlsamkeit.

Allerdings lassen sich stimmliche Merkmale nicht eindeutig einzelnen Charakteren zuordnen, einerseits aufgrund der komplexen Charakterstruktur einer Person, andererseits, weil die Stimme vielen weiteren Einflussfaktoren ausgesetzt ist.

2.3.2 Soziokulturelle Einflüsse

Kulturkreis ► In den verschiedenen Kulturen existieren nicht nur unterschiedliche Formen der Wort- und Lautbildung, sondern auch starke Unterschiede in Modulation, Akzentuierung, Sprechlautstärke und Stimmsitz. So ist die italienische Sprache bekannt für starke Modulation und eine Tendenz zu hoher Lautstärke, in der japanischen Sprache ist Artikulation und Stimmsitz weit nach hinten verlagert, was zu einer typischerweise kehligen Sprache führt. Selbst im deutschen Sprachraum existieren innerhalb der unterschiedlichen Dialekte vielfältige Variationen von Stimmgebrauch.

Stimmvorbild ► Kinder übernehmen in weiten Teilen stimmliche Verhaltensweisen ihrer Bezugspersonen, sodass sich besonders das Stimmvorbild der Eltern auf die Stimmentwicklung des Kindes auswirkt.

Modeströmungen ► Auch Modeerscheinungen kommen bei der Ausprägung stimmlicher Merkmale zum Tragen, d.h., dass ein Auftreten, das zu einer bestimmten Zeit als vornehm, interessant oder »angesagt« gilt, sich auch in der Stimme widerspiegelt. Beispielsweise klang zu Beginn des 20. Jahrhunderts eine näselnde Sprechweise besonders vornehm, heute sind es oft raue, tiefe Stimmen, die als angenehm oder interessant gelten.

Exkurs ►

In diesem Zusammenhang steht auch die Beobachtung, dass die durchschnittliche weibliche Sprechstimmlage innerhalb der letzten Jahrzehnte tiefer geworden zu sein scheint. Dieses Phänomen ist vermutlich auf das im Zuge der sog. Emanzipation veränderte weibliche Selbstverständnis zurückzuführen.

Fazit ►

- Im Stimmklang spiegeln sich Aspekte der Persönlichkeit wider, die einerseits **angeboren**, andererseits **erlernt** sind.
- Als **äußere Einflüsse** gelten kulturell bedingte Stimmmerkmale, besonderes Stimmverhalten von Bezugspersonen sowie Modeerscheinungen.

2.4 Stimme und Situation

Auch wenn jeder Mensch seinen unverwechselbaren, ihm eigenen Stimmklang besitzt, verändert sich seine Stimme im situativen Kontext. Dies betrifft einerseits die allgemeine Lebenssituation, andererseits auch die jeweilige Sprechsituation.

2.4.1 Lebenssituation

Zur Lebenssituation gehören Veränderungen, denen jeder im Laufe des Lebens unterworfen ist, wie Erkrankungen, positive oder negative Ereignisse, allgemeine Stress- oder Erholungszustände.

Körperliche Verfassung ► Nicht nur Erkrankungen des Nasen-Rachen-Raumes, sondern auch eine durch sonstige Krankheiten hervorgerufene **Beeinträchtigung des Allgemeinzustandes** tragen zur Veränderung des Stimmklanges bei. Während bei einer Halsentzündung eine Stimme erfahrungsgemäß heiser und rau wird, macht sich körperliche Schwäche im Allgemeinen durch eine **Kraftlosigkeit** der Stimme bemerkbar.

Gemütszustand ► Stress, Trauer, Unzufriedenheit sind Beispiele für Bedingungen, unter denen das allgemeine Wohlbefinden leiden kann. Die Stimme ist besonders anfällig für Zustände, die den Menschen aus der Ruhe oder aus dem **Gleichgewicht** bringen können. Begriffe wie die allgemeine »**Stimmung**«, »**mit sich im Einklang**« oder »**verstimmt**« sein spiegeln dabei wider, welcher direkte Zusammenhang zwischen seelischer Verfassung und Stimmklang besteht. (Manchem »schnürt es vor Angst die Kehle zu«.)

Beispiel ► Telefoniert man mit einem vertrauten Menschen, ist es möglich, schon nach wenigen Worten einen Eindruck von seiner momentanen Verfassung zu erhalten, unabhängig davon, was er sagt. Ob der Gesprächspartner gerade zornig, traurig oder erfreut ist, wird in erster Linie darüber transportiert, wie er seine Stimme einsetzt. Ebenso sind es Klang oder Modulation der Stimme, die verraten, ob jemand das, was er sagt, auch wirklich meint (dient häufig als Auslöser für Auseinandersetzungen).

Beachte ► Während das individuelle Stimmtimbre durch Emotionen weitestgehend unbeeinflusst bleibt, verändern sich vorwiegend die Parameter Lautstärke, Modulation, Stimmsitz, Helligkeit, und Sprechtempo.

Warum die Stimme so viel verrät ...

Die Kehlkopffunktion wird in weiten Teilen durch das vegetative Nervensystem gesteuert, unterliegt also nur bedingt der willkürlichen Steuerung. Das **limbische System**, der Sitz der »Emotionen« im zentralen Nervensystem, steht in lokaler und funktioneller Verbindung zum Hirnstamm. Deshalb sind emotionale Zustände mit **vegetativen Reaktionen** wie Erröten, Erhöhung von Herzschlag oder Schweißproduktion verbunden. Eine entsprechende Anregung des vegetativen Nervensystems führt so auch zu einer unwillkürlichen Veränderung der Stimmfunktion.

Exkurs ►

Auch Emotionen haben eine lebenserhaltende Funktion. Angst verursacht beispielsweise die Ausschüttung von Hormonen, die den Körper in erhöhte Reaktionsbereitschaft versetzen. Dies ermöglicht in reellen Gefahrensituationen blitzschnelles Handeln, z.B. Weglaufen.

Die Kontrolle über die eigene Stimme kann durch Training teilweise der willkürlichen Steuerung zugeführt werden. Dies zu lernen ist beispielsweise die Aufgabe von Sängern oder Schauspielern. Im Allgemeinen wird aber der Stimme zumindest in unserem Kulturkreis wenig Aufmerksamkeit zuteil.

Beachte ► Während der Körper trainiert und dem Aussehen viel Beachtung geschenkt wird, ist kaum jemandem bewusst, welche **Aussagekraft und Wirkung im Klang seiner Stimme** liegen. Ebenso unbewusst werden die Informationen aufgenommen, die auf diesem Weg transportiert werden.

2.4.2 Sprechsituation

Unterschiedliche Situationen erfordern einen unterschiedlichen Einsatz der Stimme. Einfluss haben darauf im Wesentlichen der **Inhalt** der zu vermittelnden Information und der **Gesprächspartner**.

Gesprächsinhalt

Untersuchungen der Kommunikationswissenschaft haben ergeben, dass beim Sprechen etwa 80% der Information **nonverbal** vermittelt werden, d.h. über Mimik, Gestik, Körperhaltung und Stimmklang.

In **Rundfunk und Fernsehen** dient die Stimme als Mittel, um Informationen auf eine dem Inhalt angemessene Weise zu präsentieren. Beispielsweise bringt ein Sportkommentator die Spannung, Emotionsgeladenheit und Dynamik eines Sportereignisses durch Lautstärke und Modulation seiner Stimme zum Ausdruck. Aufgabe eines Nachrichtensprechers hingegen ist es, Informationen möglichst gefühlsneutral und sachlich an den Zuhörer weiterzugeben. Entsprechend gering und gleichmäßig fallen Veränderungen im Stimmklang aus.

Während in den Medien die Stimme gezielt als Ausdrucksmittel eingesetzt wird, transportiert im

Alltag der Stimmklang meist **unbewusst** die eigentliche Sprechabsicht, die **Intention.** Zum Beispiel kann die Aussage »Sehr schön!« – je nachdem, wie sie klingt, bedeuten: »Das gefällt mir«, oder: »Das hast du gut gemacht«, oder auch: »Das hat mit gerade noch gefehlt!«

Gesprächspartner

Auch der Gesprächspartner und das Verhältnis zu ihm wirken sich auf den Klang der Stimme aus. Mögliche Anspannung oder Unsicherheit z.B. gegenüber einem Vorgesetzten kann sich in mangelnder Stabilität und Dynamik der Stimme äußern. Im Gespräch mit Kindern wird oft die Sprechstimmlage erhöht, beim Versuch, sich auf die Kommunikationsebene des Kindes zu begeben. Besondere Situationen wie das Sprechen vor einer Gruppe erfordern erhöhten Krafteinsatz bei der Phonation, um bei den Zuhörern »anzukommen«.

Fazit ▶

- Die **physische ebenso wie die psychische Verfassung** machen sich im Klang der Stimme bemerkbar.
- Abhängig von Sprechabsicht und Gesprächspartner klingt die Stimme **je nach Sprechsituation** unterschiedlich.
- Da die Stimmfunktion weitestgehend vegetativ gesteuert wird, geschehen Veränderungen der Stimme meist **unbewusst**.
- Emotionale Reaktionen werden durch das **limbische System** gesteuert. Über eine direkte Verbindung zum vegetativen Nervensystem wird der Stimmklang durch Emotionen stark beeinflusst.

2.5 Der Reaktionskreis

Eine **Vielzahl von Faktoren** führt dazu, dass eine Stimme so klingt, wie sie klingt. Entsprechend groß sind die Variationsmöglichkeiten und der Facettenreichtum, über den das menschliche Stimmorgan verfügt.

Beachte ▶ Der Stimmklang ist die Summe des Ausdrucks von Körperlichkeit, Persönlichkeit und Sprechsituation. Alle Einzelaspekte stehen dabei in wechselseitiger Beziehung zueinander (**Abb. 2.3**).

Je nach individuellen Verhaltens- und Wahrnehmungsmustern reagiert der einzelne in unterschiedlicher Weise auf bestimmte **Lebens- oder Gesprächssituationen**. Stress, Entspannung oder Erschöpfung verändern den Muskeltonus, was sich in Körperhaltung und Stimmklang bemerkbar macht. Das daraus resultierende Verhalten führt zu Reaktionen beim Zuhörer. Eine erhöhte Spannung kann sich auf den Zuhörer übertragen, eine »Unterspannung« kann zum Verlust von Aufmerksamkeit führen. Das **Zuhörerverhalten** wiederum zeigt Auswirkungen auf den Sprecher: Der Entzug von Aufmerksamkeit erzeugt möglicherweise Verärgerung oder Verunsicherung beim Sprechenden.

Auch **die Stimme selbst** bewirkt ursächlich Veränderungen im beschriebenen Reaktionskreis. Eine durch Erkrankung oder Überbelastung angegriffene Stimme kann ihrerseits für den Sprechenden Stress erzeugen, wenn sie nicht situationsangemessen »funktioniert«. Ebenso wird z.B. in einzelnen Meditationstechniken der Klang der eigenen Stimme zur Entspannung von Körper und Geist eingesetzt.

Die **Persönlichkeit** steht ebenfalls unter dem Einfluss von körperlicher Konstitution, körperlichem und stimmlichem Erscheinungsbild sowie situativen Aspekten:

- Erlebnisse, die mit intensiven oder dauerhaften Zuständen von Wohlbefinden oder Unwohlsein (Angst, Verzweiflung, Unsicherheit etc.) einhergehen, prägen das Persönlichkeitsbild.
- Eine grundlegende Annahme der Stimmtherapie besteht darin, dass eine Veränderung des körperlichen und stimmlichen Ausdrucks auch zu einer Änderung der »Einstellung« oder der inneren Haltung führen kann.

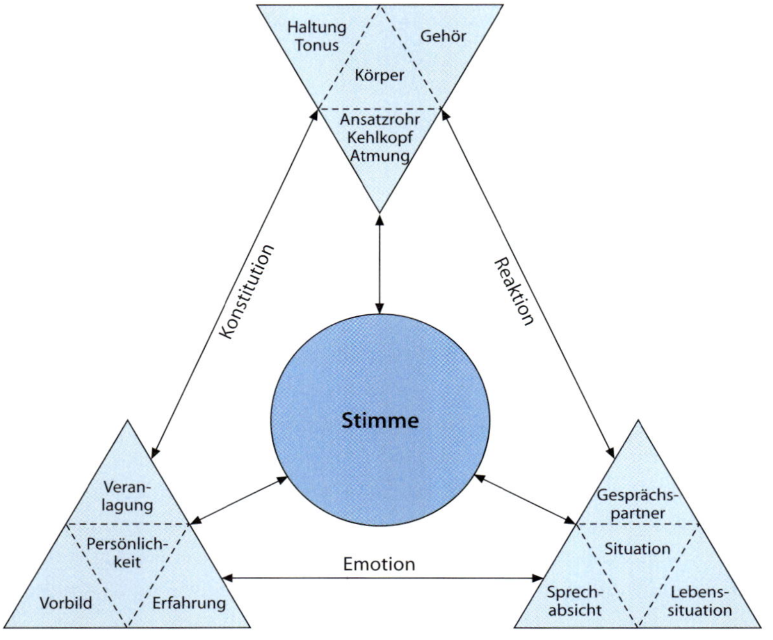

Abb. 2.3. Übersicht: die stimmbeeinflussenden Faktoren

Fazit ►

- Der individuelle, situative Stimmklang steht unter dem Einfluss von **Persönlichkeit, Körperlichkeit und Sprechsituation**.
- Die **Veränderung eines Einzelaspektes** innerhalb des Reaktionskreises wirkt sich auf alle anderen Bereiche aus.

3 Stimmerkrankungen

Übersicht

3.1 Überblick

Jede Einschränkung der stimmlichen Leistungsfähigkeit ist als Erkrankung zu bewerten, sofern sie den Betroffenen in der Ausübung seines Berufes oder in der Kommunikation im Alltag beeinträchtigt. **Ursachen, Symptome und Folgen** einer Stimmerkrankung sind unterschiedlich und vielschichtig. In den folgenden Kapiteln werden die **einzelnen Störungsbilder** detailliert beschrieben.

3.1.1 Definition

Eine Stimmerkrankung oder Stimmstörung (Dysphonie) äußert sich im Wesentlichen durch eine **eingeschränkte Leistungsfähigkeit der Stimme**, verbunden mit einer vorübergehenden oder andauernden **Veränderung des Stimmklanges.** Diese Klangveränderung macht sich hauptsächlich als eine Beimischung von Geräuschanteilen im Stimmklang bemerkbar, was als **Heiserkeit** bezeichnet wird. Eine Stimmerkrankung basiert

- entweder auf einer organischen Veränderung des Kehlkopfes wie Entzündungen oder Tumoren
- oder auf einer Störung der Kehlkopffunktion.

Dementsprechend wird unterschieden zwischen **funktionellen** und **organischen** Stimmstörungen.

3.2 Funktionelle Stimmstörungen

Bei der funktionellen Stimmstörung weist der Kehlkopf keine organischen Auffälligkeiten auf. Es liegt eine reine Einschränkung der Funktion des Phonationssystems vor. Im Vordergrund steht ein Ungleichgewicht der Aktivität von Kehlkopf- und Atemmuskulatur. Aufgrund von zu hohem oder zu geringem Kraftaufwand ist das Verhältnis von glottischem Widerstand und Atemdruck gestört, sodass ein physiologischer Ablauf der Stimmlippenschwingung nicht möglich ist. Dabei kommt es zu pathologischen Veränderungen des Stimmklanges und einer Einschränkung der stimmlichen Leistungsfähigkeit.

3.2.1 Zur Entstehung funktioneller Stimmstörungen

Geht man davon aus, dass die Stimme im Allgemeinen unterschiedlichen Einflüssen unterliegt, können viele **Faktoren** zur Entstehung einer Stimmstörung beitragen. Auf der körperlicher Ebene sind dies beispielsweise Haltungsfehler oder Veränderungen des Körpertonus (Verspannung/Ermüdung). Diese körperlichen Eigenheiten stehen einerseits im Zusammenhang mit der Gesamtpersönlichkeit, andererseits sind es meist stimmliche, physische oder psychische Belastungen, die zur Entstehung oder Manifestation pathologischer Muster führen.

In den meisten Fällen besteht ein über Jahre hinweg »eingeübter« unphysiologischer Stimmgebrauch. Bemerkbar macht sich die Stimmstörung dann, wenn ein gewisser Grad an Belastung auf Dauer oder situativ überschritten ist.

Beispiel ► Eine Erzieherin, 31 Jahre alt, klagt über Heiserkeit und Halsschmerzen, die täglich im Laufe des Tages beginnen und bis zum Abend anhalten. Sie arbeitet 40 Stunden pro Woche in einer Kindertagesstätte, wo sie mit einer Praktikantin zusammen eine Gruppe von 25 Kindern betreut. Aufgrund von Erkrankung und Schwangerschaft sind zwei ihrer Kolleginnen seit etwa 6 Wochen ausgefallen, sodass eine Kindergruppe geteilt wurde und die Patientin vorübergehend 30 Kinder zu betreuen hat. Sie berichtet, dass die tägliche Stimmbelastung sehr hoch ist: Neben der »normalen« Auseinandersetzung mit den Kindern wird häufig gesungen, es sind Elterngespräche zu führen, und sie muss in der Gruppe oft schreien, um sich Gehör zu

verschaffen. Nebenbei singt sie 2-mal wöchentlich in einem Chor, den sie aufgrund der Stimmprobleme allerdings momentan nicht mehr besucht.
Sie spüre die berufliche Belastung deutlich, fühle sich körperlich oft sehr erschöpft und klagt über häufige Kopfschmerzen und schmerzhafte Verspannungen im Nackenbereich.
Auf die Frage nach stimmlichen Besonderheiten in der Familie erwähnt sie, dass auch in ihrem Elternhaus oft laut gesprochen und geschrien wurde. Die Patientin ist eines von 5 Geschwisterkindern. Ihre Mutter sei immer sehr laut und temperamentvoll gewesen.

3.2.2 Ursachen

Beachte ► Grundsätzlich ist als Ursache einer Stimmstörung immer ein multifaktorielles Geschehen anzunehmen.

So kommt beispielsweise zu einem gewohnheitsmäßig unphysiologischen Stimmgebrauch eine berufliche oder private Belastungssituation hinzu, unter Umständen verbunden mit einer überhöhten Stimmbelastung. Die **einzelnen Faktoren**, die als Summe zur Entstehung einer Stimmstörung führen können, lassen sich folgendermaßen einteilen (auch Wirth 1995, S. 237f):

Konstitutionelle Faktoren ► Es liegen anlagebedingte Einschränkungen des Phonationsapparates oder der beteiligten Funktionen vor. Beispiele:
- Ein zu klein oder dysplastisch angelegter Kehlkopf.
- Unmusikalität oder Schwerhörigkeit.
- Neigung zu trockenen Schleimhäuten oder überhöhter Sekretbildung.
- Einschränkungen der neuromuskulären Kontrollfähigkeit (mangelndes Körpergefühl).
- Störungen in der Mutationsphase usw.

Habituelle Faktoren ► Ein erworbener, gewohnheitsmäßiger Fehlgebrauch der Stimmfunktion, oft von Vorbildern übernommen oder temperamentsbedingt. Beispiele:
- Elterliches Vorbild.
- Mentalitätsspezifischer Stimmgebrauch.
- Nachahmung von Modeströmungen.
- Ausdruck von Temperament oder Charakter usw.

Ponogene Faktoren ► Stimmstörung infolge Überlastung des Stimmapparates, durch anhaltendes zu lautes Sprechen oder allgemein übermäßigen Stimmgebrauch. Beispiele:
- Andauerndes Sprechen in Umgebungslärm.
- Stimmbelastung durch Sprechberuf (Lehrer, Erzieher usw.).
- Hörgeschädigte Angehörige.
- Stimmbelastende Hobbys (z.B. Chorgesang) usw.

Organische Faktoren ► Primär organische Veränderungen des Stimmapparates (Knötchen, Entzündungen, Ödeme etc.) führen in den meisten Fällen zur Entstehung einer funktionellen Dysphonie, die auch nach Abheilen der organischen Veränderung bestehen bleiben kann.

Als organische Faktoren gelten ebenfalls Erkrankungen außerhalb des Stimmapparates, die beispielsweise mit einer Schwäche des Allgemeinzustandes einhergehen. Die Stimmstörung ist hier als ein Symptom der Grunderkrankung zu werten und wird als **symptomatische** Dysphonie bezeichnet. Beispiele:
- Erkrankungen im HNO-Bereich (Halsentzündungen, Stimmlippenknötchen, Papillome, Zysten usw.).
- Erkrankungen des Bewegungsapparates (insbesondere Erkrankungen der Muskulatur, Wirbelsäule oder der Gelenke).
- Einwirkung von Toxen und Noxen (Nikotin, Alkohol, Chemikalien u.ä.).
- Hormonelle Einflüsse (Menopause, Schwangerschaft, endokrinologische Erkrankungen).
- Neurologische Erkrankungen (Morbus Parkinson, multiple Sklerose u.a.).
- Sonstige Erkrankungen.

Psychogene Faktoren ► Hier sind für die Entstehung einer Stimmstörung psychische Erkrankungen verantwortlich, also **Neurosen oder Psychosen.** Die Stimmstörung stellt ein Symptom der Grunderkrankung dar. **Stresssituationen,** sofern sie über das »normale« Maß hinaus gehen bzw. sofern die Fähigkeit zur Stressbewältigung herabgesetzt ist, gelten ebenfalls als psychogene Faktoren. Beispiele:

- Psychische Erkrankungen (Depressionen, Angstzustände usw.).
- Krisen- und Konfliktsituationen (z.B. Trennung oder Verlust von Angehörigen, Verlust des Arbeitsplatzes, finanzielle Schwierigkeiten).
- Stress/Überbelastung (durch Beruf, Kinder, pflegebedürftige Angehörige usw.).

3.2.3 Symptomatik

Als **Hauptsymptome** gelten bei einer Stimmstörung

- die **eingeschränkte stimmliche Belastungsfähigkeit** und
- die **Veränderung des Stimmklanges.**
- Auch **Schmerzen** oder **Missempfindungen** im Bereich des Kehlkopfes können als Symptom im Vordergrund stehen.
- Oft liegt eine **Verschiebung der Sprechstimmlage** nach oben oder nach unten vor.
- Als Begleitsymptome sind in den meisten Fällen **Veränderungen von Atmung und Muskeltonus** zu beobachten, die allerdings auch als ursächliche Faktoren auf die Stimmstörung einwirken können.
- Als Symptom gelten auch die durch die Stimmstörung verursachten **Einschränkungen der Kommunikationsfähigkeit.**

Cave ► Wenn Stimmprobleme auftreten, können Mechanismen einsetzen, die dazu führen, dass die Stimmstörung aufrechterhalten oder verschlimmert wird. Meist ist es der Versuch, mangelnde Resonanz durch Lautstärke ausgleichen zu wollen. Diese Kompensationsversuche erfordern einen zusätzlichen Kraftaufwand, der die Stimme vermehrt belastet.

Beachte ► Die Schwere einer Stimmerkrankung lässt sich anhand objektivierbarer Symptome nicht umfassend festlegen; sie ergibt sich in erster Linie aus dem individuellen Leidensdruck, der durch die verminderten kommunikativen Fähigkeiten entsteht.

Merkmale einer eingeschränkten Belastungsfähigkeit ► Die Belastungsfähigkeit einer gesunden Stimme liegt bei etwa 6 Stunden »normaler« täglicher Stimmbelastung. Die erkrankte Stimme ermüdet meist vorzeitig, oft schon nach minutenlanger stärkerer Stimmbelastung (beispielsweise in Umgebungslärm). Ermüdungserscheinungen können eine Zunahme der Heiserkeit, Sprechanstrengung, das Einsetzen von Missempfindungen, Einschränkungen der Lautstärke, Erhöhung der Sprechstimmlage oder sogar das Versagen der Stimme sein.

Merkmale eines veränderten Stimmklanges ► Eine gestörte Stimme kann auf Dauer heiser sein, oder die Veränderungen des Stimmklanges äußern sich in vermindertem Resonanz- oder Teiltonspektrum. Während bei der Heiserkeit Geräuschanteile im Stimmklang zu hören sind (Knarren, Hauch, Kratzen, Krächzen, Rauhigkeit), klingt eine resonanzarme Stimme dünn, kopfig oder piepsig, eine teiltonarme Stimme kann dumpf klingen, kehlig, matt oder knödelig.

Verschiebung der Stimmlagen ► Infolge einer allgemeinen Zunahme des Kraftaufwandes bei der Phonation kommt es bei Stimmstörungen häufig zu einer **Erhöhung** der mittleren Sprechstimmlage. Eine Absenkung der mittleren Sprechstimmlage ist seltener, kann aber besonders durch Nachahmung von Vorbildern oder ein absichtliches »Nach-unten-Drücken« der Stimme entstehen. Meist ergibt sich auch eine **Einschränkung des gesamten Stimmumfanges,** der häufiger die obere, aber auch die untere Grenze des Stimmumfanges betrifft.

Missempfindungen ► Eine funktionelle Stimmstörung kann, ähnlich wie eine Kehlkopfentzündung, eine **Reizung der Schleimhäute** auslösen. Verantwortlich dafür ist das pathologische Schwingungsmuster der Stimmlippen, was zu Irritationen der Stimmlippenoberfläche bis hin zur Rötung oder Einblutung (Platzen von Blutgefäßen) führen kann. Empfunden werden diese Veränderungen meist als Trockenheitsgefühl, Kratzen, Brennen oder Kitzeln im Hals, oft verbunden mit einem Räusper- oder Schluckzwang.

Auch eine **verstärkte Auflagerung von Schleim** auf den Stimmlippen löst einen Räusper- oder Schluckzwang aus. Die Produktion von Schleim kann durch die Reizung der Schleimhaut erhöht sein. Ebenso kommt es, wenn die Stimmlippen nicht über die ganze Länge schwingen, an den Stellen der Schwingungsmaxima zu vermehrter Schleimansammlung.

Die unphysiologische Anspannung von Muskulatur in Kehlkopf, Schlund und Zungengrund löst **Muskelschmerzen** aus, die von Betroffenen als Druckgefühl, Engegefühl, Kloßgefühl oder einfach als Schmerzempfindung im Hals beschrieben werden.

Begleitsymptomatik ► Der durch die Stimmstörung verminderte oder erhöhte glottische Widerstand zieht Veränderungen der **Atemfunktion** nach sich. Sie können sich in Form einer Hochatmung oder eines auffallenden »Nach-Luft-Schnappens« (Schnappatmung) äußern. Die Atemfrequenz kann erhöht sein, die Einatmung kann geräuschvoll erfolgen (Stridor). Oft sind Verschiebungen der Atemmittellage zu beobachten (Sprechen auf Restluft oder »Atemlosigkeit« durch verfrühtes Luftholen).

Eine Stimmstörung kann **Tonusveränderungen** im Schulter-Nacken-Bereich nach sich ziehen. Sie sind einerseits durch eine allgemeine erhöhte Anstrengung bei der Stimmgebung, andererseits durch eine direkte Übertragung der Anspannung der Phonationsmuskulatur auf umliegende Muskelgruppen bedingt. Ähnlich verhält es sich mit der Aktivität von Zungen-, Lippen- und Kiefermuskulatur. So kann es durch eine Stimmstörung zu einer Veränderung der Artikulation kommen.

Beachte ► Veränderungen von Atmung und Tonus können sowohl **infolge** der Stimmstörung auftreten als auch **Ursache** der Stimmstörung sein. In der Praxis ist es dabei selten möglich, Ursache und Wirkung klar voneinander abzugrenzen. Vielmehr ist davon auszugehen, dass Stimme, Atmung und Tonus, eingebunden in das Gesamtsystem Körper, stets wechselseitigen Einflüssen unterliegen.

Eingeschränkte Kommunikationsfähigkeit ► Eine Stimmstörung führt in der Regel dazu, dass bestimmte Sprechsituationen nicht adäquat bewältigt werden können oder sogar vermieden werden. Besonders bei Berufssprechern wird die Ausübung des Berufes erschwert, in Einzelfällen bis hin zur Berufsunfähigkeit. Auch die Freizeitgestaltung kann unter der Stimmstörung leiden, wenn lieb gewonnenen Hobbys nicht mehr nachgegangen werden kann oder der Kontakt zu Freunden beeinträchtigt ist.

Funktioniert die Stimme nicht mehr wie gewohnt, wird es dem Betroffenen erschwert, sich »Gehör« zu verschaffen. Im beruflichen wie privaten Bereich können so Kontakt-, Ausdrucksfähigkeit und Durchsetzungsvermögen eingeschränkt sein. Geht die Kontrolle über die Stimme verloren, kann es zu **Sprechängsten** kommen. Einzelne Sprechsituationen können beim Sprechenden derart stressauslösend sein, dass die Stimme infolge vegetativer Reaktionen (Beschleunigung von Puls und Atmung, allgemeine Tonuserhöhung) noch schlechter wird.

Häufige Reaktionen von Gesprächspartnern wie »Bist du erkältet?«, »Ich verstehe dich schlecht!«, »Geht's Dir nicht gut?« können den allgemeinen Leidensdruck zusätzlich verstärken.

Fazit ►

- Eine **funktionelle Dysphonie** ist gekennzeichnet durch eine eingeschränkte Funktion der stimmgebenden Organe bei unauffälligem organischen Befund. (Ausnahme: Vorübergehende Gefäßzeichnung bei akuter Überlastung.)
- Für die Entstehung einer Stimmstörung ist immer ein **multifaktorielles Geschehen** verantwortlich.

- Ursächlich können konstitutionelle, habituelle, ponogene, organische oder psychogene Faktoren beteiligt sein.
- **Hauptsymptome** einer Stimmstörung sind eine eingeschränkte stimmliche Belastungsfähigkeit und ein veränderter Stimmklang.
- Als **Begleitsymptome** können Veränderungen der Atmung und des Muskeltonus auftreten.
- Eine Stimmstörung verursacht eine **Reduzierung kommunikativer Fähigkeiten**. Dadurch kommt es zu Störungen im psychischen Gleichgewicht.

3.2.4 Einteilung von funktionellen Stimmstörungen

Bei den funktionellen Stimmstörungen wird zwischen den sog. **hyperfunktionellen, hypofunktionellen** und **gemischten Dysphonien** unterschieden. In allen Fällen besteht ein Ungleichgewicht der Aktivität der am Phonationsvorgang beteiligten Muskulatur. Grob betrachtet ist davon auszugehen, dass

- die hyperfunktionelle Dysphonie mit einem erhöhten Kraftaufwand der Phonations- und Atemmuskulatur einhergeht;
- im Gegensatz dazu der Kraftaufwand bei der hypofunktionellen Dysphonie insgesamt vermindert ist und
- bei der gemischten Dysphonie hyper- wie hypofunktionelle Symptome vorliegen.

Hyperfunktionelle Dysphonie

Als mechanische Ursache der hyperfunktionellen Dysphonie kann ein erhöhter glottischer Widerstand angenommen werden (Überfunktion der Mm. lateralis und transversus). Die Stimmlippen können dadurch nicht adäquat in Schwingung versetzt werden. Es entstehen Schwingungsunregelmäßigkeiten, die als Knarrgeräusch im Stimmklang hörbar werden. Der Anblasedruck ist entsprechend erhöht, sodass der Kraftaufwand bei der Atmung zunimmt. Die umliegenden Muskelgruppen der Bereiche Gesicht, Hals, Nacken und Schultern weisen meist ebenfalls Verspannungen auf.

Beachte ► Bei der hyperfunktionellen Dysphonie muss ebenfalls von einer **Unterfunktion** des M. vocalis ausgegangen werden. Denn selbst wenn auf Vokalisebene ein Hypertonus besteht – durch passive oder isometrische Kontraktion –, ist die Schwingungsfähigkeit des Muskels beeinträchtigt.

Kehlkopfbefund ► Der erhöhte Kraftaufwand beim Schließen der Stimmlippen führt zu einer Verkleinerung der Schwingungsamplitude, die Schlussphase während der Schwingung ist im Vergleich zur Offenphase verlängert. Durch das Zusammenpressen der Stimmlippen können die Stimmlippenränder gerötet sein. Oft kommt es am Übergang vom vorderen zum mittleren Stimmlippendrittel (Ort der maximalen Schwingung) zur Auflagerung von zähem Schleim. Möglich ist eine Schlussinsuffizienz im hinteren Stimmlippendrittel. Die Taschenfalten sind durch Verschiebung der Aktivität vom Unterduck- auf das Überdruckventil nach median verlagert (s. Kapitel 1.2.1 »Die Primärfunktion des Kehlkopfes«).

Stimmklang ► Typisch für die hyperfunktionelle Dysphonie ist ein **knarrender** und **gepresster** Stimmklang. Bei einer Schlussinsuffizienz kann auch ein Hauch durch das Entweichen ungenutzter Luft zu hören sein. Oft geht Resonanz verloren, sodass die Stimme dünn oder metallisch klingt, die Stimmeinsätze können hart bis knarrend sein. Die Stimme ist eingeschränkt modulationsfähig, oft ist die Produktion von leisen Tönen erschwert.

Atmung, Tonus, Artikulation ► Die Atembewegungen verändern sich in Richtung Brustatmung bis hin zur Klavikularatmung (**Hochatmung**). Daraus resultieren eine Verschiebung der Atemmittellage und eine Erhöhung der Atemfrequenz. Die Tonuserhöhung im Halsbereich kann zum Hervortreten der Halsvenen führen, häufig ist eine abnorme Kontraktion der Mm. sternocleidomastoidei zu sehen. Die Verspannungen von Lippen-, Kiefer- und Zungenmuskulatur können zur Abnahme der Artikulationsgenauigkeit oder zum Überartikulieren führen. Dadurch und durch eine zu geringe Kieferöffnungsweite nimmt das Klangspektrum ab.

Ursachen ► Hyperfunktionelle Dysphonien entstehen meist durch einen andauernden übermäßigen Stimmgebrauch. Dieser kann sich infolge der stimmlichen Erfordernisse entwickeln, er kann aber auch gewohnheits- oder temperamentsbedingt sein. Im Zusammenhang mit der Stimmstörung steht meist eine gesamtkörperliche Tonuserhöhung, die sich unmittelbar auf die Stimmgebung auswirkt.

Möglicher Verlauf ► Die Schleimhaut auf den Stimmlippen kann sich infolge der Überbeanspruchung entzünden, Einblutungen auf den Stimmlippen kommen vor (Einriss von Blutgefäßen). Bleibt eine hyperfunktionelle Dysphonie auf Dauer bestehen, kann es bei Frauen z.B. zur Ausbildung von **Stimmlippenknötchen** kommen, bei Männern kann sich z.B. ein **Kontaktulkus** entwickeln (s. Kapitel 3.8.1 »Organische Veränderungen durch stimmlichen Fehlgebrauch«). Möglich ist die Ausprägung einer Taschenfaltenstimme, die Taschenfalten können durch Gewebsverdickungen und Überfunktion des M. ventricularis hypertrophieren. Die Unterbeanspruchung des M. vocalis kann zur **Inaktivitätsatrophie** des Muskels führen.

Beachte ► Bei Erschöpfung des Stimmapparates infolge der Überbelastung kann sich **sekundär** eine hypofunktionelle Dysphonie ausbilden!

Fazit ►
- Bei der hyperfunktionellen Dysphonie wird insgesamt ein **überhöhter Kraftaufwand** bei der Phonation eingesetzt.
- Auch bei erhöhtem glottischen Widerstand besteht auf Ebene des M. vocalis eine **muskuläre Unterfunktion**.
- Die **Ursache** für eine hyperfunktionelle Dysphonie ist meist eine übermäßige Stimmbelastung.
- Das häufigste **Symptom** ist ein knarrender und/ oder gepresster Stimmklang.

Hypofunktionelle Dysphonie

Bei der hypofunktionellen Dysphonie besteht ein zu geringer glottischer Widerstand, der sich in einem unvollständigen Stimmlippenschluss bei der Phonation zeigt (Unterfunktion der Mm. lateralis, transversus und internus). Die durch den Spalt entweichende »wilde« Luft ist als **Hauch** zu hören. Weil bei der Stimmgebung dadurch viel Luft verbraucht wird, erhöht sich auch hier der relative Kraftaufwand bei der Atmung.

Kehlkopfbefund ► Möglich sind verschiedene Formen von Spaltbildung: Ein ovalärer Glottisspalt infolge einer Schwäche des M. internus (**Internusschwäche**), ein dreieckförmiger Spalt im hinteren Stimmlippendrittel (**Transversusschwäche**) oder ein Spalt im hinteren und mittleren Stimmlippendrittel (**Lateralis-Transversus-Schwäche**). Die Schlussphase ist während der Schwingung verkürzt, die Amplitude bereits bei leisen Tönen erweitert.

Beachte ► Eine geringe Schlussinsuffizienz im hinteren Stimmlippendrittel kommt bei jungen Frauen häufig vor und ist nicht als pathologisch zu bewerten.

Stimmklang ► Infolge der entweichenden Luft ist fast immer ein Hauch in der Stimme zu hören. Die Stimme klingt des Weiteren eher leise, klangarm, belegt, und kann in das Kopfregister verschoben sein. Die Stimmeinsätze sind oft verhaucht, Modulations- und Steigerungsfähigkeit sind verringert.

Atmung, Tonus, Artikulation ► Oft kommt es auch bei der hypofunktionellen Dysphonie zur Ausprägung einer **Hochatmung** und Verschiebung der Atemmittellage. Die Phonationsdauer pro Atemzug ist durch überhöhten Luftverbrauch verkürzt. Die Tonusverhältnisse sind uneinheitlich; so kann es bei allgemeiner Erschöpfung oder bei entsprechenden konstitutionellen Merkmalen zu einem gesamtkörperlichem Tonusverlust kommen. Andererseits kann der veränderte Luftbedarf eine Überaktivität der Atemmuskulatur bewirken, die sich in umliegende Regionen (Schultern, Nacken, Hals) ausdehnt. Bei hypofunktionellen Dysphonien ist häufig eine eher **nachlässige Artikulation** durch Unterspannung der Artikulationsorgane anzutreffen.

Ursachen ► Anzunehmen sind einerseits konstitutionsbedingte Faktoren wie Erkrankungs-, Erschöpfungs- oder Ermüdungszustände, auch die charakterliche Veranlagung spielt eine Rolle. Psychogene Aspekte wie Angst oder Kummer können zur Ausprägung einer hypofunktionellen Dysphonie führen.

Möglicher Verlauf ► Auch hier kann der M. vocalis infolge andauernder Minderbeanspruchung atrophieren. Sekundär kann aufgrund von Kompensationsversuchen eine hyperfunktionelle Dysphonie entstehen.

Fazit ►

- Die **Tonusverhältnisse** bei der hypofunktionellen Dysphonie sind uneinheitlich.
- Der glottische Widerstand ist reduziert, so dass die **Stimmlippen nicht vollständig schließen.**
- Das häufigste **Symptom** der hypofunktionellen Dysphonie ist der Hauch, der durch das Entweichen »wilder Luft« entsteht (**Tabelle 3.1**).

Tabelle 3.1. Übersicht: hyper- und hypofunktionelle Dysphonie

	Hyperfunktionelle Dysphonie	Hypofunktionelle Dysphonie
Entstehung	erhöhter glottischer Widerstand, führt zu Schwingungsunregelmäßigkeiten	zu geringer glottischer Widerstand, führt zur Spaltbildung auf Glottisebene
Befund	verkleinerte Schwingungsamplitude, verlängerte Schlussphase	Glottisspalt, Amplitude erweitert, verkürzte Schlussphase
Stimmklang	eher hart, gepresst, knarrend, resonanzarm	eher weich, verhaucht, resonanzarm
Atmung, Tonus, Artikulation	Tendenz zur Hochatmung und erhöhter Atemfrequenz, ganzkörperliche Tonuserhöhung, besonders im Halsbereich, Abnahme der Artikulationsgenauigkeit oder Überartikulation	Tendenz zur Hochatmung, verkürzte Phonationsdauer. Neigung zur allgemeinen Tonusverringerung. Im Halsbereich Tonuserhöhung möglich. Oft ungenaue, verwaschene Artikulation
Mögliche Ursachen	gewohnheits- oder temperamentsbedingter überhöhter Stimmgebrauch	Erschöpfungszustände, konstitutionell oder temperamentsbedingter reduzierter Gesamtkörpertonus, psychogene Faktoren
Möglicher Verlauf	Entzündungen oder Einblutungen auf den Stimmlippen, Knötchen oder Ulzera, Taschenfaltenstimme, Vokalisatrophie, sekundäre Hypofunktion	Vokalisatrophie, sekundäre hyperfunktionelle Dysphonie

Gemischte Dysphonie

Beachte ► Die gemischten Dysphonien sind in der Praxis die am häufigsten anzutreffenden Formen funktioneller Stimmstörungen.

Reine hyper- oder hypofunktionelle Dysphonien sind eher selten. Bei der gemischten Dysphonie liegen sowohl hyper- als auch hypofunktionelle Symptome in verschiedenster Kombination und Ausprägung vor. Die Bezeichnung gemischte Dysphonie wird am ehesten der Annahme gerecht, dass es sich bei Stimmstörungen um ein **muskuläres Ungleichgewicht der beteiligten Strukturen** handelt. Tatsächlich treten Überfunktionen von Muskeln fast immer dann auf, wenn die Unterfunktion anderer Muskeln zu kompensieren ist. Dementsprechend ist es in der Praxis nicht möglich, anhand einer Diagnosestellung Rückschlüsse auf genaue Funktionsmuster zu ziehen. Die Symptomatik einer Stimmstörung ist in jedem Fall vielschichtig und individuell. Es ist also immer erforderlich, eine genaue Überprüfung der jeweiligen Funktionsmuster des einzelnen Patienten vorzunehmen, um eine adäquate Therapie durchzuführen.

Beachte ► Die Diagnosestellung »hyper- oder hypofunktionell« lässt **keine** Rückschlüsse auf Ursache, Ausmaß und Therapie der Erkrankung zu!

Fazit ►
- Am häufigsten sind Formen gemischter Dysphonien anzutreffen.
- Über das stimmtherapeutische Vorgehen entscheidet nicht die Diagnose, sondern das **differenzierte Erscheinungsbild** der Erkrankung und die individuellen Bedürfnisse und Fähigkeiten des Betroffenen.

Taschenfaltenstimme

Entstehung ► Die Taschenfaltenstimme kann als **Extremform** der hyperfunktionellen Dysphonie bezeichnet werden. Dabei ist die Anspannung der Kehlkopfmuskulatur so stark, dass sich die Taschenfalten berühren und durch den Atemstrom in eine Schwingungsbewegung versetzt werden.

Stimmklang ► Es entsteht ein typisches, meist aphones, knarrendes Stimmgeräusch, das nahezu keine Steigerungs- oder Modulationsfähigkeit besitzt. Die Taschenfalten können auch intermittierend zum Einsatz kommen, sodass das Geräusch der Taschenfaltenschwingung dem Stimmklang beigemischt wird. Da es sich bei der Taschenfaltenstimme um ein Geräusch handelt, ist die Grundfrequenz normalerweise nicht bestimmbar.

Atmung, Tonus ► Die Veränderungen von Atmung und Körpertonus sind die gleichen wie bei der hyperfunktionellen Dysphonie, sind aber infolge des hohen Kraftverbrauchs bei der Phonation stärker ausgeprägt. Besonders die Phonationsdauer ist stark verkürzt.

Formen ► Unterschieden wird zwischen der **unerwünschten** und der **erwünschten** Taschenfaltenstimme. Während als Symptom einer Hyperfunktion die Taschenfaltenstimme nicht erwünscht ist, kann sie nach Voll- oder Teilresektionen und bestimmten Lähmungsformen der Stimmbänder bewusst antrainiert werden, um verständliches Sprechen zu ermöglichen (s. Kapitel 10.5 »Stimmtherapie nach operativen Eingriffen«).

Tipp ► **Anmerkung zur Therapie funktioneller Stimmstörungen**
Alle Formen funktioneller Stimmstörungen gehören in stimmtherapeutische Behandlung. In Einzelfällen kann eine begleitende Psychotherapie erforderlich werden. Aus diesem Grund ist eine enge Zusammenarbeit von Stimmtherapeutin, Arzt und Psychotherapeutin bei der Behandlung funktioneller Stimmstörungen unerlässlich (s. Kapitel 8 »Die 5 Therapiebausteine«).

3.3 Psychogene Stimmstörungen

Die psychogenen Stimmstörungen werden oft den funktionellen Stimmstörungen zugeordnet, weil auch hier **kein organischer** Befund vorliegt. Ebenso existiert die Annahme, dass eine Abgrenzung zwischen psychogener und funktioneller Stimmstörung deshalb nicht möglich ist, weil zur Entstehung einer funktionellen Dysphonie immer auch psychogene Komponenten beitragen (Spiecker-Henke 1997, S. 61). Es muss jedoch unterschieden werden zwischen einer funktionellen Dysphonie, die unter dem Einfluss psychogener Faktoren entsteht, und der psychogenen Stimmstörung.

3.3.1 Ursachen, Symptomatik, Formen

Ursachen ► Als Ursache werden außerordentliche psychische Belastungen oder Stresssituationen sowie nicht zu bewältigende Konflikte angenommen. (Auch traumatische Erlebnisse können eine psychogene Stimmstörung auslösen.) Die Stimmstörung tritt dabei als einziges Symptom der Somatisierung einer psychischen »Fehlhaltung« auf. Dementsprechend werden psychogene Stimmstörungen auch als **Phononeurosen** bezeichnet (Wirth 1995, S. 263ff). Konstitutionelle, habituelle oder ponogene Faktoren können bei der Entstehung vernachlässigt werden.

Symptomatik ► Während sich bei der funktionellen Dysphonie ein andauernder fehlerhafter Stimmgebrauch manifestiert und eine Stimmbelastung die Symptomatik verstärkt, treten die Symptome einer psychogenen Dysphonie meist **plötzlich** und **unabhängig von der Sprechbelastung auf** (Böhme 1997, S. 142). Typisch für die psychogene Stimmstörung ist auch, dass sich der Stimmklang bei Ausschaltung der auditiven oder kinästhetischen Rückkopplung (Vertäubung der Ohren oder Irritation/Palpation des Kehlkopfes) normalisiert.

Beachte ► Psychogene Stimmstörungen lassen sich anhand der Symptomatik und möglicher Ursachen eindeutig von einer funktionellen Dysphonie abgrenzen!

Formen ► Die psychogenen Stimmstörungen treten auf als **psychogene Dysphonien** mit dem Symptom der Heiserkeit oder als **psychogene Aphonien**, d.h. mit einem vollständigen Verlust der Stimme. Die psychogene Aphonie erscheint entweder mit hyper- oder mit hypofunktionellen Symptomen (Böhme 1997, S. 142ff).

- **Psychogene Dysphonien:** Die Stimme klingt heiser und belegt, die Stimmgebung kann angestrengt/gepresst sein oder infolge von Unterspannung leise und verhaucht klingen. Möglich sind aber auch andere Veränderungen der Stimme wie Kippen, Zittern oder Krächzen. **Die Symptomatik ist in den Morgenstunden meist ausgeprägter als am Abend.** Der Kehlkopfbefund ähnelt dem einer funktionellen Dysphonie, das Schwingungsverhalten normalisiert sich jedoch z. B. unter Vertäubung.
- **Psychogene Aphonien:** Die Stimmstörung tritt plötzlich auf und kann ebenso plötzlich wieder verschwinden. Der Klang der Stimme ist dabei vollständig verloren. Entweder es ist lediglich ein Flüstern zu hören (hypofunktionelle Symptomatik) oder die Stimmgebung erfolgt forciert, gepresst, unter Umständen auf Taschenfaltenebene (hyperfunktionelle Symptomatik).

Eine psychogene Stimmstörung darf nicht verwechselt werden mit einer Simulation oder Aggravation von Symptomen. Bei der **Simulation** wird die Stimme vom Sprecher absichtlich verändert, um eine Stimmstörung vorzutäuschen. Ein Patient mit einer psychogenen Stimmstörung hingegen besitzt keinerlei willentliche Zugriffsmöglichkeit auf die Stimmfunktion. Der durch die Stimmstörung ausgelöste Leidensdruck kann immens sein.

Beachte ► Eine psychogene Stimmstörung hat nichts mit einem bewussten Verändern oder Verstellen der Stimme zu tun!

Eine sog. **Aggravation** (Verschlimmerung) von Symptomen liegt beispielsweise dann vor, wenn nach Abklingen einer Kehlkopfentzündung eine Schonhaltung bei der Phonation beibehalten wird. Die Stimmstörung wird so beibehalten, obgleich die eigentliche Ursache nicht mehr existiert.

Tipp ► Anmerkung zur Therapie psychogener Stimmstörungen
Bei der gesicherten Diagnose »Psychogene Stimmstörung«, die nur der Arzt (mittels Kehlkopfbefund) stellen kann, muss eine psychotherapeutische Behandlung durchgeführt werden. Im Vorfeld ist es möglich, das Symptom Stimmstörung durch ärztliche oder logopädische Behandlung zu beseitigen. Zu einer wirklichen Heilung kann der Patient aber nur durch Klärung und Aufarbeitung der Ursache gelangen (s. Kapitel 10.2 »Therapie bei psychogenen Dysphonien«).

Fazit ►
- Die psychogene Stimmstörung ist von der funktionellen klar **abzugrenzen**.
- Die **Symptome** treten (normalerweise) plötzlich und unabhängig von der Sprechbelastung auf und verschwinden bei Ausschaltung der auditiven und/oder kinästhetischen Rückkopplung.
- Die **Ursachen** liegen in nicht bewältigten Konflikten oder außergewöhnlichen psychischen Belastungen.
- Psychogene Stimmstörungen erfordern immer eine **psychotherapeutische Behandlung**.

3.4 Spastische Dysphonie

Die spastische Dysphonie kann weder den funktionellen noch den psychogenen Stimmstörungen zugeordnet werden. Sie zeigt ein außergewöhnliches Erscheinungsbild, und die Fragen nach ihrer Ursache sind bislang nicht vollständig geklärt.

3.4.1 Ursachen, Entstehung, Symptomatik

Hauptsymptom der spastischen Dysphonie ist eine unwillkürliche, krampfartige Kontraktion der Stimmlippen während des Sprechens. Beim Singen, Flüstern, Lachen, Weinen oder Husten treten die Symptome in der Regel nicht auf. Darin ähnelt die spastische Dysphonie dem Stottern und wird aus diesem Grund auch als **Stimmstottern** bezeichnet.

Ursachen ► In den meisten Fällen sind die verursachenden Faktoren unbekannt. Möglich ist das Auftreten des Stimmstotterns infolge eines Schädel-Hirn-Traumas oder durch die Einnahme von Neuroleptika. Auch psychogene Faktoren oder psychiatrische Erkrankungen werden als Auslöser in Betracht gezogen.

Entstehung ► Es wird vermutet, dass in den meisten Fällen eine **Fehlfunktion der zentralnervösen Kontrolle** vorliegt, die eine lokale Muskeldystonie hervorruft. In dem Fall wäre die spastische (oder spasmodische) Dysphonie den zentralen Stimmstörungen (Dysarthrophonien) zuzuordnen.

Symptomatik ► Die Symptome sind sehr auffällig und eindrucksvoll. Während des Sprechens ist die Stimme ächzend, stöhnend, gequetscht, zittrig und/oder kippend. Es klingt, als würde der Sprecher während der Phonation gewürgt oder gequält. Häufig kommt es zu Unterbrechungen der Phonation, sodass sich die Stimmstörung auch als Sprechablaufstörung manifestieren kann. Seltener ist die spastische Dysphonie durch einen verhauchten, zum Teil aphonen Stimmklang gekennzeichnet. Es kommt zu Wiederholungen und Verlängerungen einzelner Stimmsegmente, sodass sich das Sprechen insgesamt verlangsamt. Kurze Phasen mit unauffälligem Stimmklang kommen vor.

Die Atmung wird durch die abrupten Änderungen beim Phonationsvorgang erheblich gestört. Es kommt zu uneinheitlichen Atembewegungen und Atemlosigkeit. Die angestrengte Stimmgebung und das Stresspotenzial während des Sprechens führen zu Verspannungen des gesamten Phonationsapparates, der Oberkörper- und mimischen Muskulatur. Das Artikulieren fällt schwer.

Tipp ► Anmerkung zur Therapie der spastischen Dysphonie
Die Symptomatik ist durch eine Stimmtherapie nicht beeinflussbar. Logopädische Maßnahmen, wie sie in der Therapie des Stotterns Anwendung finden (Nichtvermeidungsmethoden oder verhaltenstherapeutische Sprechtrainingsprogramme) können zu einer Erleichterung im Umgang mit der Symptomatik verhelfen. Chancen auf Reduzierung der Symptome bestehen bei der Inaktivierung des N. recurrens mit Hilfe von Botulinustoxin. Gegebenenfalls ist im Anschluss daran eine logopädische Übungsbehandlung hilfreich. Psychotherapeutische Maßnahmen können die psychische Situation des Betroffenen verbessern, haben aber ebenfalls **keine** Auswirkung auf die Stimmfunktion.

Fazit ►
- Die **Ursachen** der spastischen Dysphonie sind bislang **ungeklärt**.
- Das Störungsbild entspricht eher dem einer **Redefluss- als einer Stimmstörung**.
- Stimmtherapeutisch ist die spastische Dysphonie nicht beeinflussbar. Die Anwendung von **Methoden zur Behandlung des Stotterns** kann zur Bewältigung der Erkrankung beitragen.

3.5 Funktionell bedingte Mutationsstörungen

Mutationsstörungen sind auf eine Störung beim Ablauf des Stimmwechsels zurückzuführen. Da der Stimmwechsel bei Frauen ohnehin unauffälliger erfolgt, sind **überwiegend Männer** betroffen. In den meisten Fällen senkt sich während der Mutation die Sprechstimmlage nicht genügend ab. **Hauptsymptom** der Mutationsstörung ist also eine unphysiologische Sprechstimmlage (**Abb. 3.1**). Dies führt auf Dauer zu einer Überlastung des Stimmapparates, verbunden mit Stimmklangveränderungen. Unterschieden werden **funktionell** und **organisch bedingte Mutationsstörungen**. (Die organisch bedingten Mutationsstörungen werden in Kapitel 3.6 »Hormonelle Stimmstörungen« behandelt.)

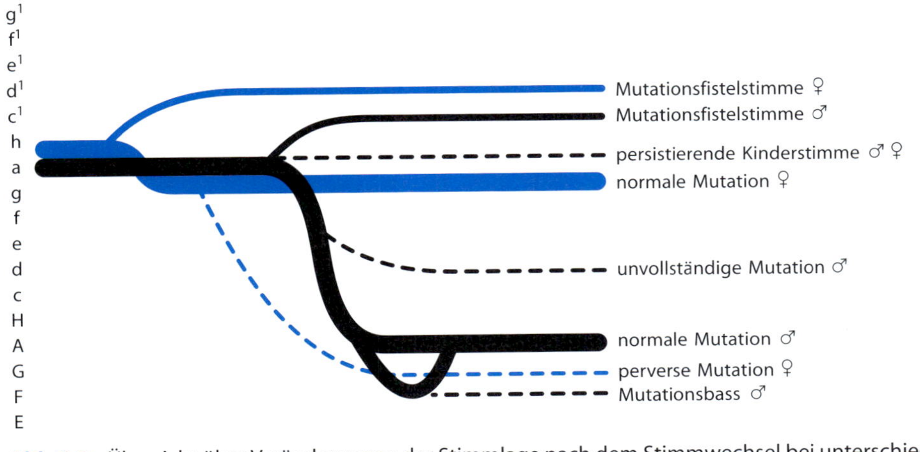

Abb. 3.1. Übersicht über Veränderungen der Stimmlage nach dem Stimmwechsel bei unterschiedlichen Mutationsstörungen (in Anlehnung an Wirth 1995, S. 287). Die Tonlagenangaben gelten als ungefähre Werte (*blau* weibliche Stimmen, *schwarz* männliche Stimmen)

3.5.1 Formen

Insbesondere die **männliche Stimme** ist in der Zeit des Stimmwechsels sehr störungsanfällig. Während des rapiden Kehlkopfwachstums müssen sich die Funktionen der Muskeln und die zentralnervöse Steuerung den veränderten Bedingungen anpassen. Einschränkungen des audiophonatorischen Kontrollsystems (Schwerhörigkeit, Unmusikalität) können den Stimmwechsel beeinträchtigen, ebenso falsche oder übermäßige Stimmbelastung während der Mutation. Auch Aspekte der Persönlichkeitsentwicklung nehmen Einfluss auf den Prozess der Stimmveränderung. Bestehen Schwierigkeiten beim Rollenübergang vom Kind zum Erwachsenen, beispielsweise durch eine zu starke Elternbindung, kann sich dies im Beibehalten einer kindlichen Stimmlage bemerkbar machen.

Stimmstörungen, die infolge einer funktionellen Störung der Mutation entstehen, werden auch als **postmutationelle Störungen** bezeichnet, da sie in den meisten Fällen erst nach Abschluss der Mutationsphase auffällig werden (Wirth 1995, S. 286). Bei leichteren Formen treten Beschwerden oft nur nach Stimmbelastung auf.

Unvollständige Mutation (Mutatio incompleta)

Die unvollständige Mutation ist die am häufigsten auftretende Mutationsstörung, besonders bei der männlichen Stimme.

Beachte ► Die unvollständige Mutation bleibt je nach Ausprägung häufig unbemerkt oder wird als funktionelle Dysphonie diagnostiziert, da die Symptome ähnlich sind.

Die Stimme sinkt während des Stimmwechsels anstelle von 12 Halbtönen (1 Oktave) nur um etwa 4–7 Halbtöne (Terz-Quint) ab. Die weibliche Stimmlage verändert sich anstelle einer Terz nur um 1–2 Halbtöne nach unten.

Symptome ► Die Stimme klingt überhöht, dünn und resonanzarm. Frauen sprechen häufig im Kopfregister. Männliche Stimmen klingen feminin, die Betroffenen schildern oft, dass sie am Telefon mit »Frau« angesprochen werden. Ein Stimmwechsel wurde meist kaum oder gar nicht wahrgenommen. Die Stimme ist weniger belastungsfähig, der Stimmumfang ist besonders im unteren Bereich stark eingeschränkt. Infolge der Kraftanstrengung, die für ein dauerhaftes Sprechen in zu hoher Stimmlage erforderlich ist, können sekundär Symptome einer funktionellen Stimmstörung auftreten: Die Stimme klingt verhaucht oder rau, meist angestrengt, gepresst und ermüdet schnell. Entsprechende Missempfindungen wie Kratzen, Trockenheit, Räusperzwang etc. sind möglich.

Kehlkopfbefund ► Typisch ist das sog. **Mutationsdreieck**, d.h. ein dreieckförmiger Spalt im hinteren Bereich der Stimmlippen. Die Stimmlippen sind verdickt und gerötet, ähneln so dem Bild einer Kehlkopfentzündung. Um die hohe Tonlage beizubehalten, wird der Kehlkopf dauerhaft nach oben gezogen. Die Schwingungsamplitude ist verkleinert, die Stimmlippen schließen unvollständig oder gar nicht (verlängerte Offenphase).

Ursachen ► Es wird vermutet, dass bei einzelnen Störungen trotz normalem Hormonstatus bestimmte Rezeptoren im ZNS nicht genügend auf die Hormonumstellung reagieren. Das Kehlkopfwachstum bleibt daraufhin zurück, die Stimmlippen sind entsprechend kurz.

Häufig ist eine übermäßige Stimmbelastung während der Mutation Auslöser für die Stimmerkrankung.

Beispiel ► Wenn Muslime Koranschulen besuchen, müssen sie über mehrere Stunden täglich singend beten. Da die Koranschulen bereits im Kindesalter besucht werden, kann die Stimmbelastung während der Pubertät so hoch sein, dass keine Möglichkeit besteht, einen vollständigen Stimmwechsel zu vollziehen. Die Folge kann sein, dass auch nach der Pubertät die kindliche oder eine zu hohe Sprechstimmlage beibehalten wird.

Konflikte in der Auseinandersetzung mit dem Erwachsensein oder der Rolle als Mann können zu einer unvollständigen Mutation führen. Auch ist zu beobachten, dass manche Frauen, die entweder sehr groß sind oder in ihrem Erscheinungsbild maskuline Merkmale aufweisen, unbewusst in zu hoher Stimmlage sprechen, um einem (kulturell bedingt) möglichst femininen Erscheinungsbild zu entsprechen.

Beachte ► Mit- oder Hauptursache für eine unvollständige Mutation kann mangelndes musikalisches Empfinden sein.

Möglicher Verlauf ► Eine auf Dauer beibehaltene zu hohe Sprechstimmlage führt zur Manifestierung pathologischer Funktionen und ist ab einem gewissen Alter (ca. 25. Lebensjahr) irreversibel. Die Folge ist neben der erhöhten Stimmlage ein auf Lebenszeit gering belastbares Stimmorgan mit möglichen Stimmveränderungen im Sinne von Heiserkeit und geringer Tragfähigkeit.

Larvierte Mutationsstörung

Eine schwach ausgeprägte Form der unvollständigen Mutation wird als **larviert** (unauffällig) bezeichnet. Die Stimmlage ist nur leicht erhöht. Dabei ist der Höreindruck der Stimme zunächst normal, unter Stimmbelastung zeigen sich allerdings (meist) hyperfunktionelle Symptome.

Beachte ► Da bei der hyperfunktionellen Dysphonie eines der Symptome die überhöhte Sprechstimmlage sein kann, ist es oft schwierig, die larvierte Mutationsstörung von der hyperfunktionellen Dysphonie zu unterscheiden.

Mutationsfistelstimme

Die Stimme liegt nach dem Stimmwechsel **oberhalb der kindlichen Stimmlage**, gesprochen wird im Kopf- oder Falsettregister.

Symptome ► Männliche wie weibliche Stimmen klingen schrill, dünn, kopfig, piepsig, sind wenig belastbar und kaum steigerungsfähig. Möglich ist ein vereinzeltes Kippen in die Bruststimmlage oder raue, kratzige, verhauchte Beigeräusche. Besonders bei Männern ist der akustische Eindruck sehr auffällig. Das Sprechen strengt an.

Kehlkopfbefund ► Ähnlich wie bei der unvollständigen Mutation finden sich ein unvollständiger Glottisspalt mit Mutationsdreieck sowie gerötete und hyperplastische Stimmlippen. Häufig ist ein unregelmäßiges Schwingungsbild mit verkürzten Amplituden.

Ursachen ► In den meisten Fällen werden psychogene Ursachen angenommen, bei Männern beispielsweise eine abnorme Mutterbindung oder Identifikationsschwierigkeiten mit der männlichen Rolle. Möglich sind aber auch Defekte in der zentralnervösen Steuerung oder dem phonatorischen Kontrollsystem, ausgelöst durch die veränderten Größenverhältnisse im Kehlkopf (Wirth 1995, S. 287).

Möglicher Verlauf ► Wenn sich die Störung manifestiert hat, droht eine Inaktivitätsatrophie des M. vocalis. Folge ist eine hochgradige chronische Heiserkeit, die überhöhte Stimmlage bleibt bestehen.

Stark verlängerte Mutation (Mutatio prolongata)

Die Dauer des männlichen Stimmwechsels ist über mehrere Jahre hinweg ausgedehnt. In dieser Zeit kann die Stimmlage zwischen der kindlichen und der männlichen hin und her kippen. Die Stimme ist insgesamt brüchig und instabil, kann verhaucht sein, knarren oder kratzen und besitzt wenig Tragfähigkeit. Diplophone (doppeltönige) Anteile sind möglich (s. auch Kapitel 6.3 »Klanganalyse: Was steckt dahinter?«). Wie bei den anderen Mutationsstörungen ist ein Mutationsdreieck und eine Reizung der Stimmbandschleimhäute zu sehen.

Mutationsbass

Während des normalen Stimmwechsels sinkt die Stimme vorübergehend in eine tiefere Lage ab, als die, die sie später annehmen wird. In einigen Fällen wird diese zu tiefe Stimmlage beibehalten. Dazu führen kann der Versuch, Modeströmungen nachzuahmen oder besonders »reif« zu wirken.

Tipp ► Anmerkung zur Therapie funktioneller Mutationsstörungen

Mutationsstörungen werden mit einer funktionell orientierten logopädischen Therapie behandelt. Daneben spielt die Begleitung bei der Identifikation mit der »neuen« Stimme eine wichtige Rolle, da es während der Therapie zu sehr deutlichen Stimmveränderungen kommen kann (s. Kapitel 10.3 »Therapie bei funktionellen Mutationsstörungen«). Je nach Ursache der Störung sind psychotherapeutische Maßnahmen begleitend nötig. Die Erfolgsaussichten werden mit zunehmendem Alter geringer. Schätzungsweise bis in das Alter von 25 Jahren kann es möglich sein, den unvollständig oder nicht erfolgten Stimmwechsel mit logopädischer Unterstützung nachzuvollziehen und so zu einer physiologischen Stimmlage zu gelangen. Hat sich eine zu hohe Stimmlage manifestiert, ist das Ziel einer logopädischen Therapie, eine möglichst anstrengungsfreie Phonation zu erarbeiten.

Fazit ►

- Mutationsstörungen betreffen überwiegend **männliche Stimmen** und sind gekennzeichnet durch eine unphysiologische, meist **erhöhte Sprechstimmlage**.
- Eine **unphysiologische Sprechstimmlage** kostet Kraft und führt auf Dauer zu Ermüdungserscheinungen und zu ähnlichen Symptomen wie bei der funktionellen Dysphonie.
- Eine erhöhte mittlere Sprechstimmlage manifestiert sich ab einem bestimmten Lebensalter und ist dann **irreversibel**.
- Als Ursache der funktionellen Mutationsstörung spielen häufig **psychogene Komponenten** eine Rolle. In diesen Fällen ist eine begleitende Psychotherapie hilfreich.

3.6 Hormonelle Stimmstörungen

Hormonelle Stimmstörungen, zu denen auch die organisch bedingten Mutationsstörungen zählen, werden durch Störungen im komplexen System der Hormonproduktion des menschlichen Körpers verursacht. Die **Behandlung** erfolgt in erster Linie **medikamentös**. Sofern keine irreversiblen Veränderungen am Kehlkopf vorliegen, kommt es in Folge der Behandlung normalerweise zu einer regulären Stimmfunktion. In Einzelfällen können im Anschluss logopädische Maßnahmen erforderlich werden.

3.6.1 Veränderungen des hormonalen Systems

Das hormonale System besteht aus einem Regelkreis einzelner hormonbildender Organe:

- Die zentrale Steuerung geht von der **Hypophyse** (Hirnanhangsdrüse) aus.
- Die **Schilddrüse** reguliert Stoffwechselvorgänge und fördert das Wachstum und die allgemeine Entwicklung.
- Die **Nebennierenrinde** steuert den Mineralstoffwechsel und den Wasserhaushalt und schüttet androgene Hormone aus. Das **Nebennierenmark** regelt Blutdruck und Blutzuckerspiegel.
- Bei der Frau bilden die **Eierstöcke** weibliche Geschlechtshormone, die zur geschlechtlichen Reife führen und den ovariellen Zyklus steuern.
- Die männlichen Keimdrüsen sind die **Hoden**, deren androgene Hormonproduktion die Geschlechtsreife auslösen und die Ausbildung sekundärer Geschlechtsmerkmale stimulieren.

Erkrankungen der Hypophyse ► Störungen der Hypophysenfunktion führen zur Über- oder Unterproduktion von Wachstumshormonen. Das Kehlkopfwachstum fällt entsprechend übermäßig oder gering aus. Behandelt werden Hypophysenerkrankungen medikamentös.

Erkrankungen der Schilddrüse ► Eine angeborene Unterfunktion der Schilddrüse (**Hypothyreose**) führt unbehandelt zu schwerwiegenden Entwicklungs- und Wachstumsstörungen. Eine Hypothyreose kann infolge von Jodmangel oder einer Jodfehlverwertungsstörung erworben werden, auch durch eine radikale Schilddrüsenentfernung oder Entzündungen der Schilddrüse. In etwa der Hälfte aller Fälle entsteht als Begleitsymptom eine Heiserkeit.

Die Folge einer Überfunktion der Schilddrüse (**Hyperthyreose**) ist der **Morbus Basedow**. Neben allgemeiner reduzierter Muskelkraft sowie motorischer und psychischer Übererregbarkeit treten bei etwa 10% der Erkrankten Stimmstörungen auf.

Schilddrüsenerkrankungen werden mit Hormonsubstitution oder operativer Entfernung von Teilen der Schilddrüse behandelt.

Beachte ► Bei teilweiser oder vollständiger Resektion der Schilddrüse kommt es häufig zu Verletzungen, Quetschungen oder Reizungen der Kehlkopfnerven. Die Folge sind Stimmlippenlähmungen, die logopädisch behandelt werden müssen (s. Kapitel 3.7.3 »Infranukleäre Stimmlippenlähmungen«).

Erkrankungen der Nebennierenrinde ► Eine Unterfunktion der Nebennierenrinde zieht eine allgemeine Muskelschwäche mit hypofunktionellen Stimmsymptomen nach sich.

Eine angeborene gesteigerte Androgenproduktion der Nebennierenrinden löst das sog. **androgenitale Syndrom** aus; bei Jungen führt es zum Verkümmern der Hoden, bei Mädchen zur Ausbildung weiblicher Genitale und männlicher sekundärer Geschlechtsmerkmale mit entsprechendem Kehlkopfwachstum.

Erkrankungen der Keimdrüsen ► Erkrankungen der Keimdrüsen nehmen nur vor oder während der Pubertät Einfluss auf die Entwicklung. Eine Insuffizienz der Eierstöcke vor der Mutation hat keine Folgen für die Stimmentwicklung. Das Ausbleiben der Pubertät beim Jungen führt jedoch zum Beibehalten der kindlichen Sprechstimmlage.

3.6.2 Formen endokrin bedingter Mutationsstörungen

In vielen Fällen ist die Ursache für einen **unvollständigen oder übertriebenen Stimmwechsel** auf eine Störung des hormonalen Systems zurückzuführen.

Beachte ► Bei jeder auffälligen Verschiebung der Sprechstimmlage muss eine Kontrolle des Hormonstatus erfolgen!

Persistierende Kinderstimme ► Die kindliche Sprechstimmlage bleibt infolge eines **Ausfalls** der männlichen Keimdrüsentätigkeit **vor oder während der Pubertät** bestehen. **Ursachen** können eine Atrophie, Missbildung oder tumoröse Veränderung des Hodens sowie eine Erkrankung der Hypophyse sein. Trotz normalem Körperwachstum bleibt der Kehlkopf klein, sekundäre Geschlechtsmerkmale bilden sich nicht aus. Aus der Kombination von männlichem Atemvolumen und Ansatzrohr mit einem kindlichen Kehlkopf entsteht ein außergewöhnlicher Stimmklang in Sopranlage. Die Therapie erfolgt mittels Hormongaben.

Exkurs ►

Während im Altertum die Kastration als Strafe beispielsweise von Kriegsgefangenen eingesetzt wurde, hat man im 18. Jahrhundert jährlich mehrere tausend Knaben kastriert, um ihnen eine Laufbahn als Opernsänger zu ermöglichen. Die Kastratenstimme erreichte zu jener Zeit größtmögliche Popularität. Viele Komponisten, auch der junge Mozart, schrieben Rollen eigens für diese Stimmlage. Von der Stimme des »letzten Kastraten« Alessandro Moreschi (1858–1922) existieren Tonaufnahmen.

Verzögerte Mutation (Mutatio tarda) ► Im Zusammenhang mit allgemeinen Entwicklungsverzögerungen oder auch bei Hodenunterfunktion kann es zu einem verzögerten Einsetzen der Pubertät kommen. Der Stimmwechsel findet dann aufgrund der verspäteten hormonellen Stimulation erst nach dem 14. (Mädchen) bzw. 16. Lebensjahr (Jungen) statt.

Verfrühte Mutation ► Setzt die geschlechtliche Reife vor dem 8. Lebensjahr ein (**Pubertas praecox**), findet auch der Stimmwechsel verfrüht statt. Auslöser ist eine konstitutionell oder idiopathisch verfrühte Keimdrüsenproduktion. Tumoren oder Entzündungen im Bereich der Hypophyse, der Nebennierenrinde oder Hoden können ebenfalls zu einer geschlechtlichen Frühreife führen.

Perverse Mutation bei Mädchen ► Durch **Fehlfunktionen** von Ovarien, Hypophyse oder den Nebennieren kann es während der Pubertät zu **Virilisierungserscheinungen** (Vermännlichung) kommen. Betroffen ist davon auch das Kehlkopfwachstum. Die Stimme sinkt als Folge davon in eine männliche Lage. Die Stimmveränderung ist irreversibel, da das übermäßige Kehlkopfwachstum nicht mehr rückgängig gemacht werden kann.

3.6.3 Veränderungen der Stimme während des weiblichen Funktionszyklus

Stimme und Menstruation ► Hormonelle Schwankungen vor oder während der Menstruation können eine verminderte stimmliche Leistungsfähigkeit auslösen (**prämenstruelle oder menstruelle Dysodie**). Sie steht im Zusammenhang mit hormonell bedingter psychischer Labilität und Schwellung der Schleimhäute infolge vermehrter Wassereinlagerung. Bemerkbar machen sich die Veränderungen meist nur bei subtileren Stimmleistungen wie dem Kunstgesang.

Stimme und Schwangerschaft ► Während der Schwangerschaft kommt es allgemein zu Veränderungen der Durchblutung und des Wasserhaushaltes. Möglich ist eine Anschwellung oder Austrocknung der Schleimhäute im Bereich von Kehlkopf und Nase. Die Stimme wird dadurch tiefer und heiser (**Laryngopathia gravidarum**). Nach Beendigung der Schwangerschaft normalisiert sich die Stimme wieder.

Selten tritt die sog. **Schwangerschaftsmutation** auf. Dabei kommt es durch eine erhöhte Androgenproduktion während der Schwangerschaft zu einem irreversiblen Kehlkopfwachstum und einem Absinken der Sprechstimmlage um bis zu 1 Oktave.

Stimme und Klimakterium ► Zwischen dem 45. und dem 55. Lebensjahr stellen die Eierstöcke normalerweise ihre Funktion ein. Dementsprechend werden keine weiblichen Sexualhormone mehr produziert, die Nebennierenrinde schüttet jedoch weiterhin androgene (männliche) Hormone aus. Es kommt – neben anderen Virilisierungserscheinungen – zur Einschränkung des Stimmumfanges und zu einem Absinken der mittleren Sprechstimmlage um 1–3 Halbtonschritte. Die Stimme verliert an Helligkeit und Tragfähigkeit, insbesondere die Singstimme ist betroffen.

3.6.4 Stimmveränderungen durch Einnahme hormonhaltiger Präparate

Medikamente, die androgene Hormone, z. B. Testosteron, enthalten, können bei Frauen je nach individueller Empfindlichkeit allgemeine Virilisierungserscheinungen hervorrufen. Androgene finden sich nicht nur in Anabolika oder Ovulationshemmern. (Wegen der inzwischen gängigen geringen Steroiddosierung bei Ovulationshemmern ist das Risiko einer stimmvirilisierenden Wirkung der Pille inzwischen jedoch sehr gering.) Sie werden auch bei der Behandlung von Beschwerden während der Wechseljahre eingesetzt und zur Therapie von Brustkrebs und Tumoren der Eierstöcke.

Cave ► Neben Ovulationshemmern und Anabolika enthalten auch andere Medikamente, z. B. zur Behandlung von Asthma, Herzerkrankungen oder Leberfunktionsstörungen, teilweise androgene Hormone!

Die männlichen Hormone können einerseits Einfluss auf die Gewebsbeschaffenheit nehmen, sodass die Stimmlippen ödematöse und aufgelockerte Veränderungen aufweisen. Eine als Folge davon auftretende Stimmverschlechterung gibt sich nach Normalisierung des Hormonstatus. Wird das Kehlkopfwachstum jedoch durch die Behandlung mit Hormonpräparaten angeregt, vertieft sich die Stimmlage auf Dauer.

3.6.5 Transsexualität und Stimme

Vor und nach einer **Geschlechtsumwandlung** werden Männern wie Frauen Hormonpräparate verabreicht. Es ist aber nur bei der ursprünglich weiblichen Stimme durch Hormongaben ein Kehlkopfwachstum zu erzielen, was zu einer Vermännlichung des Stimmklanges führt.

Beachte ► Beim Wechsel vom männlichen zum weiblichen Geschlecht verändert sich die Größe des Kehlkopfes nicht mehr. Aufgabe der Stimmtherapeutin ist es in solchen Fällen, mit der Patientin eine weiche und höhere Stimmlage zu erarbeiten, ohne die Stimme dabei übermäßig zu belasten.

Fazit ►

- Eine Störung im hormonalen System kann Stimmveränderungen auslösen. Die Stimmstörung verschwindet in den meisten Fällen durch **medikamentöse Regulierung des Hormonhaushaltes**.
- Der Einfluss **androgener Hormone** kann bei Frauen ein Kehlkopfwachstum anregen. Dies ist mit einem endgültigen Absinken der Stimmlage verbunden.
- Liegt als Symptom einer Stimmstörung eine **auffällige Verschiebung der Sprechstimmlage** vor, sollte immer der **Hormonstatus** überprüft werden.

3.7 Stimmlippenlähmungen

Ursache für eine Lähmung der Stimmlippe ist eine **Einschränkung der zuleitenden Nervenfunktion.** Dabei kommt es zum Verlust der groben Beweglichkeit (Bewegung der Aryknorpel), d.h. der Öffnungs- und Schließbewegung der gelähmten Stimmlippe. Eine weitere Form der Lähmungserscheinung ist der **Verlust der passiven Stimmlippenspannung**, also eines Funktionsausfalles des M. cricothyreoidus. Beide Lähmungsformen können einzeln oder in Kombination auftreten.

Abhängig davon, ob die Schädigung der Nervenfunktion im Bereich des zentralen oder des peripheren Nervensystems vorliegt, werden zentrale und periphere Lähmungen unterschieden.

- **Zentrale** Lähmungen entstehen durch Schädigungen oberhalb der Hirnnervenkerne (Großhirn, Kleinhirn).
- **Periphere** Lähmungen entstehen entweder
  - **nukleär** (Schädigung der Hirnnervenkerne im Bereich des Hirnstammes) oder
  - **infranukleär** (unterhalb der Kerngebiete).

Beachte ►

- Bei **zentralen Lähmungen** sind die Hirnstammreflexe erhalten. Das heißt, dass bei einer Stimmlippenparese die Schutzfunktion des Kehlkopfes bestehen bleibt.
- Bei **peripheren Lähmungen** hingegen sind die Reflexe ausgeschaltet.
- Dies ist das **Hauptkriterium zur Unterscheidung** von zentralen und peripheren Lähmungen.

3.7.1 Zentrale Stimmlippenparesen

Eine zentral verursachte Kehlkopflähmung tritt als ein Begleitsymptom bei Erkrankungen oder Verletzungen des zentralen Nervensystems auf. Mögliche **Ursachen** können unter anderem eine frühkindliche Hirnschädigung, eine Parkinson- oder Multiple-Sklerose-Erkrankung oder ein Schädel-Hirn-Trauma sein. Als **Symptome** treten ein- oder beidseitige Bewegungsunfähigkeit mit erhaltenem Würg- oder Hustenreflex, laryngeale Spastiken, Einschränkungen der Feinmotorik oder unwillkürliche Stimmlippenbewegungen auf.

3.7.2 Nukleäre (bulbäre) Stimmlippenparesen

Isolierte Schädigungen der Hirnnervenkerne treten selten auf. Sie können durch Einwirkung von Giften oder Infektionen (z.B. Grippe, Herpes) oder durch degenerative Prozesse hervorgerufen werden. Bulbäre Kehlkopflähmungen können ein- oder beidseitig sein.

3.7.3 Infranukleäre Stimmlippenparesen

Beachte ► Die häufigste Ursache einer Kehlkopflähmung ist die Verletzung des N. vagus oder seiner Endäste.

Da alle Hirnnerven paarweise existieren, kommt es in den meisten Fällen zu einseitigen Lähmungserscheinungen. Eine Lähmung beider Stimmlippen ist selten, kann aber z.B. infolge einer Totalresektion der Schilddrüse auftreten. Unterschieden werden **schlaffe** und **straffe Lähmungen.** Welche Form

Übersicht 3.1.
Läsionsort und Form der Lähmung

- Eine Läsion des N. vagus führt zu einer schlaffen, fixierten Lähmung.
- Eine Läsion des N. laryngeus superior führt zu einer schlaffen Lähmung (mit Erhalt der groben Beweglichkeit).
- Eine Läsion des N. recurrens führt zu einer straffen, fixierten Lähmung.

der Lähmung vorliegt, hängt davon ab, an welcher Stelle der Nerv verletzt wurde (s. **Übersicht 3.1** und **Abb. 3.2**).

- Der **N. vagus** versorgt die innere und die äußere Kehlkopfmuskulatur motorisch. Eine Verletzung im oberen Halsbereich (bevor der N. laryngeus superior abzweigt) führt zum Funktionsausfall der inneren und äußeren Kehlkopfmuskulatur. Die Stimmlippe ist schlaff und fixiert, da sowohl die grobe Beweglichkeit als auch die passive Spannung der Stimmlippen betroffen sind.
- Der **N. laryngeus superior** innerviert den M. cricothyreoideus, der die Stimmlippen passiv spannt. Ein isolierter Funktionsausfall führt zu einer schlaffen Stimmlippe, deren grobe Beweglichkeit erhalten ist.
- Der **N. laryngeus recurrens** (N. laryngeus inferior) versorgt die innere Muskulatur des Kehlkop-

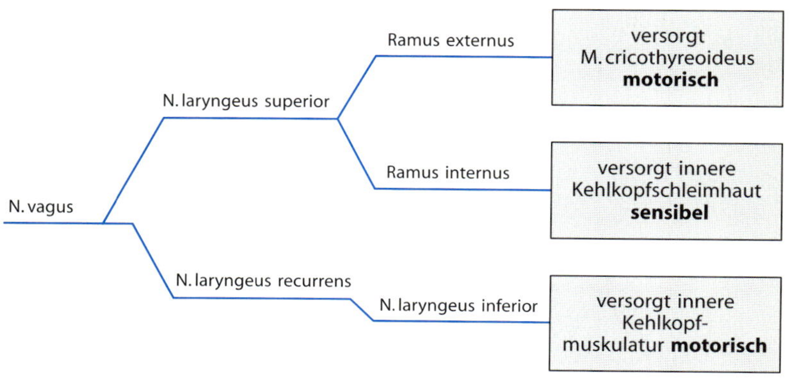

Abb. 3.2. Schematische Darstellung der Kehlkopfnerven

fes (M. vocalis, M. posticus, Mm. lateralis und transversus). Durch Verletzung kommt es zu einer straffen, fixierten Lähmung, da die Funktion der passiven Spannung erhalten bleibt.

Mögliche Ursachen

In den meisten Fällen treten infranukleäre Stimmlippenlähmungen nach **Operationen an der Schilddrüse** auf. Die Häufigkeit von Nervenverletzungen bei Schilddrüsenoperationen liegt, je nach der genauen Stelle, an der operiert wird, zwischen 6 und 30% (s. Wirth 1995, S. 330). Besonders gefährdet ist dabei wegen seines Verlaufs der **N. recurrens** (N. laryngeus inferior).

Cave ► Der Begriff Rekurrensparese wird oft für alle Formen der Stimmlippenlähmung verwendet. Die Bezeichnung ist aber nur dann korrekt, wenn eine **isolierte** Schädigung des N. recurrens vorliegt.

Unter einer Operation kann es zur Durchtrennung, Zerrung oder, bedingt durch eine postoperative Gewebsschwellung, zur Quetschung von Nerven kommen. Während der Operation ist es nicht möglich, festzustellen, ob und wie ein Nerv geschädigt wurde.

Weitere Ursachen für infranukleäre Stimmlippenlähmungen können sein:

- **Erkrankung der Schilddrüse (Struma),**
- **sonstige Operationen im Halsbereich:** Operationen an Halsgefäßen, Lymphknotenentfernungen, Operationen an der Speiseröhre u.a.,
- **scharfes oder stumpfes Halstrauma,**
- **Intubationstrauma** (selten, s. Kapitel 3.8.5 »Stimmstörungen infolge von Gewalteinwirkung«),
- **tumoröse Erkrankungen:** Tumoren der Schilddrüse, der Bronchien, des Mediastinums, des Ösophagus oder des N. vagus,
- **allergische, infektiöse oder toxische Ursachen:** grippale Infekte, Herpesinfektionen, Rheuma, Blei- oder Arsenvergiftungen etc.,
- **Lungen- oder Herzerkrankungen, -operationen,**
- **idiopathische Lähmungen** (Lähmungen unbekannter Ursache).

Position der gelähmten Stimmlippe

Bei Ausfall der groben Beweglichkeit ist die gelähmte Stimmlippe fixiert. Dabei werden 3 unterschiedliche Positionen definiert (**Abb. 3.3**):

- **Medianstellung:** Die Stimmlippe ist entlang der Mittellinie fixiert, also in Phonationsstellung.

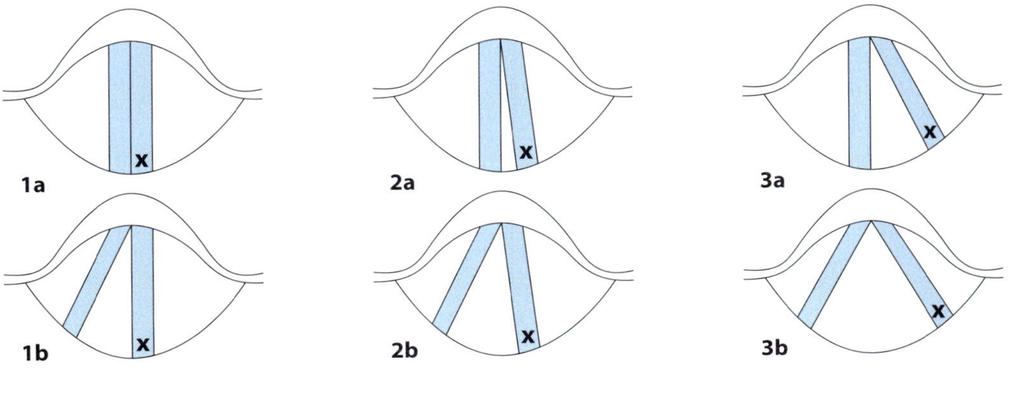

1. Lähmung der rechten Stimmlippe in **Medianstellung**
   a) Phonation
   b) Respiration

2. Lähmung der rechten Stimmlippe in **Paramedianstellung**
   a) Phonation
   b) Respiration

3. Lähmung der rechten Stimmlippe in **Intermediärstellung**
   a) Phonation
   b) Respiration

Abb. 3.3. Positionen von Stimmlippenlähmungen

- **Paramedianstellung:** Die Stimmlippe weicht nach außen leicht von der Mittellinie ab.
- **Intermediärstellung:** Die gelähmte Stimmlippe ist in Respirationsstellung fixiert.

Beachte ► Anhand der **Position** der gelähmten Stimmlippe können keine Rückschlüsse auf Ursache oder Ort der Schädigung gezogen werden!

Symptomatik

Welche Beschwerden infolge einer Kehlkopfparese auftreten, hängt davon ab,

- ob eine einseitige oder beidseitige Lähmung vorliegt,
- in welcher Position die Stimmlippe fixiert ist und
- ob es sich um eine straffe oder um eine schlaffe Lähmung handelt.

Einseitige straffe Lähmung in Median- oder Paramedianstellung ► Bei einer straffen Lähmung bleibt die Schwingungsfähigkeit der Stimmlippe weitestgehend erhalten. Besonders in Median-, aber auch in Paramedianstellung kann sich bei der Phonation die gesunde an die fixierte Stimmlippe anlegen. **Die Stimmgebung ist dadurch wenig beeinträchtigt.** Die Atmung kann erschwert sein. Die Einatmung ist häufig hörbar (Stridor).

Einseitig schlaffe Lähmung in Median- oder Paramedianstellung ► Infolge fehlender passiver Spannung der Stimmlippen ist die Schwingungsfähigkeit der Stimmlippe beeinträchtigt. Es kann zu Schwingungsunregelmäßigkeiten kommen, zum »Durchschlagen« der Stimme bei der Phonation (macht sich als Kippen oder Schnarren der Stimme bemerkbar). Die stimmliche Leistungsfähigkeit ist insgesamt eingeschränkt.

Einseitige straffe Lähmung in Intermediärstellung ► Es liegt keine Beeinträchtigung der Atemfunktion vor. Die stimmliche Leistungsfähigkeit ist stark eingeschränkt, da kein Glottisschluss möglich ist. Die Stimme klingt meist stark verhaucht, kopfig, überhöht und dünn, mit wenig Steigerungs- und Modulationsfähigkeit.

Einseitig schlaffe Lähmung in Intermediärstellung ► Ähnliche, meist stärker ausgeprägte Symptomatik wie bei straffer Lähmung in Intermediärstellung.

Beidseitige Lähmung in Medianstellung ► Es besteht akute Atemnot, die einen Luftröhrenschnitt erforderlich macht. Später operative Laterofixation einer Stimmlippe (Positionierung in Intermediärstellung). Dadurch entsteht eine Symptomatik, die der einseitigen Lähmung in Intermediärstellung entspricht.

Beidseitige Lähmung in Intermediärstellung ► Es besteht keine Atemnot, Phonation ist nicht möglich. Meist kann nur geflüstert oder mit Taschenfalteneinsatz gesprochen werden.

Schlaffe Lähmung mit Erhalt der groben Beweglichkeit (isolierte Schädigung des N. laryngeus superior) ► Die Stimmfunktion ist besonders in Umfang und Steigerungsfähigkeit eingeschränkt, es kann eine geringfügige Heiserkeit auftreten.

Bei einer schlaffen Lähmung in Intermediärstellung kann es dazu kommen, dass der Aryknorpel **exkaviert**, d.h. nach vorne kippt (sog. **Kadaverstellung**).

Prognose

Tritt nach einer Schilddrüsenoperation eine Kehlkopflähmung auf, kann normalerweise keine genaue Prognose über den möglichen Verlauf gestellt werden.

- Ist der Nerv durch die Operation nur gezerrt oder infolge einer Gewebsschwellung gequetscht, kann die Beweglichkeit innerhalb von 10 Tagen bis 6 Monaten wiederkehren.
- Bei Durchtrennung des Nervs bleibt die Lähmung für immer bestehen.

- Die Stellung der Stimmlippe und die Art der Lähmung kann sich durch eine teilweise Erholung des Nervs verändern.

Tipp ► Anmerkung zur Therapie bei Stimmlippenlähmungen
Eine Stimmtherapie sollte **möglichst schnell** nach Auftreten der Lähmung beginnen. Die Therapie muss sich immer an der individuellen Symptomatik orientieren und ähnelt der Vorgehensweise bei funktionellen Stimmstörungen. Stimmübungen sollten dabei von Anfang an im Mittelpunkt stehen (s. Kapitel 10.4 »Therapie bei Stimmlippenlähmungen«).

Fazit ►
- Stimmlippenlähmungen entstehen in den meisten Fällen durch **Verletzung der Kehlkopfnerven** unterhalb der Kerngebiete.
- **Abhängig vom Läsionsort** entstehen unterschiedliche Formen von Lähmungen, die entweder zur Behinderung der Atmung oder zu Einschränkungen der Stimmfunktion führen.
- Eine lähmungsbedingte Stimmstörung muss möglichst **frühzeitig und intensiv therapiert** werden.

3.8 Stimmstörungen infolge organischer Veränderungen des Kehlkopfes

Organische Veränderungen des Kehlkopfes können erworben oder angeboren sein. Erworben werden organische Veränderungen entweder durch Fehlgebrauch des Stimmapparates (also infolge einer funktionellen Dysphonie), entzündliche Prozesse, Tumoren oder Verletzungen des Stimmapparates. Bei angeborenen Befunden handelt es sich um Fehlbildungen. Organische Befunde am Kehlkopf können in den meisten Fällen **operativ behandelt** werden. Im Anschluss daran sind **stimmtherapeutische Maßnahmen** erforderlich.

3.8.1 Organische Veränderungen durch stimmlichen Fehlgebrauch

Stimmlippenknötchen

Entstehung ► Eine Knötchenbildung auf den Stimmlippen kann durch eine andauernde Überlastung der Sprech- oder Singstimme (»**Sängerknötchen**«) entstehen. Dabei bilden sich am Ort der maximalen Schwingung (Übergang vom vorderen zum mittleren Stimmlippendrittel) Verdickungen der Schleimhaut mit darunter liegendem Ödem. Stimmlippenknötchen treten immer beidseitig auf.

Beachte ► Betroffen sind bei Störungen der Sprechstimme fast ausschließlich Frauen, hauptsächlich im Alter zwischen 21 und 25 Jahren.

Exkurs ►

Bei mindestens 6% aller Schulkinder bilden sich sog. Schreiknötchen aus (Böhme 1997, S. 148, nach Leden 1985). Sie liegen in der Mitte der Stimmlippen. Bei Knaben bilden sich die Schreiknötchen normalerweise von selbst zurück, bei Mädchen seltener. Möglich ist jedoch, dass eine funktionelle Dysphonie bestehen bleibt bzw. die Anlage zur Entwicklung einer hyperfunktionellen Dysphonie im Erwachsenenalter (Beushausen 2003, noch nicht erschienen).

Verlauf ► Die ödematösen Verdickungen können sich bei Stimmentlastung leicht zurückbilden. Wird die Stimme jedoch weiterhin missbraucht, kommt es durch eine Faservermehrung zur **Verhärtung** der Knötchen. Harte Knötchen müssen in den meisten Fällen operativ entfernt werden.

Symptomatik ► Die Stimmgebung ist gepresst, die Stimme klingt verhaucht, da aufgrund der Knötchenbildung kein vollständiger Stimmlippenschluss möglich ist. Eine Diplophonie kann auftreten, die Patienten klagen oft über ein dauerhaftes Fremdkörpergefühl (»als hätte ich was im Hals«) und einen daraus resultierenden Räusperzwang.

Therapie ► Nach 1- bis 2-wöchiger Stimmruhe beginnt die Stimmtherapie. Zeigen sich Knötchen therapieresistent, werden sie mikrochirurgisch abgetragen. Im Anschluss daran muss der Patient zur Vermeidung eines Rezidivs stimmtherapeutisch behandelt werden (s. Kapitel 10.5.1 »Stimmtherapie nach Abtragung«).

Kontaktgranulom (Kontaktulkus)

Entstehung ► Wie die Stimmlippenknötchen entstehen Kontaktgranulome meist durch einen stimmlichen Fehl- oder Übergebrauch. Häufiges Räuspern oder Husten, Nikotin- und Alkoholabusus und entzündliche Erkrankungen begünstigen die Entstehung. Überwiegend **Männer im mittleren Alter** sind betroffen. Durch ein Zusammenschlagen der Aryknorpel bildet sich auf einem Processus vocalis Granulationsgewebe. Möglich ist, dass auf einer Seite ein wulstartiges Granulom entsteht und auf der gegenüberliegenden Seite eine Gewebseinbuchtung (Ulkus), in die sich das Granulom bei der Phonation legt.

Symptomatik ► Der Stimmklang ist relativ unauffällig. Harte oder knarrende Stimmeinsätze kommen häufig vor. Ein Kontaktgranulom verursacht meist stechende Schmerzen, besonders beim Schlucken.

Therapie ► Die Behandlung erfolgt stimmtherapeutisch. Bei Therapieresistenz kann eine Abtragung vorgenommen werden. Auch im Anschluss daran sind stimmtherapeutische Maßnahmen notwendig (s. Kapitel 10.5.1 »Stimmtherapie nach Abtragung«).

Vokalisatrophie

Entstehung ► Eine Inaktivitätsatrophie des M. vocalis tritt oft nach irreversiblen Lähmungen ein. Aber auch eine Unterbeanspruchung des Muskels bei funktionellen Stimmstörungen (hyperfunktionelle, hypofunktionelle und Mutationsstörungen) kann zu einer Atrophie des Muskels führen. Der Bestand von Muskelgewebe wird durch eine Vollschwingung der Stimmlippe erhalten. Ist der Muskel auf Dauer infolge eines mangelnden Glottisschlusses inaktiv, schwindet das Gewebe allmählich.

Beachte ► Eine Atrophie des M. vocalis ist immer irreversibel!

Symptomatik ► Zu beobachten sind massive Einschränkungen der Stimmleistung, starke Heiserkeit, Pressen und gelegentlich Diplophonien. Die Stimme ist häufig kratzig, verhaucht und dünn.

Therapie ► Eine Stimmtherapie bei kann Vokalisatrophie nur Schadensbegrenzung leisten. Ziel ist es, mit dem verbliebenen Muskelgewebe eine möglichst anstrengungsfreie Phonation mit bestmöglichem Glottisschluss zu erarbeiten, um dem Fortschreiten der Atrophie vorzubeugen.

Fazit ►

- Bei einer funktionellen Dysphonie kann es zu **sekundärorganischen Veränderungen** kommen.
- Eine ausgeprägte **hyperfunktionelle Dysphonie** kann bei hoher Stimmbelastung zur Ausbildung von Stimmlippenknötchen (überwiegend Frauen betroffen) oder eines Kontaktgranuloms (überwiegend Männer betroffen) führen.
- Stimmlippenknötchen und Kontaktgranulome können sich unter Stimmtherapie **zurückbilden**.
- Eine dauerhafte **Unterfunktion des M. vocalis** lässt das Muskelgewebe atrophieren. Eine Inaktivitätsatrophie des M. vocalis ist **nicht reversibel**.

3.8.2 Stimmstörungen infolge entzündlicher Erkrankungen

Laryngitis

Akute Laryngitis ► Auslöser sind meist Viren, seltener Bakterien. Die Symptome, die besonders morgens auftreten, sind Heiserkeit, Trockenheitsgefühle und Schmerzen beim Sprechen und Schlucken. Die

Kehlkopfschleimhaut ist gerötet, verdickt und aufgelockert. Die Veränderung der Massenverhältnisse durch die Verdickung der Stimmlippen kann zu einer Vertiefung der Stimmlage führen.

Tipp ► Je nach Ausprägung und Ursache kann die akute Laryngitis medikamentös behandelt werden. Während der Entzündungsphase ist Folgendes zu empfehlen:

- Nach Möglichkeit Stimmruhe einhalten oder Stimmbelastung auf ein Minimum reduzieren!
- Viel trinken (kein Alkohol oder Kaffee)!
- Raumluft feucht halten!

Vermieden werden sollte:

- Räuspern und übermäßiges Husten,
- lautes und zu langes Sprechen, besonders in Umgebungslärm,
- der Aufenthalt in trockenen oder verrauchten Räumen,
- das Lutschen mentholhaltiger Bonbons.

Nichtinfektiöse Laryngitis ► Die Kehlkopfschleimhaut ist gerötet und aufgelockert durch eine mechanische oder toxische Reizung des Gewebes. Sie tritt auf durch Stimmüberlastung, Husten oder Räuspern und nach Nikotin- oder Alkoholgenuss oder dem Einatmen heißer oder ätzender Dämpfe. Nach einer Stimmschonung ist bei **mechanischer Ursache** eine stimmtherapeutische Behandlung angezeigt.

Chronische hyperplastische Laryngitis ► Wird die Stimme während einer akuten Laryngitis nicht geschont, kann die Entzündung einen chronischen Verlauf nehmen. Weiterhin können **dauerhafte Reizungen** der Kehlkopfschleimhaut durch Rauchen, den Genuss scharfer Alkoholika oder das Einatmen staubiger Luft bzw. giftiger Dämpfe zur Ausbildung der chronischen Laryngitis führen. Auch **chronische Infekte** von Rachen und Nase können sich auf den Kehlkopf ausweiten. Es kommt zu einer dauerhaften Heiserkeit mit Trockenheitsgefühl, Räusperzwang, Brennen, Kitzeln, Kratzen etc. Neben den chronischen Reizungserscheinungen (Rötung, Verdickung und zähe Schleimbildung) kann es zu einer **Hyperplasie des Bindegewebes** der Stimmlippe kommen. In etwa 10% der Fälle entwickelt sich daraus ein Kehlkopfkarzinom (s. Wirth 1995, S. 411).

Die chronische Laryngitis wird medikamentös und durch Ausschaltung verursachender Faktoren behandelt. Eine Stimmtherapie kann sich anschließen.

Reinke-Ödem

Als **Sonderform** der chronischen hyperplastischen Laryngitis kann sich ein Ödem unter der Stimmlippenschleimhaut ausbilden, d.h., es kommt zu einer Wassereinlagerung im sog. Reinke-Raum, also zwischen Schleimhaut und Bindegewebe. Betroffen sind überwiegend **Frauen im mittleren bis höheren Alter**. Rauchen und Alkohol begünstigen die Entstehung. Das Reinke-Ödem kann ein- oder beidseitig auftreten und erstreckt sich mitunter über die gesamte Länge der Stimmlippen. Es entsteht ein für das Krankheitsbild typischer »rauchiger« Stimmklang. Eine Entartung ist selten. Zur Therapie gehören ein absolutes Rauchverbot und Stimmruhe. Später wird die Schleimhaut operativ abgetragen (**Dekortikation oder Stimmlippenstripping**) und/oder eine stimmtherapeutische Behandlung durchgeführt (s. Kapitel 10.5.2 »Stimmtherapie nach Dekortikation«).

Stimmlippenpolyp

Es handelt sich um eine einseitige, knötchenähnliche Hyperplasie der Schleimhaut. Ein Stimmlippenpolyp entsteht meist auf dem mittleren oder vorderen Drittel der Stimmlippenoberfläche. Auslöser sind Stimmüberlastung, Tabakrauch und chronische Entzündungen. Ein Polyp wird operativ entfernt. Selten geschieht es, dass ein sog. gestielter Polyp, der wenig Kontaktfläche mit den Stimmlippen hat, abgehustet wird. Bei funktionellen Störungen wird die Stimme postoperativ logopädisch behandelt (s. Kapitel 10.5.1 »Stimmtherapie nach Abtragung«).

Gastroösophageale Refluxkrankheit

Bei dieser Erkrankung kommt es zu einem pathologischen Aufsteigen von Magensäure in der Speiseröhre. Wenn die Magensäure bis durch den Speiseröhreneingang steigt, kann es zum Kontakt der Magensäure mit der Schleimhaut des Kehlkopfes kommen. Das führt zu einer Reizung der Kehlkopfschleimhaut. Auf Dauer kann eine chronische Laryngitis entstehen, auch ein Reinke-Ödem kann auf diese Weise verursacht werden. Neben der direkten Schleimhautreizung kann auch der vermehrte Hustenreiz eine Kehlkopfentzündung verursachen. Wird die aufsteigende Magensäure aspiriert, können Reizhusten, Bronchitis, Asthma bronchiale oder eine Dysphagie (Schluckstörung) die Folge sein.

Beachte ► Die Symptome, die bei gastroösophagealer Refluxerkrankung auf Kehlkopfebene entstehen, können mit einer funktionellen Dysphonie verwechselt werden.

Die Behandlung muss medikamentös und durch Änderungen von Ernährungsgewohnheiten erfolgen. Eine Stimmtherapie ist nur dann sinnvoll, wenn begleitend zur Refluxerkrankung eine funktionelle Stimmstörung einsetzt.

Fazit ►

- Entzündliche Erkrankungen des Kehlkopfes erfordern immer **Stimmruhe**.
- Wird die Entzündung ausschließlich oder unter anderem durch **mechanische (funktionelle) Ursachen** ausgelöst, muss nach der Infektionsphase stimmtherapeutisch behandelt werden.

3.8.3 Kehlkopffehlbildungen (dysplastische Dysphonien)

Kehlkopfasymmetrie

In den meisten Fällen angeboren, können Kehlkopfasymmetrien aber auch während der Pubertät entstehen, durch ein ungleiches Wachstum der Kehlkopfseiten. Möglich sind Seitenunterschiede in Länge, Breite oder dem Niveau der Stimmlippen. Kehlkopfasymmetrien führen in etwa 50% der Fälle zu Stimmstörungen (Böhme 1997, S. 154). Dabei liegt eine mindere Belastbarkeit des Stimmapparates vor, die sich in Ermüdungserscheinungen und Heiserkeit äußert. Oft bildet sich als Folge davon eine funktionelle Dysphonie aus.

Hypoplasie des Kehlkopfes ► Bei einem kleinen, »grazilen« Kehlkopf (s. Böhme 1997, S. 147) kommt es zur sog. **Phonasthenie**, einer angeborenen, anlagebedingten Stimmschwäche, die auch durch stimmtherapeutische Maßnahmen nicht überwindbar ist.

Beachte ► Personen, deren Kehlkopf zu klein oder asymmetrisch und damit nur geringgradig leistungsfähig ist, sollten keinesfalls Sprechberufe ergreifen.

Sulcus glottidis (Stimmlippenfurche)

Eine Stimmlippenfurche zieht längs über den mittleren Teil der Stimmlippen. Dadurch entstehen 2 freie Ränder der Stimmlippe (ein oberer und ein unterer). Stimmlippenfurchen können ein- oder beidseitig auftreten und, sofern nicht angeboren, im Zusammenhang mit einer Vokalisatrophie entstehen. Die Stimme ist je nach Ausprägung der Furche heiser und minder belastbar. Durch die 2 Ebenen des Stimmlippenrandes kann eine **Diplophonie** (Doppeltönigkeit) der Stimme auftreten. Dabei sind während der Phonation 2 Grundfrequenzen gleichzeitig zu hören. Therapeutisch ist auch die Stimmlippenfurche wenig beeinflussbar. Ein mögliches Ziel ist die Reduzierung funktioneller Kompensationsmechanismen.

Synechie

Bei der Synechie oder dem »Diaphragma laryngis« handelt es sich um eine Segelbildung zwischen den Stimmlippen, die entweder angeboren oder durch einen Unfall oder eine Operation verursacht ist. Zwischen den Stimmlippen befindet sich eine weißliche Membran, die sich über die gesamte Länge der Stimmlippen spannt und im hinteren Bereich eine kleine Öffnung freilässt. Die Symptome sind eine Heiserkeit oder Aphonie, begleitet von einem in- und exspiratorischen Stridor. Die Synechie kann operativ durchtrennt werden, es besteht jedoch die Gefahr einer erneuten Segelbildung. Bei andauernder oder akuter Beeinträchtigung der Atmung kann eine Tracheotomie (Luftröhrenschnitt) notwendig sein (Wirth 1995, S. 279).

Fazit ►

- Alle Formen von Kehlkopffehlbildungen (bis auf die Synechie) sind **weder operativ noch stimmtherapeutisch beeinflussbar**.
- Eine Stimmtherapie kann lediglich eine möglichst **kraftsparende Phonation unterstützen**.

3.8.4 Kehlkopftumoren

Stimmlippenzyste

Eine Stimmlippenzyste entwickelt sich aus kleinen Schleimdrüsen der Stimmlippenoberfläche. Es bildet sich eine Aussackung mit dünn- oder dickflüssigem, wässrigem oder gelblichem Inhalt. Die Schwingungsfähigkeit der Stimmlippen ist durch den Fremdkörper beeinträchtigt. Zysten entstehen immer einseitig und werden operativ entfernt. Postoperativ ist eine Stimmtherapie möglich.

Stimmlippenpapillom

Dabei handelt es sich um einzelne oder mehrere blumenkohlartige Wucherungen, die die gesamte Kehlkopfschleimhaut bedecken können. Es sind entweder virusbedingte gutartige Gewebswucherungen oder Präkanzerosen (Vorstufe einer bösartigen Geschwulst). Sie verursachen Heiserkeit und Atemnot. Papillome werden operativ entfernt. Dabei geht Stimmlippengewebe verloren, und es bilden sich Narben auf den Stimmlippen. Nach der Wundheilung wird stimmtherapeutisch behandelt, um der Ausbildung einer Taschenfaltenstimme vorzubeugen.

Larynxkarzinom

Ein bösartiger Tumor im Kehlkopfinneren kann sich auf, ober- und unterhalb der Stimmlippen bilden. Mögliche Symptome sind Schluckbeschwerden, Druckgefühl, Heiserkeit und Atemnot. Bei Infiltration der Stimmlippe durch tumoröses Gewebe kann es zum **phonatorischen Stillstand** kommen: Die grobe Beweglichkeit der Stimmlippe ist erhalten, während der Phonation findet aber keine Schwingungsbewegung statt.

Je nach Ausdehnung des Tumors werden entweder Teile der Stimmlippe, Teile des Kehlkopfes oder der gesamte Kehlkopf operativ entfernt. Nach einer **Laryngektomie** (Vollresektion des Kehlkopfes) kann eine sog. Stimmprothese eingesetzt werden, oder der Patient erlernt eine Ersatzphonation über den Speiseröhreneingang.

Bei einer **Kehlkopfteilresektion** hängt es von den verbliebenen Gewebsstrukturen ab, in welcher Qualität Phonation postoperativ möglich ist. Sind noch Teile einer oder beider Stimmlippen vorhanden, wird der Patient in der Stimmtherapie unterstützt, zu einer möglichst ökonomischen Phonation mittels Rest- und Narbengewebe zu gelangen. Alternativ oder bei vollständigem Verlust des Stimmlippengewebes wird eine Taschenfaltenstimme angebahnt (s. auch Kapitel 10.5.3 »Stimmtherapie nach Chordektomie«).

Fazit ►

- Gutartige wie bösartige Kehlkopftumoren werden **operativ abgetragen**, da sie (neben der primären Gefahr der Ausbreitung) die Stimmgebung erheblich beeinträchtigen.
- Ziel einer anschließenden (logopädischen) Stimmtherapie ist es, bei Verlust von Stimmlippengewebe oder verbliebenen Narben die **Stimmgebung zu optimieren**.

3.8.5 Stimmstörungen infolge von Gewalteinwirkung

Stimmlippenblutungen

Nach einem akuten Missbrauch der Stimme (Schreien, forciertem Singen, übertriebenem Räuspern oder Husten) kann es zur Verletzung subepithelialer Gefäße kommen. Hämatome können sich auf den Stimmlippen auch durch Würgen, Pressen, Niesen oder Erbrechen bilden. Meist entstehen Einblutungen einseitig, eine Dysphonie ist die Folge. Nach 1- bis 2-wöchiger absoluter Stimmruhe bildet sich das Hämatom meist von selbst zurück

Intubationstrauma

Während über 70% aller Intubationsnarkosen werden die Stimmlippen verletzt, in den meisten Fällen nur geringfügig (Böhme 1997, S. 155). Hauptursache ist eine Reizung der Schleimhaut durch den Intubationsschlauch. Aber auch im Vorhinein verabreichte Medikamente oder ein Flüssigkeitsentzug nach der Narkose können ein Intubationstrauma auslösen. Normalerweise bildet sich der entstandene Defekt innerhalb von 4 Wochen spontan zurück. Ist dies nicht der Fall, wird eine therapeutische Behandlung der Stimme notwendig.

Durch eine Langzeitintubation kann ein sog. **Intubationsgranulom** entstehen. Der dauerhafte Druck des Tubus auf das hintere Glottisdrittel verursacht eine Gewebsverdickung, die sich ebenfalls häufig spontan zurückbildet. Anderenfalls wird das Granulom abgetragen.

Das Einführen des Tubus in die Luftröhre kann zur **Luxation (Verrenkung) eines Aryknorpels** führen. Meist ist der Aryknorpel nach hinten verschoben, daraus resultiert eine erhebliche stimmliche Beeinträchtigung. Ist es nicht möglich, den Aryknorpel wieder einzurenken, muss eine logopädische Therapie erfolgen.

Selten werden durch die Intubation der N. vagus oder der N. recurrens verletzt, wodurch es zu Lähmungserscheinungen der Stimmlippe kommen kann (s. Kapitel 3.7.3 »Infranukleäre Stimmlippenlähmungen«).

Posttraumatische Stimmstörungen

Entstehung ► Durch äußere Gewalteinwirkung wie Verkehrs-, Berufs- oder Sportverletzungen kann der Kehlkopf gequetscht oder verrenkt werden. Es kann zu Brüchen der Kehlkopfknorpel oder zu Nerven- oder Muskelverletzungen kommen. Bei einem Schleudertrauma der Halswirbelsäule können Ödeme auf den Stimmlippen entstehen.

Symptomatik ► Vom Ausmaß sehr geringe Schäden ziehen bereits starke Beeinträchtigungen der Stimmfunktion nach sich. Unterschiedlichste Symptome bis hin zur Aphonie sind möglich.

Therapie ► Eine Stimmtherapie orientiert sich an dem Ziel, einen Glottisschluss zu erarbeiten und eine möglichst klangvolle und anstrengungsfreie Phonation zu ermöglichen. Unter Umständen ist die Anbahnung einer Taschenfaltenstimme erforderlich.

Fazit ►

- Kehlkopfverletzungen können sich **teilweise ohne Folgeschäden** zurückbilden.
- Bleiben **Funktionseinschränkungen** zurück, sollte eine **stimmtherapeutische Behandlung** versucht werden.

3.9 Störungen der Singstimme

Von einer Störung der Singstimme (Dysodie) kann nur gesprochen werden, wenn Gesangsleistungen, die bereits bestanden, eingeschränkt sind. Die geringe Leistungsfähigkeit einer ungeübten Singstimme ist dagegen nicht als Störung zu bewerten. Bedeutsam sind Dysodien daher nur für Personen, die entweder berufsbedingt oder in der Freizeit singen und sich durch Defizite beim Singen beeinträchtigt fühlen.

Das Singen stellt für die Stimme eine noch größere Anforderung dar als das Sprechen. Besondere Stimmleistungen sind dabei

- das genaue Treffen von Tönen,
- ein größeres Frequenzspektrum,
- größere Variationen der Lautstärke,
- eine besondere stimmliche Ausdrucksfähigkeit.

Diese Merkmale gelten weitestgehend für alle Formen von Kunstgesang. Beim klassischen Gesang, dem sog. »**bel canto**«, gilt es, einer Stimme Klarheit, Klangfülle und Tragfähigkeit zu verleihen. Im modernen Gesang, beispielsweise in der Pop- oder Rockmusik, steht die emotionale Ausdrucksfähigkeit der Stimme im Vordergrund. Dabei kommen auch Geräuschanteile in der Stimme zum Einsatz wie Knarren, Hauchen oder Ächzen; oft wird geschrien. Eine klare, geräuschfreie Stimme gilt hier als eher langweilig.

Ob eine Gesangsstimme als »schön« empfunden wird, ist eine individuelle Geschmacksfrage. Auch die Mode spielt dabei eine Rolle. Die **Merkmale eines »guten« Sängers** lassen sich jedoch in etwa so definieren:

Beachte ► Guter Gesang – ob klassisch oder modern – setzt in jedem Fall ein gutes Tontreffvermögen voraus und die Fähigkeit, der Stimme Authentizität und die zum Thema passende Emotionalität zu verleihen.

Dementsprechend muss ein Sänger, egal, ob er eine Opernarie oder ein Heimatlied singt, eine Verbindung zwischen der eigenen Person und dem besungenen Thema oder Charakter schaffen. Er muss also zum einen in eine Rolle schlüpfen und sie zum anderen mit den ihm eigenen Ausdrucksfähigkeiten umsetzen.

Daraus wird deutlich, wie **störanfällig** die Gesangsstimme im Allgemeinen ist. Je mehr ein Gesangsstil nach Qualitäten wie Brillanz, Resonanz, Klarheit und großem Stimmumfang verlangt, umso mehr machen sich Störungen im physiologischen Ablauf bemerkbar. Andererseits wird eine Stimme durch unphysiologisches Singen besonders strapaziert. Besonders bei klassischen Sängern können bereits minimalste Einschränkungen in Funktion oder organischer Struktur die Gesangsfähigkeit beeinträchtigen.

Beachte ► Inwieweit das Singen selbst eine besondere Belastung für den Stimmapparat darstellt, hängt von der individuellen Leistungsfähigkeit ab, davon, wie gut ein Sänger ausgebildet ist, und davon, wie viel und was er singt.

3.9.1 Entstehung von Störungen der Singstimme

Häufig sind es **falsche** oder **falsch erlernte Gesangstechniken** und eine **zu starke Belastung** der Singstimme, die bei Sängern zu Störungen der Stimmfunktion führen. Besonders im Bereich der Popularmusik wird von Sängern oft ein unphysiologischer Stimmgebrauch verlangt. Dazu gehört beispielsweise zu lautes Singen oder das Ziehen der Bruststimme in zu hohe Tonlagen. Auch **Chorsänger** sind besonders gefährdet, ihre Stimme zu überlasten. Einerseits, weil in der Gruppe die einzelne Stimme nur eingeschränkt individuell trainiert werden kann, andererseits, weil das Eigenhören während des Singens nur begrenzt möglich ist. (Die Regulation über das audiophonatorische Kontrollsystem ist dabei gestört.) Auch ein Einordnen in die falsche Stimmgattung (zu hoch oder zu tief) schadet der Stimme auf Dauer.

Klassische Gesangsausbildungen arbeiten teilweise mit der Erzeugung von Hilfsspannungen, wie z.B. der Anspannung der Bauchmuskulatur zur Förderung der sog. Atemstütze. Solche und ähnliche Techniken führen auf Dauer zur Überbeanspruchung des Stimmorgans. Nicht selten entstehen daraus Störungen der Singstimme.

Exkurs ►

Als kritisch ist in diesem Zusammenhang eine Ausbildung in Gesang **und** das Spielen eines Blasinstrumentes zu betrachten. Die Atemtechnik, die zur Beherrschung des Blasinstrumentes erlernt werden muss, wird oft auf die Singstimme übertragen und kann zu unphysiologischen Phonationsmustern und auf Dauer zu einer Störung der Singstimme führen.

Oft spielen **psychische Belastungen**, die im Zusammenhang mit der beruflichen Anforderung stehen, eine Rolle. Die Stimme des Berufssängers ist sein

Kapital. **Eine Störung kann im schlimmsten Falle eine Gefährdung der Existenz bedeuten.**

Beachte ► Die Gesangsstimme ist aufgrund der Verbindung emotionaler, vegetativer und allgemeinkörperlicher Faktoren mit der Funktion des Stimmapparates besonders störungsanfällig.

Abgesehen vom Missbrauch der Gesangsstimme sind bei Sängern oft Störungen der Sprechstimme zu finden. Diese müssen sich nicht zwangsläufig auf den Gesang auswirken. Allerdings zeigen sich ab einem gewissen Grad von Funktionsstörung, spätestens wenn organische Faktoren dazukommen, Auswirkungen auf die Singstimme.

Beachte ► Für eine Störung der Singstimme können auch Dysfunktionen im Bereich der Sprechstimme verantwortlich sein. Ebenso kann sich ein unphysiologischer Stimmgebrauch beim Singen in der Sprechstimme bemerkbar machen.

3.9.2 Dysodie

Eine Dysodie ist eine funktionelle Störung der Gesangsstimme und ähnelt in Symptomatik und Ursachen der funktionellen Dysphonie. Betroffen ist dabei in erster Linie die Singstimme, Fehlfunktionen der Sprechstimme können ebenfalls auftreten. Der Kehlkopf zeigt keine organischen Auffälligkeiten, aber ein **unphysiologisches Schwingungsmuster**.

Beachte ► Von einer Dysodie wird nur dann gesprochen, wenn die stimmliche Leistungsfähigkeit ehemals besser war. Ist eine Stimme nicht ausgebildet, fehlt die musikalische Begabung oder besteht für den Betroffenen keine Notwendigkeit, überhaupt zu singen, liegt auch bei Einschränkungen keine »Störung« der Singstimme vor.

Symptomatik ► Eine Dysodie äußert sich als Heiserkeit oder eingeschränkte Leistungsfähigkeit. Besonders die differenzierteren Stimmleistungen wie Registerwechsel, Stimmumfang, Steigerungsfähigkeit, Stimmeinsätze und Tonhaltedauer sind betroffen. Ein dadurch erhöhter Kraftaufwand beim Singen führt zur Verstärkung der Symptomatik.

Therapie ► Ist nicht nur die Singstimme, sondern auch die Sprechstimme betroffen, muss eine Therapie in beiden Bereichen stattfinden. Die Notwendigkeit einer Stimmschonung ist beim Sänger vorsichtig abzuwägen, da der Erhalt der Leistungsfähigkeit auch vom Trainingszustand der Stimme abhängig ist. Um eine Gesangsstimme zu rehabilitieren, ist es oft notwendig, dass sich der Sänger von erlernten Techniken verabschiedet. Dieser Umstand kann eine stimmtherapeutische Intervention erheblich erschweren (s. Kapitel 10.6 »Therapie der gestörten Singstimme«).

3.9.3 Sängerknötchen

Der Befund bei Sängerknötchen entspricht dem der Stimmlippenknötchen bei Frauen (s. Kapitel 3.8.1 »Organische Veränderungen durch stimmlichen Fehlgebrauch«). Sängerknötchen entstehen allerdings auch bei Männern. Sie treten **akut nach starker Belastung der Singstimme** auf und können sich nach kurzer Ruhephase schnell wieder zurückbilden. Wird die Stimme jedoch weiter belastet, kann das Krankheitsbild chronisch werden. **Chronische Knötchen** müssen intensiv stimmtherapeutisch behandelt werden. Eine Entfernung der Knötchen wird nur in Härtefällen vorgenommen, da Schleimhautschädigungen durch die Operation nicht auszuschließen sind.

3.9.4 Hormonell bedingte Beeinträchtigungen der Gesangsstimme

Bei Sängerinnen können sich bereits leichte Schwankungen im hormonalen System – zyklusabhängig oder verursacht durch die Einnahme von Ovulationshemmern – im Gesang bemerkbar machen. Im prä- oder perimenstruellen Stadium kann es leichter zu Einblutungen an den Stimmlippen kommen. Besteht eine Neigung dazu, sollte die Stimme in dieser Zeit nach Möglichkeit nicht außerordentlich belastet werden. Veränderungen der Stimme durch leichte Hormonpräparate lassen sich durch Absetzen des Medikamentes beheben.

Fazit ►

- Der Gesang bedarf einer höheren stimmlichen Leistungsfähigkeit als das Sprechen.
- Die **Störungsanfälligkeit** der Stimme ist besonders bei Berufssängern hoch. Bereits minimale organische oder funktionelle Störungen können die Leistungsfähigkeit der Singstimme beeinträchtigen.
- Störungen der Gesangsstimme entstehen überwiegend durch zu **häufiges oder zu kraftvolles Singen**.
- Stimmruhe oder ein operativer Eingriff sollte bei Sängern **nur im Extremfall** verordnet werden.

3.10 Sonstige Störungsbilder

Neben den beschriebenen Stimmerkrankungen entstehen Stimmstörungen auch infolge einer Hörstörung oder einer Erkrankung der Halswirbelsäule. Bei der Berufsdysphonie und der Presbyphonie (pathologisch veränderte Altersstimme) handelt es sich um keine einheitlichen Krankheitsbilder.

3.10.1 Stimmstörungen bei Schwerhörigkeit

Selbst bei einer geringgradigen Schwerhörigkeit ist die **audiophonatorische Kontrolle** der Stimmfunktion beeinträchtigt. Die Folgen sind je nach Grad der Hörstörung mehr oder minder stark ausgeprägte funktionelle Symptome. Die verminderte auditive Rückkopplung führt in erster Linie zu einem Anstieg der Sprechlautstärke und einer Erhöhung der Sprechstimmlage. Die Modulation der Stimme ist eingeschränkt, die Stimmgebung gepresst. Häufig sind hypernasale Anteile im Stimmklang hörbar. Diese Abweichungen von physiologischen Stimmparametern können auf Dauer zu einer **Überlastung des Phonationsapparates** führen. Die Beschwerden der Patienten gründen sich dabei nicht auf die klanglichen Veränderungen. Die Betroffenen klagen vielmehr über Missempfindungen, Sprechanstrengung oder Schmerzen im Halsbereich.

Eine Stimmstörung wird bei einer Schwerhörigkeit dadurch begünstigt, dass die Patienten unter einer dauerhaften Anspannung stehen, die durch die erhöhte Konzentration in der Kommunikationssituation entsteht. In diesem Rahmen treten gesamtkörperliche Spannungszustände auf, die die Körperhaltung, Atmung und Stimmfunktion dauerhaft beeinträchtigen. Auch der Versuch, die Stimme über den kinästhetischen Kanal zu kontrollieren, kann den Krafteinsatz bei der Stimmgebung steigern (Thiel 2000, S. 169).

Fazit ►

- Eine Stimmstörung wird bei Schwerhörigkeit in erster Linie durch die **eingeschränkte akustisch-rezeptive Eigenkontrolle** des Stimmklanges verursacht.

3.10.2 Zervikogene Dysphonie

Der vordere Teil der Halswirbelsäule steht in anatomischer und funktioneller Verbindung zur Muskulatur des Kehlkopfes, des Pharynx und des oberen Teils des Ösophagus. Funktionelle Störungen oder Erkrankungen der Halswirbelsäule und Verspannungen des Nacken-Schulter-Gürtels können die Funktion des Kehlkopfes daher unmittelbar beeinträchtigen. Es entstehen die Symptome einer chronischen Dysphonie. Begleitend können Schluckbeschwerden und Globusgefühl auftreten. Bei Behandlung der Grunderkrankung verschwinden die Stimmsymptome in der Regel. Haben sich die pathologischen Phonationsmuster jedoch manifestiert, kann eine Stimmtherapie angezeigt sein.

Fazit ▶

- Aufgrund der **funktionellen und anatomischen Verbindung** können Stimmstörungen unmittelbar durch Erkrankungen oder muskuläre Dysfunktionen im Bereich Hals/Schulter/Nacken verursacht werden.

3.10.3 Berufsdysphonie

Bei der Berufsdysphonie können berufsbedingte exogene (von außen einwirkende) **organische** und **funktionelle** Faktoren vorliegen.

Organische Berufsdysphonie ▶ Zu organischen Stimmerkrankungen führen Unfälle oder die Einwirkung toxischer Substanzen (Chemikalien, Staub u.Ä.). Stimmstörungen infolge plötzlicher Einwirkung (Verletzungen, Inhalation giftiger Dämpfe usw.) gelten als Arbeitsunfall. Folgen einer Langzeiteinwirkung schädigender Substanzen werden als Berufskrankheit anerkannt, sofern die schädigende Substanz in der Berufskrankheitenverordnung aufgeführt ist. Eine Langzeiteinwirkung schädlicher Substanzen kann zu chronischen Reizungen oder Entzündungen der Kehlkopfschleimhaut führen und zu Gewebsverlust (Ulzeration). Eine Besserung der Symptome ist nur durch Vermeidung des Kontaktes mit der entsprechenden Substanz zu erwarten (Wirth 1995, S. 257f).

Funktionelle Berufsdysphonie ▶ Eine beruflich bedingte Stimmstörung kann Personen betreffen, deren Berufsausübung eine übermäßige Stimmbelastung verlangt, z.B. Lehrer und Erzieher. Allgemeine körperliche und psychische Belastungen können ebenfalls zur Entstehung einer Berufsdysphonie beitragen. Eine Anerkennung einer funktionell bedingten Stimmstörung als Berufskrankheit ist im Allgemeinen nicht möglich. In der Regel tragen weitere Faktoren wie eine anlagebedingte Stimmschwäche zur Entstehung bei. Die Symptome entsprechen denen einer funktionellen Dysphonie (s. Kapitel 3.2 »Funktionelle Stimmstörungen«). Ziel der stimmtherapeutischen Behandlung ist es, stimmverschlechternde Faktoren weitestgehend zu reduzieren (s. Kapitel 8 »Die 5 Therapiebausteine«).

Beachte ▶ Für Angehörige von Berufsgruppen mit hoher Stimmbelastung ist die Einhaltung stimmhygienischer Maßnahmen im Sinne der Vorbeugung besonders wichtig.

Fazit ▶

- Eine berufsbedingte Dysphonie kann zur **Berufsunfähigkeit** führen, wird aber nicht immer als Berufskrankheit anerkannt.
- Für Angehörige von stimmintensiven Berufen ist die Einhaltung von **stimmhygienischen Maßnahmen** daher unabdingbar.

3.10.4 Presbyphonie

Eine Altersstimmstörung ist abzugrenzen von den allgemeinen Alterungserscheinungen, denen der Phonationsapparat unterworfen ist. Die Ursachen können in falschem Stimmgebrauch, neurologischen Erkrankungen (Morbus Parkinson u.a.), allgemein schwächenden Erkrankungen oder morphologischen Veränderungen des Kehlkopfes wie Karzinomen, Polypen etc. liegen (Böhme 1997, S. 170). Je nach Ursache wird eine medikamentöse oder operative Therapie eingesetzt. Ob bei funktioneller Ursache eine Stimmtherapie angezeigt ist, hängt vom Leidensdruck des Patienten ab und von der Notwendigkeit des Stimmgebrauchs. Die Erfolgsaussichten einer Stimmtherapie sind durch die allgemeine altersbedingte Stimmschwäche beschränkt.

Fazit ▶

- Eine Altersdysphonie ist von den allgemeinen Alterserscheinungen der Stimme abzugrenzen.
- Bei **falschem Stimmgebrauch** kann bei Bedarf eine Stimmtherapie nach funktionellen Gesichtspunkten stattfinden.

4 Patient und Therapeutin in der Stimmtherapie

Übersicht

4.1 Der Stimmpatient

Von einer Stimmstörung können Männer wie Frauen unterschiedlichen Alters und in den verschiedensten Lebenssituationen betroffen sein. Fast immer entsteht eine Stimmstörung allmählich und wird oft lange nicht als solche wahrgenommen. Ein Stimmpatient sucht erst dann Hilfe, wenn er sich in seiner Berufsausübung oder im Kontakt mit anderen beeinträchtigt fühlt oder wenn er mehrfach auf eine Besonderheit seiner Stimme aufmerksam gemacht wurde. Der subjektive Leidensdruck entsteht dabei unabhängig von objektivierbaren Symptomen. Er hängt vielmehr von der Wahrnehmungsfähigkeit für die eigene Stimme ab und davon, in welchem Maß sie jeweils eingesetzt werden muss.

4.1.1 Über die Bedeutung der Stimmerkrankung für den Betroffenen

Die Rolle der Stimme in der Kommunikation ► Eine Ahnung davon, welche Rolle die Stimme in der zwischenmenschlichen Kommunikation spielt, bekommt meist nur der, dessen stimmliche Leistungsfähigkeit für eine gewisse Zeit eingeschränkt ist. Das Funktionieren der Stimme wird normalerweise als selbstverständlich hingenommen. Da es sich um eine angeborene Fähigkeit handelt und ihr Gebrauch in erster Linie unbewusst geschieht, wird die Stimmfunktion selten hinterfragt, solange ihr nicht durch Beruf, Hobby oder Erkrankung besondere Aufmerksamkeit zuteil wird. Vielfach ist der Laie beispielsweise nicht einmal in der Lage, die Begriffe »Stimme« und »Sprache« inhaltlich klar voneinander abzugrenzen.

Leidensdruck ► Wenn die Stimme nicht richtig funktioniert oder gänzlich versagt, kann dies unterschiedliche Auswirkungen auf den Betroffenen haben. An erster Stelle ist dabei von Bedeutung, wie viel und was im Alltag und im Beruf gesprochen werden muss. Beispielsweise wird einem Alleinstehenden, der einer handwerklichen Tätigkeit nachgeht und über wenig soziale Kontakte verfügt, eine Stimmstörung keinen besonderen Leidensdruck verursachen.

Beachte ► Wird die Stimme beruflich wie privat wenig belastet, bleiben Stimmstörungen häufig unbemerkt.

Für einen Berufssprecher oder Sänger hingegen kann eine Stimmstörung zur realen **Gefährdung seiner Berufsfähigkeit** werden. Ebenso kann eine Einschränkung der Kommunikationsfähigkeit in der Freizeit die Lebensqualität erheblich beeinträchtigen.

Störungsbewusstsein, Krankheitseinsicht ► Eine Stimmstörung ist für den Laien kaum objektiv zu bewerten. Besonders ohne organische Befunde oder sonstige messbare Krankheitszeichen wie Fieber fällt es oft schwer, eine Stimmstörung als Erkrankung anzuerkennen. Dies gilt einerseits für den Betroffenen, andererseits auch für das Umfeld. In vielen Fällen werden Stimmstörungen daher nicht ernst genommen. Zeigt der Betroffene keine Krankheitseinsicht, kann es durch Dauerbelastung zu irreversiblen Stimmschäden kommen. Fehlt die Akzeptanz des Umfeldes gegenüber den Beschwerden des Erkrankten, fühlt sich dieser schnell zum Simulant oder Hypochonder degradiert. Die Heilungschancen sind damit erheblich reduziert.

Beispiel ► Beispiel 1: Patientin, 56 Jahre, funktionelle Dysphonie, Hausfrau und leidenschaftliche Chorsängerin: »Ich kann zu Hause immer nur üben, wenn mein Mann nicht da ist, der findet die Sachen, die ich machen muss, so albern, da schäme ich mich richtig. Er macht sich sowieso über meine Singerei lustig und meint, das sei Zeitverschwendung.«
Beispiel 2: Patientin, 43 Jahre alt, Berufsschullehrerin, Stimmlippenknötchen. Als ihr der Vorschlag gemacht wird, eine Stimmheilkur zu beantragen, sagt sie: »Aber ich kann doch nicht bloß wegen meiner Stimme 3 Wo-

chen Urlaub machen! Ich glaube, die Kollegen lachen ohnehin schon über mich, weil der Arzt mich für eine Woche krankgeschrieben hat. Gerade jetzt, wo einige Stellen bei uns nicht besetzt sind!«

Beachte ► Für einen Stimmpatienten ist es von besonderer Bedeutung, die Schwere und mögliche Konsequenzen der Erkrankung zu erkennen.

Aufgabe der Stimmtherapeutin kann es sein, Angehörige in die Therapie mit einzubeziehen, damit der Patient auch von dieser Seite größtmögliche Unterstützung erfährt.

Fazit ►

- Eine Stimmstörung wird oft nicht oder erst spät als **ernsthafte Erkrankung** anerkannt.
- Die **Motivation zur Stimmtherapie** ergibt sich aus der Wahrnehmungsfähigkeit des Patienten und aus der Notwendigkeit, die Stimme beruflich und im Alltag einzusetzen.

4.1.2 Informationsstand der Patienten

Die Patienten bringen ein unterschiedliches Maß an Wissen über die Funktion der Stimme und ihre Zusammenhänge mit. In den meisten Fällen geht das Wissen jedoch nicht darüber hinaus, dass es einen Kehlkopf gibt und die Stimme etwas mit Atmung zu tun hat. Selbst bei professionellen Sängern oder Berufssprechern sind zwar Kenntnisse darüber vorhanden, auf welche Weise eine Stimme eingesetzt, geschont oder trainiert wird. Wie sie genau funktioniert, wissen aber auch hier die wenigsten.

Für die Stimmtherapeutin ist wichtig zu wissen, dass der Informationsstand oft weitaus geringer ist als erwartet. Einerseits scheuen viele Patienten davor zurück, »dumme Fragen« zu stellen, vielfach kommen sie aber auch gar nicht auf die Idee nachzufragen, da Körperfunktionen als selbstverständlich hingenommen werden. Häufig besteht auch mehr Interesse daran, die Frage »Wie kann mir geholfen werden?« zu klären, als daran, sich über genaue Funktionsmuster zu informieren.

Beachte ► In den meisten Fällen sind es die Patienten nicht gewohnt, detailliert über ihr Beschwerdebild aufgeklärt zu werden, sodass sie sich mit wenig Informationen zufrieden geben.

Der Erfolg einer Therapie hängt aber wesentlich davon ab, ob der Patient die Ursachen seiner Stimmstörung erkennt und die Vorgehensweise während der Therapie versteht. Nur wenn der **Patient selbst** gewissermaßen zum **Fachmann** für das Thema wird, ist er in der Lage, Verantwortung für den Therapieverlauf zu übernehmen.

Fazit ►

- Damit eine Stimmtherapie erfolgreich verläuft, muss der Patient die groben **Zusammenhänge der Stimmfunktion** verstanden haben.

4.1.3 Das Auftreten von Stimmstörungen in besonderen Lebenssituationen

Für die Stimmstörung gilt wie für die meisten anderen Erkrankungen, dass die Anfälligkeit des Betroffenen in Zeiten während oder nach **außergewöhnlichen Belastungen** besonders hoch ist. Dabei ist davon auszugehen, dass es sich beim Stimmapparat um eine anlage- oder gewohnheitsbedingte Schwachstelle handelt, an der sich als erstes Symptome von Überlastung somatisieren.

Nicht immer, aber häufig treten funktionelle Stimmstörungen im Zusammenhang mit beruflichen, familiären oder sonstigen **Stresssituationen** auf. Diese Themen sollten während der Stimmtherapie angesprochen werden. Allerdings ist es nicht Aufgabe der stimmtherapeutischen Behandlung, konfliktreiche Lebenssituationen zu lösen! In Fällen außergewöhnlicher Belastung sollten zunächst die Stimmtherapeutin, aber auch der Patient selbst professionelle Hilfe hinzuziehen (s. Kapitel 4.2 »Rolle der Stimmtherapeutin«).

4.1.4 Das Auftreten von Stimmstörungen innerhalb verschiedener Berufsgruppen

Personen in **Sprechberufen** sind durch eine Stimmstörung besonders betroffen, da durch die Erkrankung eine Beeinträchtigung der Berufsausübung droht. Die besondere Sprechbelastung erhöht zudem die Anfälligkeit für eine Überlastung des Stimmapparates.

Nach Koufman u. Isaccson 1991, Stemple 1993, Stemple et al. 1995 lassen sich unterschiedliche Berufsgruppen nach dem Grad ihrer Gefährdung einteilen (entnommen aus Böhme 1997, S. 131):

- **Level 1: Schauspieler, Sänger, Rundfunksprecher:** Geringfügige Abweichungen der Stimmfunktion können bereits zu schweren beruflichen Konsequenzen führen.
- **Level 2: Lehrer, Geistliche, Dozenten, Politiker, Erzieher:** Moderate Belastungen können eine adäquate phonatorische Berufsleistung erschweren oder unmöglich machen.
- **Level 3: Rechtsanwälte, Mediziner, Geschäftsleute, Rezeptionisten:** Eigentlich Nicht-Berufssprecher (»non-vocal professionals«), benötigen die Stimme jedoch zur Berufsausübung. Eine schwere Dysphonie kann die Berufsausübung behindern.
- **Level 4: Laboranten, Büroangestellte, Computerfachleute u. Ä.:** Berufe ohne Stimmbedarf, die Berufsausübung ist auch bei schwerer Stimmstörung möglich.

Fazit ►

- Bei der Entstehung von Stimmstörungen spielen **stimmliche allgemeine Belastungen** eine entscheidende Rolle.
- Die **individuelle Stimmbelastung** hängt wesentlich von der jeweiligen Berufstätigkeit ab.

4.1.5 Versuch der Typisierung von Stimmpatienten

Persönlichkeitstypen

Grundsätzlich lässt sich auch in der Stimmtherapie kein Fall mit dem anderen vergleichen. Allerdings zeigen sich in der Praxis unterschiedliche Persönlichkeitstypen, die sich grob und vorsichtig zuordnen lassen. So kommt es bei bestimmten Persönlichkeitsmerkmalen zu vergleichbaren Verläufen einer Therapie. Dies betrifft besonders die Frage, auf welche Inhalte ein Patient gut anspricht. So kann eine Einteilung Hinweise darauf geben, welche therapeutischen Verfahren im Einzelfall angebracht sind.

Die Typisierung wird in Anlehnung an Spiecker-Henke (1998, S. 99ff) vorgenommen. Selbstverständlich ist in der Praxis eine eindeutige Zuordnung zu dem jeweiligen Persönlichkeitstyp nicht immer möglich.

Cave ► Trotz der Typisierung muss davor gewarnt werden, sich gedankliche »Schubladen« zu schaffen, die verhindern können, die individuelle Situation des Patienten zu verstehen.

Die kopfbetonte Persönlichkeit

Die kopfbetonte Persönlichkeit vollzieht eine Trennung von »Kopf« und »Körper«. Der Zugang zur Wahrnehmung körperlicher Prozesse oder Beschwerden ist gering ausgeprägt. Die Person ist gewohnt, rational und selbstkontrolliert zu handeln. Emotionale Aspekte stehen im Hintergrund oder werden gering bewertet. Der Leidensdruck gegenüber der Erkrankung ist eher gering.

Beispiel ► Anlageberater, 57 Jahre, Zustand nach Dekortikation einer hyperplastischen Laryngitis. Vater von 2 Kindern, die wöchentliche Arbeitsbelastung liegt bei 50–60 Stunden pro Woche. Zur Entspannung läuft der Patient täglich 1 Stunde durch den Wald. Sichtbar ist ein stark erhöhter Ganzkörpertonus, Grimassieren bei der Artikulation, Hervortreten der Halsvenen bei der

Phonation. Kratzige, gepresste Stimmgebung. In einer Therapiesituation springt der Patient nach einer 20-minütigen Entspannungseinheit auf, reibt sich die Hände und fragt ungeduldig: »Und was machen wir jetzt?«

Tipp ► Da diese Patienten auf rationaler Ebene besonders gut ansprechbar sind, ist es wichtig, ihnen die Zusammenhänge und Mechanismen der Stimmgebung genau zu erläutern. Das Einlassen auf Körper- und Wahrnehmungsübungen fällt diesen Patienten besonders schwer. Daher sollten **Stimmübungen** im Mittelpunkt des Therapieangebotes stehen, bzw. jede Übung einer klar ersichtlichen Bezug zur Stimmgebung zeigen. Bei der Körperarbeit sind eindeutige Reize und Aufgaben zu setzen. Eine **Schulung der Hörwahrnehmung** zeigt meist gute Erfolge.

Die gefühlsbetonte Persönlichkeit

Gefühlsbetonte Persönlichkeiten handeln eher instinktiv und emotional. Sie zeigen häufig kreatives Potenzial und musische Begabungen. Weitere typische Eigenschaften können Improvisationsfähigkeit und Flexibilität sein. Oft besteht ein Interesse an Selbsterfahrung oder alternativen Heilmethoden.

Beispiel ► Philosophiestudentin, 26 Jahre alt, Stimmlippenknötchen. Die Patientin ist sehr kontaktfreudig und führt ihre Stimmprobleme selbst auf ihr dringendes Bedürfnis zurück, viel und laut zu sprechen. Ihre Mutter habe eine genauso heisere Stimme wie sie. Sie besitzt einen großen Freundeskreis und betreibt eine Vielzahl von Freizeitaktivitäten. Unter anderem engagiert sie sich politisch, besucht regelmäßig einen Yogakurs und hat versucht, in einem Chor mitzusingen, was sie aufgrund der eingeschränkten Stimmfunktion aber abgebrochen hat. Sie zeigt ein großes Interesse an Körperarbeit und die Bereitschaft, ihre Empfindungen dabei detailliert zu formulieren. Wahrgenommene Veränderungen versetzen sie in großes Erstaunen.

Tipp ► Gefühlsbetonten Menschen kommt die Arbeitsweise in einer Stimmtherapie am ehesten entgegen. Es fällt ihnen leicht, sich auf **verschiedene Arten von Übungen** einzulassen, und sie sind bereits nach kurzer Zeit in der Lage, Beschwerden und Veränderungen genau zu beschreiben.

Die übersensible Persönlichkeit

Übersensible Persönlichkeiten besitzen eine große Sensibilität für den eigenen Körper und ihre emotionale Situation. Auch Außenreizen gegenüber sind sie sehr empfindsam. Sie entwickeln bei objektiv betrachtet geringen Beeinträchtigungen einen hohen Leidensdruck. Dementsprechend besteht eine Neigung zur Hypochondrie. Oft existieren offensichtlich oder versteckt Ängste und Unsicherheiten.

Beispiel ► Chorsänger, 37 Jahre, funktionelle Dysphonie und Dysodie. Der Patient berichtet, dass er tägliche Chorproben von bis zu 6 Stunden absolviert. Zusätzlich nimmt er 2-mal wöchentlich privaten Gesangsunterricht. Er fühlt sich allgemein, nicht nur stimmlich, durch seinen Beruf belastet, da der Konkurrenzdruck hoch sei. Mit seiner Gesangslehrerin ist er nicht zufrieden, weil er den Eindruck hat, sie überfordere seine Stimme durch ihre Trainingsweise zusätzlich. Bislang habe er jedoch noch keinen neuen Lehrer gefunden. Er klagt über chronisch trockene Nasenschleimhäute, die er mit Kochsalzlösungen 2-mal täglich behandelt. Während der Anamnese schildert er, er habe wegen des Problems bereits mehrere Ärzte aufgesucht und sei auch schon einmal bei einer Logopädin vorstellig geworden. Er sei jedoch immer davon ausgegangen, seine Schwierigkeiten stünden im Zusammenhang mit einer Halsentzündung, die vor etwa 3 Monaten aufgetreten sei.

Tipp ► Aufgrund der ausgeprägten Fähigkeit übersensibler Personen, sich auf das Gegenüber einzulassen, können Stimmtherapien mit ihnen sehr intensiv verlaufen. Umgekehrt ist es möglich, dass eine starke Abwehrhaltung oder kritische Einstellung gegenüber möglichen Veränderungen besteht aus Verunsicherung und dem Bedürfnis heraus, sich zu schützen. Das Arbeiten im Bereich der Selbstwahrnehmung ist oft nicht nötig, da das entsprechende Bewusstsein ohnehin besteht. Besonders wichtig ist hingegen, dass der Patient in der Lage ist, **konkrete Ziele in der Therapie selbst zu formulieren**. Bei der Vorgehensweise sind **klare Strukturen und konsequentes Stimmfunktionstraining** hilfreich.

Motivationstypen

Ob eine Stimmbehandlung durchgeführt werden kann und ob sie zum Erfolg führt, hängt wesentlich, wenn nicht hauptsächlich von der bestehenden **Motivation** des Patienten ab. In Anlehnung an De Shazer (1997) lassen sich auch bezüglich der Motivation **3 Typen** unterscheiden, die in der Therapie vorstellig werden.

Der Besucher

Der Besucher wird in den meisten Fällen von anderer Stelle geschickt. Entweder vom Arzt oder auch von Angehörigen oder Freunden, die ihm raten, sich wegen der Stimme einmal untersuchen zu lassen. Der eigene Leidensdruck ist, wenn vorhanden, wenig ausgeprägt. Möglich ist auch, dass trotz subjektiver Beschwerden kein Bedarf an Veränderung besteht. Besucher äußern in den meisten Fällen Interesse an der Thematik und die Bereitschaft, an der Stimme zu arbeiten. Aus diesem Grund lässt sich der Besucher oft nicht auf den ersten Blick erkennen.

Tipp ► Beginnt ein Besucher eine Stimmtherapie, verläuft sie selten erfolgreich und wird oft vorzeitig abgebrochen. Wenn bereits zu Beginn der Eindruck entsteht, dass **keine ausreichende Therapiebereitschaft** vorliegt, sollte dem Patienten eine Bedenkzeit gegeben werden, nach welcher er sich selbst wieder melden kann, sofern er eine Therapie beginnen möchte. Vorher sollte der Patient über mögliche Ursachen und Konsequenzen einer Stimmstörung **aufgeklärt** werden und einen **Überblick über Therapieinhalte** erhalten.

Der Klagende

Der Klagende zeigt einen hohen Leidensdruck und hat nicht selten im Vorfeld bei unterschiedlichen Stellen erfolglos Hilfe gesucht. Der Klagende stellt die Kompetenz der Therapeutin häufig – offen oder unterschwellig – in Frage. Als Ursache für die Erkrankung werden Faktoren angenommen, die sich dem direkten Einfluss des Patienten entziehen; beispielsweise eine organische Grunderkrankung oder das Verhalten von Angehörigen. Die Bereitschaft, Eigenverantwortung für die Erkrankung und mögliche Veränderungen zu übernehmen, ist gering. Es ist möglich, dass der Patient, ohne sich dessen bewusst zu sein, nicht wirklich eine Besserung der Beschwerden wünscht (s. auch Kapitel 4.1.6, »Symptombedeutung und Krankheitswert«). Der Gesprächsbedarf der Patienten ist oft hoch, sodass Übungseinheiten häufig unterbrochen werden. Im Verlauf der Therapie werden vom Patienten auch eher Verschlechterungen als Verbesserungen wahrgenommen. Trotzdem erscheinen die Patienten regelmäßig und hilfesuchend zur Therapie und bemühen sich, der Therapeutin auch positive Rückmeldungen zu geben.

Tipp ► Die Therapeutin muss während der Therapie darauf achten, dass der Patient seine **Ziele klar formuliert** und durch **häusliches Üben** kooperiert. Wichtig ist, dass die **Verantwortung** für den Therapieprozess in weiten Teilen eindeutig an den Patienten abgegeben wird. Nicht selten bringt ein Klagender der Therapeutin so große Empathie entgegen, dass dadurch die Motivation der Therapeutin, ihn zu behandeln, gestärkt wird.

Der Kunde

Der Kunde erscheint auf eigene Initiative hin beim Arzt oder bei der Stimmtherapeutin. Er besitzt einen ausgeprägten Leidensdruck und kann realistische Ziele formulieren. Der Wille zum Verständnis des Themas und zur Auseinandersetzung mit der eigenen Problematik ist vorhanden. Der Kunde ist bereit, die notwendige Zeit zu investieren, und in der Lage, den Therapieprozess eigenverantwortlich mitzubestimmen.

Tipp ► Aufgrund der angemessenen Motivation zeigen die Therapieverläufe bei Kunden die besten

Erfolgschancen. Ziel einer Stimmtherapie kann sein, **einen Besucher oder Klagenden durch Aufklärung und Beratung** – nicht durch Überreden oder Überzeugen – **zu einem Kunden »zu machen«**. Das kann gelingen, allerdings ist der subjektive Leidensdruck durch Aufklärung kaum oder nur bedingt beeinflussbar.

Fazit ►

- Die Motivation des Patienten entscheidet letztendlich darüber, ob eine **Stimmtherapie erfolgreich verläuft oder nicht.**
- Ob die **Motivation** für eine Therapie **ausreicht**, kann meist erst im Laufe der Behandlung festgestellt werden.

4.1.6 Symptombedeutung und Krankheitswert

Symptombedeutung

Eine Stimmstörung bedeutet immer eine **Einschränkung der Kommunikationsfähigkeit**. Es liegt eine Störung im Kontakt zu anderen vor; die Fähigkeit, sich zu äußern (»nach außen zu gehen«) ist beeinträchtigt.

Dem Patienten »versagt die Stimme«, »verschlägt es die Sprache«, vielleicht bringt er keinen »Ton mehr hervor«, es »schnürt ihm die Kehle zu«, ihm »bleibt die Luft weg«, vielleicht ist er »verstimmt«, es »stimmt« etwas nicht mit ihm oder er lässt sich »überstimmen«. Diese allgemein gebräuchlichen Redewendungen veranschaulichen, welche Bedeutung die Stimmstörung für den Betroffenen haben kann.

Solche Bemerkungen fallen meist nebenbei, der Patient scheint den entsprechenden Ausdruck zufällig zu wählen. Gerade dann ist aber davon auszugehen, dass das Ausmaß der Beschwerden zwar überwiegend unbewusst wahrgenommen wird, der erzeugte Leidensdruck jedoch hoch ist.

Krankheitswert

Stimmpatienten, die sich aus eigenem Antrieb in eine Stimmtherapie begeben, sind in der Regel ernsthaft daran interessiert, beschwerdefrei zu werden. Trotzdem ist es möglich, dass Patienten einen Gewinn aus der Erkrankung ziehen. Grundsätzlich ist eine Stimmstörung als Symptom einer Überlastung zu bewerten.

Ein **versteckter Krankheitswert** kann sich folgendermaßen ergeben:

- Die Stimmstörung lenkt die Aufmerksamkeit auf den Körper und kann so zu der Erkenntnis führen, dass eine Überforderung stattgefunden hat, dass etwas »aus dem Gleichgewicht« geraten ist. Die Stimmstörung kann also als **Warnsignal** gewertet werden, welches dazu zwingt, eine Veränderung vorzunehmen oder sich selbst wieder ins Gleichgewicht zu bringen. Gelingt es, die Störung als Signal zu verstehen, ist der Grundstein zur Veränderung gelegt. Ein Krankheitsgewinn ergibt sich dadurch, dass die **Einsicht und die Motivation zur Veränderung** entsteht.
- Eine Stimmstörung kann den Betroffenen dazu zwingen, sich belastenden Situationen zu entziehen. Eine Stimmstörung kann es beispielsweise einem Lehrer ermöglichen, sein Unterrichtspensum vorübergehend zu reduzieren. Das heißt, er erfährt durch die Erkrankung eine **Entlastung**, die er sich ohne Krankheit nicht erlaubt hätte.
- Es besteht die Möglichkeit, sich durch »Stimmlosigkeit« Konfrontationen oder Auseinandersetzungen zu entziehen, sowohl im beruflichen wie im privaten Bereich. Die Stimmstörung **legitimiert zum Schweigen** oder dazu, **sich zurückzuziehen.**

Ein Krankheitswert liegt selten offensichtlich oder bewusst vor. Abgesehen von einer Simulation werden Stimmerkrankungen nicht willentlich erzeugt, um sich einer unangenehmen Situation zu entziehen. Und selbst, wenn ein echter Krankheitsgewinn besteht, kann die Erkrankung einen immensen Leidensdruck hervorrufen.

Die Signalwirkung einer Stimmstörung – als Indikator für Belastung – ist letztendlich normal, erwünscht und dem Heilungsprozess förderlich. Dient die Erkrankung allerdings dazu, sich zu schützen oder zu entziehen, sind die Erfolgsaussichten gering.

Wird die Stimmstörung in diesem Fall unter Therapie behoben, droht eine **Symptomverschiebung.** Das betrifft insbesondere psychogen verursachte Stimmstörungen. Es ist davon auszugehen, dass sich Beschwerden an anderer Stelle somatisieren, wenn dem Patienten das Symptom Stimmstörung »genommen« wird.

Beachte ► Erhärtet sich im Laufe einer Stimmtherapie der Verdacht, dass ein bedeutender Krankheitsgewinn vorliegt, muss die Stimmtherapeutin Unterstützung durch Supervision suchen.

Fazit ►

- Hinter einer Therapieresistenz kann ein **versteckter Krankheitsgewinn** liegen.
- Dahingehende Vermutungen sollten im Rahmen einer **Supervision** besprochen werden.

4.2 Rolle der Stimmtherapeutin

Die Stimme und mögliche Störungen sind eng verknüpft mit Aspekten der Persönlichkeit und der Lebenssituation des Betroffenen. In diesem Zusammenhang steckt eine Kernproblematik der Stimmtherapie: Einerseits müssen in ein ganzheitliches Therapiekonzept Lebensumstände und Persönlichkeit mit einbezogen werden. Andererseits kann eine Stimmtherapeutin keine Aufarbeitung konfliktreicher Lebenssituationen oder Veränderungen einer Persönlichkeitsstruktur leisten. In der Stimmtherapie ergibt sich so automatisch eine **Gratwanderung zwischen stimmtherapeutischer und psychologischer Intervention**. Dabei stellt sich die Frage, wie weit genau die Qualifizierung einer Stimmtherapeutin reicht und an welcher Stelle ihre Kompetenzen überschritten werden (**Übersicht 4.1**).

Übersicht 4.1
Hinweise zur Sicherung der therapeutischen Kompetenz

Um der Verantwortung als Therapeutin gerecht zu werden und eine professionelle Arbeit zu leisten, muss eine Stimmtherapeutin die folgenden Hinweise beachten:

- Es ist nicht davon auszugehen, dass es möglich ist, sich im Rahmen von Wochenendfortbildungskursen **praxistaugliche Kompetenzen in psychologischen Verfahren** anzueignen.
- **Alternative Heilmethoden** oder Therapien, die psychisches Wohlbefinden, Lösungen zu Lebensfragen, Aufarbeitung von Konfliktsituationen etc. anpreisen oder behaupten, mit **hochprozentigen Erfolgsquoten** zu arbeiten, müssen ernsthaft hinterfragt werden.
- Die Stimmtherapeutin muss sich darauf besinnen, sich auf ihre **Fachkompetenz im Bereich der Funktionalität** zu konzentrieren!
- Die Therapeutin muss von anderer Seite Rat und Unterstützung suchen und sich unter **Supervision** begeben!
- Aufträge, die den Bereich **psychosoziale Beratung** betreffen und über »Stimme« hinausgehen, müssen abgelehnt werden!

4.2.1 Aufgaben der Stimmtherapeutin

In erster Linie bietet die Stimmtherapeutin **Fachkompetenz zum Thema Stimme** an. Sie kennt deren Funktion und weiß über Zusammenhänge und Ursachen möglicher Störungen Bescheid. Die Logopädin ist in der Lage, in Anlehnung an die ärztlichen Untersuchungsergebnisse einen weitgehend objektiven Befund einer Stimme zu erstellen, das heißt, eine Beurteilung der Leistungsfähigkeit und eine detaillierte Beschreibung des akustischen Eindrucks der Stimme. Dazu gehört die Beobachtung körperlicher Aspekte, die in einem funktionellen

Zusammenhang mit der Stimme stehen, also Atmung, Körperhaltung und Tonus.

Anhand der gewonnenen Daten erstellt die Therapeutin ein **individuelles Übungskonzept**, das der Symptomatik entspricht und in der Vorgehensweise adäquat und nachvollziehbar für den jeweiligen Patienten ist. Dabei werden die Rahmenbedingungen des Patienten mit einbezogen.

Ein weiterer Aufgabenbereich besteht darin, dem Patienten dabei zu helfen, mögliche **Ursachen** seiner Stimmstörung zu erkennen. Dazu gehört in erster Linie eine möglichst genaue Aufklärung über die allgemeinen Zusammenhänge der Stimmfunktion. Gemeinsam mit dem Patienten wird weiterhin untersucht, welche Situationen und Verhaltensweisen sich positiv auf seine Stimme auswirken und welche der Stimme schaden. Im Laufe der Therapie wird dann besprochen, auf welche Weise stimmbelastendes Verhalten und die Faktoren, die die Störung aufrechterhalten, ausgeschlossen und verändert werden können (s. Kapitel 8.5, »Therapiebaustein Person«).

Beachte ► Die Aufgaben der Stimmtherapeutin lassen sich unterteilen in

- praktische, übende Intervention und
- in eine (zum Thema Stimme) beratende und den Alltag begleitende Tätigkeit.

Aus der Beratungstätigkeit ergibt sich der beschriebene **Kompetenzkonflikt**. Da eine Stimmstörung auch im Rahmen allgemeiner Belastungen entsteht oder Ausdruck einer Konfliktsituation sein kann, steht die Stimmtherapeutin oft vor Aufgaben, die den Rahmen einer Stimmtherapie möglicherweise sprengen. Die Forschung nach Ursachen und, wenn möglich, deren Beseitigung sind ein zentrales Thema. Abhängig von der Situation des Patienten stellt sich aber die Frage, **was genau** die Stimmtherapeutin neben der Übungsebene zur Bewältigung von Ursachen beitragen kann.

Fazit ►

- Neben der rein funktionsorientierten Therapie wird die Stimmtherapeutin auch beratend tätig.
- Die Beratungstätigkeit birgt die Gefahr, dass der Rahmen der Stimmtherapie überschritten wird.

4.2.2 Stimmtherapie als Gratwanderung – Grenzziehung zur Psychotherapie

In jüngster Zeit gibt es unterschiedliche Bestrebungen, den weit reichenden Anforderungen an die Stimmtherapeutin gerecht zu werden. Es sind neue Therapiekonzepte auf dem Markt, die sich auf Erkenntnisse psychologischer Theorien wie der humanistischen Psychologie (vgl. Böhme 1998, S. 164: »Stimmtherapie über neurodynamische Resonanz von Stimme und Stimmung«, S. 154: »Prozessorientierte Stimmtherapie«, S. 139: »Logopädische Stimmtherapie und Transaktionsanalyse«) oder alternativer Therapie- oder Heilmethoden stützen. Auf dieser Grundlage wird versucht, ein **ganzheitliches Therapieverfahren für die Stimme** zu ermöglichen, d.h. die Persönlichkeit des Patienten und seine Lebenssituation in den Therapieprozess weitestgehend einzubinden. Weiterhin gibt es zum Thema Stimmtherapie diverse weitere Fortbildungsangebote (neurolinguistisches Programmieren, Familienaufstellung, systemische Therapie, psychodynamische Körperarbeit, kraniosakrale Therapie usw.), die eine Stimmtherapeutin für das qualifizieren sollen, was über rein übende Verfahren hinausgeht. Zu diesen Versuchen muss wie folgt Stellung genommen werden:

Es ist lobenswert, dass es Bestrebungen gibt, den vielfältigen Anforderungen an eine Stimmtherapeutin, die über den funktionsbezogenen Bereich hinausgehen können, mittels fachlicher Weiterqualifikation gerecht zu werden.

Aber: Die Grenzen zwischen Stimmtherapie (Logopädie im Allgemeinen) und psychologischen Behandlungsmethoden verwischen auf diese Weise zusehends. Ganz abgesehen davon, dass es möglich ist, sich auch **unseriöse Zusatzqualifikationen** anzueignen, geht es an der Realität vorbei zu glauben, sich im Rahmen von Wochenendworkshops ein Grundlagenwissen und praktische Erfahrungen in psychologischen oder psychotherapeutischen Verfahren aneignen zu können. Die **Gefahren** dieser Entwicklung liegen auf der Hand: unprofessionelle Versuche, unter dem Vorwand eines stimmtherapeutischen Behandlungsversuches in die Psyche eines Menschen einzudringen.

Beachte ► Eine möglichst klare Grenzziehung zwischen stimmtherapeutischer und psychologischer Arbeit ist unabdingbar, besonders, um Berufseinsteigern eine Grundlage zu fachgerechtem Arbeiten zu vermitteln.

Was die Stimmtherapie **nicht leisten kann:**

- Behandlung psychischer oder psychovegetativer Erkrankungen (Depressionen, Tics, Neurosen usw.).
- Bearbeitung auffälliger Persönlichkeitsmerkmale (geringes Selbstbewusstsein, Tendenzen zur Selbstüberforderung oder Überarbeitung, mangelnde Selbstbestimmtheit usw.).
- Bewältigung konfliktreicher Lebenssituationen (z.B. Ehekrise, Überwindung einer Trennung oder eines Todesfalles, Streit mit Kollegen oder Nachbarn usw.).
- Bewältigung einer beruflichen oder privaten Überforderung.
- Bewältigung massiver Sprechängste, allgemeine Versagensängste.
- Veränderung der Persönlichkeit.
- Aufarbeitung von Konflikten in der Rollenidentifikation (Rolle als Mann, als Mutter, als Erwachsener ...).
- Heilung weiterer somatischer oder psychosomatischer Erkrankungen.

Alle diese Bereiche können in der Stimmtherapie **thematisiert, aber nicht therapiert** werden! Liegen die Ursachen für eine Stimmstörung in den oben beschriebenen Aspekten, ist die Grenze der Stimmtherapie erreicht. Selbstverständlich kann die Stimmtherapeutin keine Diagnose für eine Psychotherapie stellen. Sie kann aber durch enge Zusammenarbeit mit dem überweisenden Arzt und einer Psychotherapeutin, auch im Rahmen von Therapiesupervision, einen angemessenen Umgang mit dem Patienten besprechen. Das Weiterverweisen an andere Stellen (Psychotherapeutin, Neurologe/Psychiater) kann zum eigenen Schutz an den Arzt abgegeben werden.

Was die Stimmtherapie **zu leisten hat:**

- Umfassende Aufklärung des Patienten über seine Stimmerkrankung.
- Unterstützung bei der individuellen Ursachenforschung.
- Hinweise zur Reduzierung von Stimmbelastung.
- Anweisungen zu allgemeiner Stimmhygiene.
- Anleitung zu alternativem Stimmgebrauch (funktionelle, übende Ebene) und alternativem Stimmverhalten (personale, beratende Ebene).
- Aufklärung zu möglichen Hilfsangeboten anderer Berufsgruppen (Physiotherapie, Psychotherapie, Entspannungstechniken etc.).
- Zusammenarbeit mit Arzt und Psychotherapeutin, um im Einzelfall die Grenzen der Stimmtherapie zu erkennen.

Beachte ► Ziel der Stimmtherapie ist, dass der Patient die Möglichkeit bekommt, seiner Persönlichkeit den angemessenen stimmlichen Ausdruck zu verleihen, nicht, seine Persönlichkeit zu verändern!

Fazit ►

- Eine Stimmtherapie muss sich auf **stimmtherapeutische Aufgaben** beschränken.
- Alle Arbeit, die darüber hinaus geleistet wird, bedarf einer intensiven und **psychotherapeutisch fundierten Zusatzausbildung**.

4.2.3 Die Stimmtherapeutin als Gesprächspartnerin

Die Stimmtherapie stellt für die Patienten eine Ausnahmesituation dar. Neben der rein krankheits- bzw. symptombezogenen Thematik gilt die Aufmerksamkeit der Therapeutin der gesamten Person des Patienten. Die Therapie bietet dem Patienten Zeit und Raum, um über sich selbst, seine

Beschwerden und Gedanken zu berichten. In der Mehrzahl der Fälle wird diese Möglichkeit von Patienten dankbar angenommen. Das Bedürfnis, sich mitzuteilen, ist oft sehr hoch und darf nicht unterschätzt werden.

Gesprächsinhalte

Aus dem Mitteilungsbedürfnis der Patienten ergibt sich die erste Anforderung an die Therapeutin: Sie muss klarstellen, dass sie, um über Ursachen und Entstehung der Stimmstörung einen Eindruck zu gewinnen, **Informationen erfragen** muss. Gleichzeitig ist eine **Zäsur** notwendig: **Was gehört in die Stimmtherapie, was nicht?** Diese Frage kann leider nicht allgemein beantwortet werden. Die Beurteilung im Einzelfall fällt mit einem gewissen Erfahrungswert leichter. Als Regel, vor allem für Berufsanfänger, kann hier nur gelten:

- Die besprochene Thematik muss einen klar erkennbaren **Bezug zur Stimmfunktion** haben.
- Gewinnt die Therapeutin den Eindruck, dass der Gesprächsbedarf des Patienten zu hoch ist und/oder dass Themen angesprochen werden, durch welche sich die Therapeutin **subjektiv überfordert** fühlt, muss der Patient gebremst werden.

Beratung

Beratend tätig werden darf und muss die Stimmtherapeutin im Bereich der sog. Stimmhygiene.

- Dies beinhaltet konkrete Anweisungen zum stimmlichen Verhalten, beispielsweise das Vermeiden von Sprechen oder Schreien in Umgebungslärm.
- Dazu gehören auch Hinweise zu Lebensgewohnheiten wie Ernährung (Vermeidung heißer oder scharfer Speisen, genügend Flüssigkeitszufuhr etc.) oder Alkohol- und Nikotinkonsum (s. Kapitel 11.4 »Merkblatt für Patienten mit funktioneller Stimmstörung«).
- In die Beratung mit eingeschlossen wird eine Anleitung zur Umsetzung des häuslichen Übens und die Anwendung neu erlernter stimmlicher Fähigkeiten in der Alltagssituation.

Ursachenforschung

Das Aufspüren möglicher Ursachen geht über den Bereich Stimmhygiene hinaus. Um den Erfolg der Therapie zu gewährleisten, sollte der Patient erkennen, wodurch die Stimmstörung ausgelöst und aufrechterhalten wird. Dabei spielt selbstverständlich nicht nur die Frage der konkreten Stimmbelastung eine Rolle, sondern auch allgemeine Verhaltens- und Denkmuster, Reaktionen auf sonstige Belastungen oder Konflikte usw.

Erkenntnisprozesse in Gang setzen ▸ Um dem Patienten dazu zu verhelfen, selbst die Zusammenhänge seiner Beschwerden zu erkennen, ist eine allgemeine Aufklärung erforderlich. Das heißt, dass die Funktion der Stimme im Allgemeinen erläutert und Zusammenhänge beispielhaft erklärt werden müssen. Es geht nicht darum, dass die Stimmtherapeutin die Lebensumstände des Patienten in einen Kontext mit seiner Stimmproblematik stellt. **Diesen Transfer muss er selbst leisten.** Die Stimmtherapeutin agiert in diesem Prozess als unterstützende, aber neutrale Gesprächspartnerin.

Beispiel ▸ Medizinstudentin, 26 Jahre, hyperfunktionelle Dysphonie. Neben dem Studium, das sie innerhalb der Regelstudienzeit zu absolvieren beabsichtigt, arbeitet sie als Tänzerin und Sängerin im Bereich Musical. Sie beschreibt den hohen zeitlichen Aufwand für ihren Job, harte und belastende Probenarbeit und einen starken Konkurrenzdruck. Die Wochenenden sind vollständig belegt durch Auftritte oder Proben, neben den Proben unter der Woche nimmt sie mehrere Stunden Gesangs- und Schauspielunterricht. Sie berichtet stolz, dass sie mit 4–5 Stunden Schlaf täglich auskommt, und gibt zwar zu, einen anstrengenden Lebenswandel zu führen, fühlt sich nach eigenen Angaben damit aber keineswegs überfordert. Lediglich ihre Stimme sei in letzter Zeit nicht mehr ganz so kräftig wie früher. Sie führt dies zurück auf bestimmte Gesangstechniken, die sie anwenden muss, z.B. das Ziehen der Bruststimme in das Kopfregister. Von außen betrachtet, drängt sich der Verdacht auf, dass die Patientin sich selbst unter starken Leistungsdruck setzt und der erste Schritt zur Verbesserung der stimmlichen Leistungsfähigkeit eine Reduzierung der täglichen Anforderungen wäre. Von der Stimmtherapeutin darauf angesprochen, bricht die Patientin in Tränen aus. In der nächsten Sitzung berichtet sie, sie habe darüber nachgedacht und sei weder bereit noch in der Lage, ihre Lebenssituation zu verändern und wolle mittels praktischer Übungen weiter an ihrer Stimme arbeiten.

Anhand dieses Beispiels soll deutlich werden, dass von der Stimmtherapeutin Vermutungen zu den Ursachen für eine Stimmstörung vermieden werden müssen, auch wenn sie noch so offensichtlich erscheinen.

Beachte ► Der Erkenntnisprozess muss immer durch den Patienten vollzogen werden. Die detaillierte allgemeine Aufklärung des Patienten ist daher unumgänglich.

Gesprächsführung

In der Gesprächssituation, die inhaltlich über den Bereich Stimmhygiene hinausgeht, muss die Stimmtherapeutin jede Form von Lenkung des Patienten vermeiden, um ihre Kompetenzen nicht zu überschreiten. Das allein stellt bereits eine hohe Anforderung dar. Es kann davon ausgegangen werden, dass es in einer Gesprächssituation fast unmöglich ist, den Sprechenden nicht durch Zuhörerreaktionen zu lenken. Bereits Signale der Körpersprache wirken sich immens auf den Verlauf eines Gespräches aus.

Um einer Stimmtherapeutin Anhaltspunkte zu geben, wie sie sich in einem Gespräch verhalten muss, **ohne den Patienten zu beeinflussen**, sind Hinweise in Anlehnung an die nichtdirektive Beratung nach Rogers hilfreich (vgl. Rogers 2001). Die Beachtung dieser Regeln ermöglicht es, dem Patienten die Verantwortung für Veränderungen zu übertragen und ihn in einem Entwicklungsprozess nicht zu lenken.

Beachte ► Selbstverständlich muss die Einhaltung der Regeln zur klientenzentrierten Gesprächsführung innerhalb der Ausbildung zur Stimmtherapeutin unter fachlicher Aufsicht geübt werden.

- **Der Patient muss Hilfe suchen.** Zu Beginn muss geklärt werden, dass sich der Patient seiner Rolle als Hilfesuchender bewusst ist. Auch, wenn ihm eine Stimmtherapie von ärztlicher oder sonstiger Seite anempfohlen wurde, muss deutlich werden, dass oder ob eine eigene Bereitschaft zur Veränderung besteht.
- **Die Funktion der Therapeutin muss definiert sein.** Die Therapeutin muss klarstellen, dass sie in ihrer beratenden Funktion dem Patienten eine Hilfestellung bietet, eigene Lösungswege zur Veränderung zu erarbeiten. Sie ist nicht bereit und in der Lage, dem Patienten dahingehende Entscheidungen abzunehmen.
- **Die Therapeutin muss den Patienten zum freien Ausdruck ermutigen.** Eine »freundliche, interessierte und aufnahmebereite Einstellung« (Rogers 2001, S. 42) der Therapeutin führt dazu, dass der Patient in der Lage ist, mögliche Probleme und Gefühle, die mit der Stimmerkrankung im Zusammenhang stehen, frei zu äußern. Es dürfen keine Interpretationen von therapeutischer Seite oder die Vermittlung moralischer Werte in die Beratung einfließen.
- **Die Therapeutin akzeptiert und klärt.** Durch eine ermutigende Zuhörerreaktion kann die Therapeutin die Akzeptanz dessen, was der Patient schildert, vermitteln. Eine Klärung kann stattfinden, indem die Therapeutin versucht, den Eindruck, den sie vom Gesagten gewinnt, zu reformulieren. Sie kann durch Rückfragen sicherstellen, dass sie verstanden hat, was der Patient zum Ausdruck bringen wollte. **Akzeptanz** bedeutet nicht, sich beispielsweise in Konfliktsituationen mit dem Patienten zu verbünden oder Partei für die andere Seite zu ergreifen. Akzeptanz bedeutet, dass die Stimmtherapeutin dem Patienten die Bereitschaft und die Fähigkeit signalisiert, seine Situation zu verstehen und die Gefühle und Gedanken, die er dazu äußert, respektiert.

- **Die Therapeutin unterstützt den Prozess der Selbsterkenntnis.** Es ist nicht Aufgabe der Stimmtherapeutin, Ratschläge zu erteilen, ihre eigene Meinung zu äußern oder den Patienten zu bestimmten Handlungsabläufen zu drängen (vgl. Rogers 2001, S. 47). Die Therapeutin kann durch allgemeine Aufklärung dazu beitragen, dass der Erkenntnisprozess in Gang gesetzt wird, und den Patienten darin ermutigen, eigene Lösungsschritte zu finden.

Beispiel ► 52-jährige Patientin, Lehrerin, Stimmlippenknötchen. Die Patientin zeigt sich ausgesprochen interessiert an den funktionellen Zusammenhängen der Stimmgebung. Sie beginnt, während sie die Funktionsweise der Stimme begreift, von selbst Bezüge zu ihrem eigenen Stimmverhalten herzustellen. Ihr Gesprächsbedarf ist hoch. Die Therapeutin beschränkt sich auf akzeptierende und unterstützende Zuhörreaktionen. Durch allgemeine Fragen wie »Gibt es Reaktionen anderer auf Ihr Sprechen oder Ihre Stimme?« kann die Stimmtherapeutin den Erkenntnisprozess unterstützen. Etwa 20 Therapiesitzungen vergehen, in denen die Patientin ihre eigene Situation detailliert beleuchtet, ohne dass nennenswerte praktische Übungen durchgeführt wurden. Die Patientin ist auch in der Lage, die Notwendigkeit stimmhygienischer Maßnahmen zu erkennen (weitgehende Stimmschonung, Vermeiden von Räuspern u.Ä.) und hält sich daran. Eine ärztliche Untersuchung nach diesen ersten 20 Sitzungen zeigt, dass sich die Knötchen vollständig zurückgebildet haben. (Eine Fortsetzung der Behandlung zur Vermeidung eines Rezidivs und zum Abbau aller hyperfunktionellen Symptome ist selbstverständlich nötig.)

Fazit ►
- Die Therapeutin wird neben der **Anleitung zu praktischen Übungen** auch **beratend tätig**.
- Im Rahmen allgemeiner Stimmhygiene kann sie **konkrete Verhaltensregeln** aufstellen.
- In allem, was über den unmittelbaren Bezug zum stimmlichen Verhalten hinausgeht, muss sie sich auf eine **nicht lenkende Gesprächsführung** beschränken.

4.2.4 Der Auftrag des Patienten

Sowohl bei der praktischen Arbeit als auch im Bereich Beratung ist es das Wichtigste, zu Beginn und auch während der Therapie den Auftrag des Patienten zu klären, zu verstehen und ernst zu nehmen. In der Stimmtherapie ist davon auszugehen, dass das Ziel des Patienten darin liegt, seine Stimmfunktion zu optimieren und so zu einer stimmlichen Leistungsfähigkeit zu gelangen, die seinen individuellen Anforderungen genügt. (Zumindest ist dies eine angemessene Zielvorstellung davon, was eine Stimmtherapie leisten kann.)

Klärung des Grundauftrages

Oftmals stellt sich erst im Verlauf einer Therapie heraus, worin die **tatsächlichen Bedürfnisse** des Patienten liegen. So ist es möglich, dass der Wunsch des Patienten nach Zuwendung größer ist als der nach Veränderung. Oder es kann sein, dass der Patient die Vorstellung hat, über stimmliche Veränderungen beispielsweise zu einem größeren Selbstbewusstsein zu gelangen. Seine eigentliche Absicht ist dem Patienten dabei meist selbst nicht bewusst. Um einen möglichst genauen Eindruck vom Ziel des Patienten zu gewinnen, gibt es **bestimmte Formulierungen von Fragen**, die bereits im Anamnesegespräch gestellt werden können (s. Kapitel 5, »Anamnese«). Um falschen Vorstellungen so gut es geht vorzubeugen, muss die Stimmtherapeutin den Patienten detailliert über die Möglichkeiten und die Grenzen der Stimmtherapie informieren.

Beachte ► Zu Beginn der Therapie muss der Patient darüber in Kenntnis gesetzt werden, welche Zielvorstellungen in seinem Fall realistisch sind und welche Hilfe seitens der Therapeutin zu erwarten ist.

Dementsprechend müssen die folgenden Aspekte geklärt werden:
- Die **Verantwortung** für den Therapieprozess liegt in weiten Teilen beim Patienten selbst.

- Die Therapeutin muss klarstellen, dass ihre Fachkompetenz im Bereich **Funktionalität** und **stimmliches Verhalten** liegt. Dieses Wissen kann sich der Patient zunutze machen.
- Es können nur Veränderungen bewirkt werden, die der Patient selbst will. Aus diesem Grund muss der Patient **seine eigenen Ziele** möglichst klar formulieren.
- **Alle Veränderungen muss der Patient selbst vollziehen.** Die Aufgabe der Stimmtherapeutin besteht darin, ihm Wege zur Veränderung anzubieten und darzustellen. Die Wahl des Weges liegt bei dem Patienten, ebenso die Entscheidung, welche Veränderung vollzogen werden soll und welche nicht.

Beachte ► Kann der Patient auch mit Unterstützung der Therapeutin keine konkreten Ziele formulieren oder gehen die Ziele über die Kompetenz der Stimmtherapeutin hinaus, ist sie dazu verpflichtet, den Therapieauftrag abzulehnen oder ihn mit dem Patienten entsprechend zu modifizieren. Eine Ablehnung dient auch ihrem eigenen Schutz.

Klärung von Aufträgen in der Beratung

Auch innerhalb der Therapiesituation ist auf die Aufträge des Patienten zu achten. Kommt es beispielsweise zur Schilderung eines konkreten Konfliktes, liegt es zunächst in der **Entscheidung der Stimmtherapeutin**, ob sie das Thema zulässt oder nicht. Der Wunsch, über bestimmte Dinge zu reden, kann beim Patienten stark sein und ist legitim. Die Möglichkeit, innerhalb der Stimmtherapie einen Raum dafür zu bekommen, kann den Therapieprozess positiv beeinflussen. Daher ist es ebenfalls legitim, dass die Therapeutin solche Gespräche zulässt. Sie hat in diesem Fall allerdings darauf zu achten, dass sie **keine beeinflussende oder lenkende Rolle** dabei einnimmt.

Eine Grenze ist jedoch spätestens dann erreicht, wenn der Patient sich Rat suchend an die Stimmtherapeutin wendet in Bereichen, die ihre Fachkompetenz überschreiten, d.h. über Stimmhygiene oder Stimmverhalten hinausgehen. Dabei gilt, dass Formulierungen wie »Ich weiß nicht, was ich machen soll!« oder »Ich bin ratlos!« noch keinen Aufforderungscharakter im Sinne von »Geben Sie mir Rat!« haben.

Beachte ► Die Stimmtherapeutin hat sehr genau darauf zu achten, **welcher Auftrag ihr situativ** vom Patienten erteilt wird.

Es ist davon auszugehen, dass Patienten, wenn sie eine Form von Belastung schildern, durch das »Darüber Sprechen« bereits eine Erleichterung erfahren. Und in den meisten Fällen wird von der Stimmtherapeutin auch nichts weiter erwartet, als dass sie zuhört und versteht. Die Problematik liegt dabei oft weniger im tatsächlichen Auftrag des Patienten als vielmehr im **Bedürfnis der Therapeutin**, dem Patienten eine Hilfe zu sein.

Fazit ►
- Die **Zielvorstellungen** des Patienten für die Therapie müssen so genau wie möglich definiert und zu dem in Bezug gesetzt werden, was eine Stimmtherapie leisten kann.
- Erteilt ein Patient der Therapeutin den Auftrag, ihm beispielsweise in Fragen der **Konfliktbewältigung** einen Rat zu erteilen, muss sie diesen **Auftrag ablehnen**.
- Aufgabe der Therapeutin ist es nie, die Probleme des Patienten zu lösen.
- Mithilfe der **nichtdirektiven Gesprächsführung** kann die Therapeutin dazu beitragen, dass der Patient eine mögliche Konfliktsituation erkennt und klären kann.

4.2.5 Transparenz

Die Möglichkeit, dem Patienten die Verantwortung für den Therapieprozess weitestgehend zu übertragen, setzt selbstverständlich **Fachkompetenz bei der Therapeutin** voraus. Um dem Patienten die Entscheidung darüber zu lassen, welche realistischen Veränderungen an der Stimme vorgenommen wer-

Übersicht 4.2
Inhalte der Patientenaufklärung

- Wie genau funktioniert die Stimme?
- Welche körperlichen Funktionen stehen im Zusammenhang mit der Stimme?
- Welcher Zusammenhang besteht zwischen Stimme und Persönlichkeit?
- Wie hängen Körperfunktionen mit allgemeinen und situativen Befindlichkeiten zusammen?
- Welche stimmlichen Merkmale gelten als »physiologisch«, welche nicht?
- Welche stimmlichen Parameter sind veränderbar?

den sollen, muss die Therapeutin die nötigen Mittel und Wege kennen, um dieses Ziel zu erreichen. Verantwortung für die eigene Leistung kann ein Patient nur dann übernehmen, wenn er gewissermaßen selbst zum **Fachmann seiner Stimme** wird (**Übersicht 4.2**). Um eine Entscheidung darüber zu treffen, welche Veränderungen er vornehmen möchte und auf welche Art, muss er die Komplexität des Geschehens wenigstens vom Prinzip her verstanden haben.

Dazu kommt, dass der Sinn **jedes einzelnen Therapieschrittes** für den Patienten nachvollziehbar sein muss. Es ist nicht immer hilfreich, einem Patienten **vor** einer Übung zu erläutern, welches Ziel damit verfolgt wird (s. auch Kapitel 9.2.3 »Über das Anbieten von Übungen«). Spätestens danach aber muss der Patient entweder durch den konkreten Erfolg einer Übung oder durch Aufklärung den Sinn der Übung verstehen. Anschließend kann er darüber entscheiden, ob er die jeweilige Übung in sein Übungsrepertoire aufnehmen möchte oder nicht. Gerade deshalb ist Transparenz in der Stimmtherapie unabdingbar.

Das Bedürfnis, die eigene »Störung« fachlich zu beleuchten und zu »verstehen«, bringt nicht jeder Stimmpatient mit. Erfahrungsgemäß ist dies oft ein Zeichen dafür, dass es ihm an der Bereitschaft mangelt, die Verantwortung für die eigene Befindlichkeit zu übernehmen. Dies kann sich im Verlauf einer Therapie auch darin äußern, dass der Patient z.B. keine Zeit für häusliches Üben findet (vgl. Kapitel 9.1.2 »Faktoren, die den Erfolg der Therapie beeinflussen«). Ein Mangel an Bereitschaft, Verantwortung zu übernehmen, sollte aber nicht automatisch mit dem Gedanken an eine Psychotherapie verknüpft werden.

Fazit ►

- Transparenz in der Therapie dient der **Glaubwürdigkeit der Therapeutin** und ermöglicht es dem Patienten, in der Therapie **selbstverantwortlich** zu agieren.

4.2.6 Die Macht der Therapeutin

Welche Macht eine Stimmtherapeutin aufgrund ihrer Profession besitzt, wird in der Regel unterschätzt. Wenn sich ein Patient zu einer Therapie entscheidet, geht er zunächst von der Fachkompetenz seiner Stimmtherapeutin aus. Eine korrekte Einschätzung, wie weit diese Kompetenz reicht, kann vom Patienten nicht erwartet werden. Besonders in Krisensituationen kann es daher geschehen, dass die Logopädin zu einer Instanz wird, deren Rat und Beistand nur zu gerne in Anspruch genommen wird.

Cave ► Nicht jeder erwachsene Stimmpatient ist in der Lage, volle Verantwortung für sein eigenes Handeln zu übernehmen.

Dazu kommt, dass nicht jeder Patient willens oder in der Lage dazu ist, seine Stimmproblematik im

Detail zu erkennen und zu verstehen. Begibt sich jemand aufgrund körperlicher Beschwerden beispielsweise in ärztliche Behandlung, steht an erster Stelle der Auftrag »Beseitigen sie meine Beschwerden!«, seltener »Erklären Sie mir die anatomischen, physiologischen und psychosomatischen Zusammenhänge!«.

Auch wenn der Patient so detailliert wie möglich aufgeklärt wird, ist er darauf angewiesen, der Logopädin zu vertrauen, dass das, was sie ihm anbietet, seiner Stimme hilft. Und je höher der Leidensdruck ist, desto bereitwilliger werden Ratschläge der Stimmtherapeutin befolgt.

Beispiel ► Beispiel aus einer supervidierten Schülertherapie: Der Schüler beauftragt eine 70-jährige Patientin, sich vorzustellen, sie habe eine Peitsche in der Hand. Er wäre nun ein Esel, den sie antreiben müsse. Der Schüler läuft, laut »I-ah« schreiend um den Tisch, die Patientin, eine imaginäre Peitsche schwingend, »Heja, heja« rufend, hinter ihm her. Diese Übung wird etwa 15 Minuten lang durchgeführt.

Im Einzelfall mag sich eine solche Übung tatsächlich positiv auf die Stimmgebung auswirken. Was anhand des Beispiels jedoch verdeutlicht werden soll, ist, wie bereitwillig Patienten auch ausgesprochen seltsam anmutende Übungen durchführen, so lange sie daran glauben, dass ihnen damit geholfen wird.

Während es in Übungssituationen eher zu komischen oder erheiternden Situationen kommen kann, besteht in der Beratungssituation die große Gefahr, die Patienten in Entscheidungen zu lenken oder zu unterstützen, die sie von sich aus unter Umständen nicht getroffen hätten. Die Stimmtherapeutin übernimmt dann eine **Verantwortung** für den Patienten, die sie **nicht tragen darf.** Nicht nur, dass sie damit ihre Kompetenz überschreitet, sie entmündigt den Patienten dadurch auch gewissermaßen.

Beachte ► Greift eine Stimmtherapeutin im Beratungsprozess lenkend ein, überschreitet sie ihre Aufgabenbereiche.

Die »Allmacht« der Therapeutin

Die sich abzeichnende Entwicklung in der Stimmtherapie – hin zur Kompetenzerweiterung der Stimmtherapeutin im Bereich der beratenden Tätigkeit – kann als ein (teils berechtigter) Ausdruck für den Wunsch angesehen werden, jedem Patienten bestmöglich und allumfassend helfen zu können. Anzunehmen ist aber, dass die Mehrzahl der existierenden Therapieverfahren, seien sie rein übend oder »ganzheitlich«, mit **etwa vergleichbaren Erfolgsquoten** arbeiten.

Exkurs ►

Ernst zu nehmende Studien zu messbaren Erfolgen von unterschiedlichen Konzepten existieren nicht. Ein direkter Vergleich einzelner Konzepte ist insofern kaum möglich, da ein Verlauf und Erfolg der Therapie auch wesentlich von der Persönlichkeit der Therapeutin und dem Therapeutinnen-Patienten-Verhältnis abhängt. Allerdings deuten die Erfolge, die die Vertreter einzelner Konzepte ihrer Methode zuschreiben (sofern man dem Glauben schenken möchte), darauf hin, dass die Erfolgsquoten etwa vergleichbar sind.

Eine weitere Entwicklung innerhalb therapeutischer Verfahren ist im Sinne der Effizienz und Optimierung selbstverständlich wünschenswert. Diese Absicht darf aber nicht dazu führen, dass sich die Stimmtherapeutin als eine Instanz betrachtet, die mit jedem Patienten und jedem Symptom adäquat umzugehen weiß.

Beachte ► Der Hauptaspekt einer verantwortungsvollen Tätigkeit liegt nicht darin, Kompetenzen zur Bewältigung jedes »Problems« zu erwerben, sondern darin, die eigenen Grenzen deutlich wahrzunehmen.

Fazit ►

- In ihrer Rolle als Gesprächpartnerin wird die Stimmtherapeutin von manchen Patienten als eine **über die Stimme hinaus** beratende Instanz betrachtet.

- Um ihre Macht nicht zu missbrauchen, muss sich die Stimmtherapeutin **ihrer fachlichen Grenzen bewusst** sein.
- Der Wunsch, jedem Patienten zu helfen, kann dazu führen, dass **Kompetenzen überschritten** werden.

4.2.7 Therapeutische Grundhaltung

Die therapeutische Grundhaltung ist von einer möglichst **objektiven, unvoreingenommenen und wohlwollenden Haltung** dem Patienten gegenüber bestimmt. Das heißt, die Therapeutin muss vor ihrem fachlichen Hintergrundwissen versuchen, die Problematik des Patienten zu verstehen und nach Möglichkeit aus seiner eigenen Sicht betrachten können. Dabei geht es darum,

- eine Störung oder Erkrankung einerseits unter objektivierbaren Aspekten einzuordnen, aber auch darum,
- die Problematik unter dem subjektiven Erleben des Patienten einzuschätzen.

Beratungssituation ► In der Beratungssituation beinhaltet die therapeutische Grundhaltung, dass alle Äußerungen des Patienten ernst genommen werden sollten und die subjektive Betrachtungsweise der Therapeutin im Hintergrund steht. Der Patient muss durch neutrale oder auch verstärkende Reaktionen dazu ermuntert werden, seine eigenen Wahrnehmungen seine Stimme betreffend zu verbalisieren und ernst zu nehmen. Die therapeutische Grundhaltung verlangt **Einfühlungsvermögen**, aber nicht Mitleid (s. Kapitel 4.2.8 »Nähe und Distanz«).

Übungssituation ► In der Übungssituation ist eine vertrauensvolle Atmosphäre mindestens ebenso wichtig wie in der Beratungssituation. Es muss der Therapeutin gelingen, dem Patienten die Scheu vor Stimmübungen oder stimmlichen Experimenten zu nehmen und davor, die eigene Stimme klingen zu lassen. Ebenso ist es bei Atem- oder Körperarbeit unerlässlich, dass sich der Patient vertrauensvoll in »die Hände« der Stimmtherapeutin begibt.

Beachte ► Eine Vertrauensbasis zwischen Patient und Therapeutin entsteht in erster Linie dadurch, dass die Stimmtherapeutin eine Fachkompetenz besitzt, die der Patient anerkennen kann. Um das zu ermöglichen, ist Transparenz in der Therapie unerlässlich.

Neben einer adäquaten Arbeitsanleitung sind einzelne Therapieschritte so zu begleiten, dass der Patient sich sicher fühlt in dem, was er tut. Dies erfordert seitens der Therapeutin viel Geduld. Rückmeldungen sind unerlässlich und sollten nach Möglichkeit positiv verstärkend sein. Der Patient muss dazu ermutigt werden, auch »unschöne« Töne zuzulassen. Das Schamgefühl der eigenen Stimme gegenüber ist bei vielen Patienten stark ausgeprägt. Das betrifft weniger das Sprechen an sich als das Tönen der Stimme in Stimmübungen.

Fazit ►

- Die therapeutische Grundhaltung ist gekennzeichnet von **Akzeptanz, Wohlwollen** und **Unvoreingenommenheit** dem Patienten gegenüber.

4.2.8 Nähe und Distanz

Durch die Profession der Stimmtherapeutin ergibt sich zu Beginn der Therapie eine hilfreiche Distanz zwischen Patient und Therapeutin. Im Laufe der Therapie muss die Stimmtherapeutin einerseits eine **Vertrauensbasis** schaffen, um erfolgreiches Arbeiten zu ermöglichen, andererseits ist sie darauf angewiesen, einen **professionellen Abstand** einzuhalten. Die Vertrauensbasis entsteht aus der therapeutischen Grundhaltung und der fachlichen Kompetenz. Einerseits um sich selbst zu schützen, andererseits um einen möglichst objektiven Blick für den Patienten nicht zu verlieren, muss eine klare Rollenverteilung zwischen Patient und Therapeutin bestehen bleiben.

Was die Distanz stört

Zu einer vertrauten Therapieatmosphäre gehört nicht nur die fachliche, sondern auch eine **emotionale Beziehung** zwischen Therapeutin und Klient. Die emotionale Komponente ermöglicht es dem Patienten, sich wohl und angenommen zu fühlen, sie macht sich bemerkbar in Wärme, Mitgefühl und Zuwendung. Wird die emotionale Basis jedoch zu stark, stört dies die Distanz und das Arbeitsverhältnis.

Eine Störung kann z.B. durch starke **Ablehnung** oder **Zuneigung** zum Patienten entstehen. Worin die Ursachen für entsprechende Gefühlsmomente liegen, kann nur im Einzelfall und unter Supervision aufgedeckt werden. In erster Linie wichtig ist festzustellen, dass eine weitgehend neutrale Haltung dem Patienten gegenüber nicht möglich ist. Sofern es nicht gelingt, mit Hilfe des Supervisors dabei mögliche Projektionen oder andere Ursachen zu identifizieren und zu beseitigen, muss davon ausgegangen werden, dass der Therapieprozess gestört und eine Fortsetzung der Therapie nicht günstig ist.

Eine **übermäßige Mitleidsfähigkeit**, deren genaue Ursache wiederum im Einzelfall geklärt werden muss, beeinträchtigt dauerhaft oder situativ die Arbeitsfähigkeit der Therapeutin. Auch eine Stimmerkrankung kann mit einem schweren Schicksal verbunden sein. In solchen Fällen die nötige Distanz zu halten kann schwer sein.

Eine weitere Störung der Distanz kann durch eine **übersteigerte Hilfsbereitschaft** der Therapeutin ausgelöst werden. Häufig ist dies gerade bei Berufsanfängerinnen der Fall. Der Wunsch, erfolgreich zu therapieren, ist dann besonders groß. Dabei kommt es leicht zu Verwechslungen zwischen fachlicher und »menschlicher« Akzeptanz (»Wenn der Patient mich mag, bin ich eine gute Therapeutin.«). Außerdem werden die Grenzen der eigenen Aufgabenbereiche noch nicht so bewusst wahrgenommen.

Cave ► Um eine Bestätigung der eigenen Kompetenz durch einen erfolgreichen Therapieabschluss zu bekommen, ist manche Therapeutin zu mehr Einsatz bereit, als es ihre eigentliche Aufgabe ist.

Dies äußert sich beispielsweise darin, dass Therapien sich in endlosen Gesprächen über Themen verlieren, die über das eigentliche Problem hinausgehen. Oder der Patient reagiert auf entsprechende Signale der Therapeutin mit einer inadäquaten emotionalen Zuwendung, sodass er sich beispielsweise in die Stimmtherapeutin verliebt oder sie persönlich angreift. Die Ausnahmesituation Therapie bringt es immer wieder mit sich, dass Patienten sich besonders beachtet fühlen und das fachliche mit einem persönlichen Interesse verwechseln. Geschieht dies jedoch häufiger, ist es meist ein Zeichen dafür, dass die Therapeutin nicht in der Lage ist, eine innere Distanz zu ihren Patienten zu wahren.

Mangelnde Distanz stört den Therapieprozess in jedem Fall empfindlich. Eine Lösung liegt entweder darin, den Patienten an eine Kollegin weiterzuverweisen oder mithilfe einer Supervision die Ursachen für das gestörte Verhältnis aufzudecken und zu beseitigen.

Fazit ►

- Eine **fehlende professionelle Distanz** zwischen Therapeutin und Patient beeinträchtigt den Therapieprozess.
- Die Distanz kann durch **unangemessene emotionale Reaktionen**, ein **übersteigertes Hilfsbedürfnis, Mitleid** oder **Missverständnisse** auf der Beziehungsebene gestört sein.

4.2.9 Psychotherapie und Stimmtherapie

Die Tatsache, dass besonders funktionelle Stimmstörungen häufig im Zusammenhang mit **belastenden Lebenssituationen** auftreten, legt den Schluss nahe, dass begleitend zu einer Stimmtherapie in den meisten Fällen eine psychotherapeutische Behandlung angezeigt wäre. Auch wenn diese Vermutung durch Erfahrungen in der Praxis bestätigt werden kann, ist die Realisierung nicht immer möglich. Dies hat zwei Gründe, die nachfolgend aufgeführt werden.

Organisation

Leider fehlt es in vielen Fällen an der interdisziplinären Zusammenarbeit zwischen Psychotherapie und Logopädie. Das liegt weniger an mangelnder Bereitschaft, sondern daran, dass es noch wenig Psychotherapeutinnen gibt, die in der Arbeit mit Stimmpatienten erfahren sind. Dazu kommt die Frage der ärztlichen Verordnung. Das Symptom »Stimmstörung« genügt nicht in jedem Fall, um eine Psychotherapie von der Krankenkasse bewilligt zu bekommen.

Das Problem der Vermittlung

Der Leidensdruck, den der Patient mitbringt, bezieht sich auf ein funktionsuntüchtiges Organ. Das heißt, der Patient geht dementsprechend von einer »organischen« Erkrankung oder Beeinträchtigung aus. Wird ihm neben der Stimmtherapie eine Psychotherapie empfohlen, kann dies – trotz vorheriger Aufklärung – dazu führen, dass sich der Patient nicht ernst genommen fühlt. Reaktionen (auch unausgesprochene) wie »Ich bin doch nicht psychisch krank!« oder »Meinen Sie, das ist alles Einbildung?« sind dann nicht auszuschließen.

Sofern nicht bereits vom Arzt die Diagnose »Psychogene Dysphonie« gestellt wurde, ist zunächst davon auszugehen, dass bei funktionellen Dysphonien allein durch stimmtherapeutische Arbeit eine Heilung herbeigeführt werden kann. Erfahrungsgemäß stellt sich in manchen Fällen während der Therapie dennoch heraus, dass die Stimmstörung von Faktoren aufrechterhalten wird, die stimmtherapeutisch nicht beeinflussbar sind. Handelt es sich dabei z.B. um nicht bewältigte Konflikte oder Krisensituationen, sollte die Stimmtherapeutin an die Möglichkeit psychotherapeutischer Unterstützung denken und dies ggf. thematisieren.

Beachte ► Eine Stimmtherapeutin ist keinesfalls in der Lage, eine Diagnose im Sinne einer psychischen Erkrankung oder eine Indikation für eine Psychotherapie zu stellen!

Vielmehr geht es darum, dem Patienten zu signalisieren, wo die **Grenzen** der stimmtherapeutischen Kompetenzen liegen. Um diese Grenzen im Einzelfall selbst wahrzunehmen, ist es für eine Stimmtherapeutin wiederum unumgänglich, sich selbst unter Supervision zu begeben.

Wenn eine psychotherapeutische Maßnahme für einen Patienten angemessen erscheint, stellt sich die Frage, ob eine Logopädin dazu ausgebildet ist oder sich dazu in der Lage fühlt, dem Patienten eine Psychotherapie nahe zu legen. Letztendlich muss jede Stimmtherapeutin für sich und im Einzelfall entscheiden, ob sie diesen Schritt unternimmt oder nicht. Das **Vertrauensverhältnis** zum Patienten spielt dabei wahrscheinlich die wesentliche Rolle.

Beachte ► Die mögliche Notwendigkeit für eine psychotherapeutische Behandlung muss im Vorfeld mit einer Psychotherapeutin, die den Patienten kennt, und dem überweisenden Arzt geklärt werden. Die Empfehlung zur Psychotherapie und das Weiterverweisen an den Facharzt (Neurologe/Psychiater) sollte Aufgabe des Phoniaters oder der Psychotherapeutin sein.

Ein Ziel der Stimmtherapie ist, durch allgemeine Aufklärung dem Patienten Schritte zur Selbsterkenntnis zu ermöglichen. Das kann in Einzelfällen dazu führen, dass der Patient von sich aus die Möglichkeit einer Psychotherapie in Erwägung zieht. Dann sollte die Stimmtherapeutin in der Lage sein, den Patienten bei der Suche nach einer überweisenden Stelle oder einer Psychotherapeutin zu unterstützen.

Beispiel ► 33-jährige Patientin, Stimmlippenlähmung infolge von Metastasenbildung in der Schilddrüse, verursacht durch einen Primärtumor des Dickdarmes. Die Patientin wird bei der Logopädin vorstellig mit dem Wunsch, an ihrer Singstimme zu arbeiten. Die Patientin hat eine 4-jährige Tochter, mit der sie gerne gemeinsam singen möchte. Die Stimme wird jedoch seit einigen Wochen beständig schlechter. Die Patientin befindet sich in strahlen- und chemotherapeutischer Behandlung.

Besonders Patienten, deren Stimmstörung im Zusammenhang mit einer schweren oder lebensbedrohlichen Erkrankung auftreten, tragen das Leid über ihr Schicksal selten in die logopädische Therapie. Ursachenforschung erübrigt sich ohnehin in Fällen wie diesem. Dennoch kann es auch für die Therapeutin hilfreich sein zu erfragen, ob die Patientin anderweitig psychosozial betreut wird. Ist dies nicht der Fall, kann die Logopädin den Hinweis geben, dass in einer so schweren Lebenssituation durchaus therapeutische Hilfe in Anspruch genommen werden sollte.

Fazit ►

- In manchen Fällen von funktionellen Dysphonien kann eine **begleitende Psychotherapie** angezeigt sein.
- Zur Klärung der Notwendigkeit ist eine **enge Zusammenarbeit** mit einer Psychotherapeutin und dem überweisenden Arzt erforderlich.
- Die Indikation für eine Psychotherapie stellt ein **Facharzt** (Neurologe/Psychiater).

4.2.10 Keine Angst vor Stimmtherapien!

In der Ausbildung ist immer wieder zu beobachten, dass Schülerinnen und Schüler vor der Stimmtherapie einen besonders großen Respekt haben. Das ist vermutlich deshalb der Fall, weil die Stimmtherapie ein großes Fachwissen voraussetzt und die Zusammenhänge so komplex sind. Die Bedenken sind, wie Erfahrungen aus der Praxis zeigen, keineswegs unbegründet.

Beachte ► Umso wichtiger ist es, im Rahmen der Ausbildung handfestes Übungsmaterial und möglichst klare Vorgaben für die Therapeutinnenrolle zu geben.

Dennoch oder gerade deshalb bietet die Stimmtherapie ein weites Feld für **Kreativität und Improvisation.** Besonders wichtig ist dabei die Bereitschaft zum Ausprobieren und zur Beobachtung. Selbst, wenn zwei Stimmtherapeutinnen eine identische Methode in der Behandlung anwenden, werden sich die Therapieverläufe und Inhalte doch grundlegend voneinander unterscheiden. Zum einen deshalb, weil Persönlichkeit und Vorlieben der Behandlerin einen bedeutenden Einfluss auf die Gestaltung einer Therapie nehmen. Und zum anderen, weil der **Patient** einen Großteil der Entscheidung darüber mitträgt, wie sich eine Therapie entwickelt.

Beachte ► Wirkliche Fachkompetenz erlangt eine Stimmtherapeutin nur durch das praktische Arbeiten. Wenn sie selbst die Bereitschaft zur Veränderung besitzt, wird die Arbeit mit Stimmpatienten zu einem fortlaufenden Prozess des Lernens und der Erweiterung ihrer therapeutischen Fähigkeiten.

4.2.11 Keine Angst vor der Ablehnung eines Therapieauftrages!

Jede Stimmtherapeutin ist dazu berechtigt und auch verpflichtet, den einen oder anderen Therapieauftrag abzulehnen. Die Gründe dafür können unterschiedlich sein: Die Therapeutin fühlt sich subjektiv überfordert, oder sie entwickelt dem Patienten gegenüber negative Emotionen usw.

Beachte ► Die Ablehnung eines Therapieauftrages ist ein Zeichen für eine verantwortungsvolle Tätigkeit und das Wissen um die eigenen Grenzen!

Einen Therapieauftrag abzulehnen ist nicht leicht, und es scheint fast unmöglich, das zu tun, ohne, dass der Patient sich als Person abgelehnt fühlt. Es bleibt dabei der Stimmtherapeutin überlassen, ob sie die Gründe für die Ablehnung deutlich formuliert oder ob sie ggf. organisatorische Gründe vorschiebt (kein freier Therapieplatz o.Ä.). Kommt es ohnehin nicht zu einer gemeinsamen Arbeit, kann uneingeschränkte Offenheit zu Konflikten oder gar Verletzungen führen, die nicht unbedingt nötig oder hilfreich sind.

In jedem Fall aber sollte die Stimmtherapeutin dem Patienten bei der Suche nach einem anderen Therapieplatz helfen, am besten im Vorhinein eine Kollegin ansprechen und um Übernahme des Patienten bitten.

4.2.12 Stimmtherapie und Supervision

Nach Abschluss der Ausbildung bleibt es jeder Logopädin bislang selbst überlassen, ob sie sich fortbildet oder eine Supervision in Anspruch nimmt. Im Hinblick auf die Anforderungen, die während der Behandlung von Stimmstörungen auftreten können, muss sich eine verantwortungsvoll tätige Stimmtherapeutin zumindest in den ersten Jahren der Berufsausübung unter eine **fachkompetente und psychotherapeutisch qualifizierte Supervision** begeben. Die Gelegenheit zur Rücksprache mit einem Supervisor sollte während der gesamten Berufstätigkeit bestehen bleiben. (s. Übersicht 4.1, S. 88).

Beachte ► Nur unter Supervision ist eine Stimmtherapeutin in der Lage, sich in der Arbeit mit Stimmpatienten vor Grenzüberschreitungen zu bewahren und mit außergewöhnlichen Krankheitsgeschichten angemessen umzugehen.

Fazit ►

- Um zu vermeiden, dass ihre beratende Tätigkeit die Grenze zu psychotherapeutischer Intervention überschreitet, ist es unumgänglich, dass sich die Stimmtherapeutin selbst unter eine **fachkundige Supervision** begibt.

5 Anamnese

Übersicht

5.1 Ziele des logopädischen Anamnesegesprächs

Zu Beginn einer stimmtherapeutischen Therapie steht neben der Diagnostik ein ausführliches Anamnesegespräch. Es ist davon auszugehen, dass dieses Gespräch nicht wirklich innerhalb der ersten Therapiesitzungen abgeschlossen werden kann. Dies betrifft besonders die Frage nach möglichen Ursachen, möglichen Faktoren, die die Störung aufrechterhalten und die Einschätzung der eigenen Stimme und ihrer Veränderungen. Die Anamnese ist demnach ein **Prozess**, der sich durch den gesamten Verlauf der Therapie zieht.

Um eine Entscheidung darüber zu treffen, ob und mit welchen Inhalten eine Therapie stattfindet, müssen zu Beginn verschiedene Fragen geklärt werden. Orientierung bietet ein **Anamnesebogen** (s. Kapitel 11.1 »Anamnesefragebogen Stimmstörungen«), der abgefragt werden kann. Selbstverständlich ist im Verlauf der Therapie das Wiederaufgreifen und Vertiefen einzelner Themen nötig.

Information ► Die Anamnese dient der Therapeutin dazu, wichtige Informationen über mögliche Ursachen, Entstehung und Entwicklung der Erkrankung zu sammeln. Ebenso geht es darum, einen Einblick in die berufliche und private Situation des Patienten zu erhalten und eine Einschätzung der jeweiligen Stimmbelastung.

Motivationsklärung ► Weiterhin muss geklärt werden, welche Motivation hinter der Therapieabsicht des Patienten steht und warum er sich gerade zu diesem Zeitpunkt zu einer Therapie entschlossen hat. Der Patient sollte versuchen, seine Ziele möglichst klar zu formulieren. Seine Vorstellungen über Therapieinhalte werden mit dem verglichen, was eine Stimmtherapie tatsächlich leisten kann.

Einschätzung der Symptomatik ► Die Gesprächssituation bietet darüber hinaus die Möglichkeit, einen Eindruck von dem Kommunikationsverhalten sowie der Stimmgebung und der Atmung des Patienten in freier Rede zu bekommen.

Erster Therapieschritt ► Das Anamnesegespräch ist die Basis für weitere Gespräche in der Therapie. Es werden schon zu Beginn nahezu alle Bereiche angesprochen, die im Zusammenhang mit der Erkrankung stehen. Deshalb kann die Anamnese bereits als erster Schritt des therapeutischen Prozesses betrachtet werden. Der Patient hat die Chance, auf mögliche Zusammenhänge aufmerksam zu werden, und bekommt Anregungen, die es ermöglichen, den Prozess der Selbsterkenntnis in Gang zu setzten. Die Auseinandersetzung mit möglichen Ursachen und spezifischen Verhaltensweisen beginnt mit der Anamnese. Daher können die weiteren Gespräche, die unter den Bereich »Beratung« fallen, als Fortsetzung betrachtet werden.

Was zu Beginn der Therapie geklärt sein sollte ► Der Patient sollte seine Entscheidung zur Therapie nochmals überprüfen und innerhalb der ersten Stunden einen endgültigen Entschluss fassen, ob die Therapie stattfinden soll oder nicht. Damit dies möglich ist, muss klargestellt sein,
- ob seine Motivation ausreicht, um genügend Zeit in seine Stimme zu investieren,
- ob sein Leidensdruck entsprechend hoch ist,
- welche konkreten Therapieziele er verfolgt,
- ob seine Ziele realistisch und innerhalb einer Stimmtherapie zu erreichen sind,
- dass die Therapeutin in einem Prozess der Veränderung lediglich Hilfestellung leisten kann.

5.2 Die Anamnese aus Sicht des Patienten

Da die Anamnese bereits **zum Therapieprozess gehört**, ist es in der Stimmtherapie von großer Bedeutung, das Beschwerdebild und die Zusammenhänge zu Beginn ausführlich zu klären.

Meistens hat der Patient einige Fragen, die üblicherweise in den ersten Therapiesitzungen gestellt werden, bereits während der ärztlichen Untersuchung beantwortet. Bekommt die Stimmtherapeutin darüber einen **Bericht** vom Arzt, müssen die entsprechenden Themen selbstverständlich nicht noch einmal behandelt werden. In einem solchen Fall bietet es sich an, die Anamnese damit einzuleiten, die Informationen, die vom Arzt weitergegeben wurden, vor dem Patienten zu wiederholen und sich zu versichern, dass die Angaben so richtig sind, bzw. dem Patienten Gelegenheit zur Ergänzung zu geben.

In den meisten Fällen jedoch stört es die Patienten nicht, ihre Beschwerden wiederholt zu schildern. Das logopädische Anamnesegespräch bietet dabei aber gewissermaßen eine **Ausnahmesituation.** Anders, als er es von ärztlichen Untersuchungen her gewohnt ist, wird dem Patienten die Möglichkeit geboten, sehr ausführlich über seine Erkrankung zu berichten. Das kann einzelnen Patienten Schwierigkeiten bereiten oder sie verwirren, eben weil es ungewohnt ist. Leicht kann sich der Gedanke einstellen: »Ich bin doch nicht zum Reden her gekommen, sondern zum Arbeiten!«

Deshalb sind zwei Aspekte wichtig:

- Der Patient sollte darauf vorbereitet werden, dass ein wesentlicher Teil der Therapie darin besteht, mögliche Ursachen der Stimmerkrankung herauszufinden und die Verhaltensweisen zu erkennen, die dazu führen, dass die Stimme weiterhin belastet wird. Das Gespräch ist also ein wichtiger Bestandteil der Therapie.
- Bereits in der ersten Stunde sollte mit dem **praktischen Üben** begonnen werden.

Beachte ► Die Patienten nehmen die Möglichkeit zum Gespräch meistens dankbar an. Aber auch in diesen Fällen sollte auf eine praktische Übung in der ersten Stunde nicht verzichtet werden.

5.3 Gliederung

Die Anamneseerhebung sollte **innerhalb der ersten beiden Therapiesitzungen** abgeschlossen werden. Um dem Patienten bereits nach der ersten Sitzung eine kurze Einschätzung seines Beschwerdebildes geben zu können, sollten einzelne Aspekte in der ersten Stunde geklärt sein.

Um auf sämtliche relevanten Fragen eine detaillierte Antwort zu erhalten, reicht die erste Stunde in den meisten Fällen nicht aus. Außerdem sollten in der ersten Stunde auch bereits die wichtigsten diagnostischen Daten erhoben werden. Im Durchschnitt ist es möglich, Anamnese und Diagnostik innerhalb der **ersten beiden Stunden** zu einem vorläufigen Abschluss zu bringen.

Da es für den Patienten wichtig ist, bereits nach der ersten Sitzung von der Therapeutin eine kurze **Einschätzung der Stimmstörung** zu erhalten, gibt es einzelne Fragen, die innerhalb der ersten Stunde zur Sprache kommen sollten. Um sich einen ersten Überblick zu verschaffen, muss die Stimmtherapeutin erfragen

- wann die Beschwerden begonnen und wie sie sich seither entwickelt haben,
- welche berufliche und private Stimmbelastung besteht,
- wie sich die Beschwerden im Laufe des Tages verändern,
- ob es Auffälligkeiten während des Stimmwechsels gab.

Um einen Eindruck von den Erfolgsaussichten einer Stimmtherapie zu bekommen, sollte bereits in der ersten Stunde die **Motivation** des Patienten so weit wie möglich besprochen werden.

Der Patient sollte auch zu Anfang nach seiner Einschätzung möglicher **Ursachen** gefragt werden. Jede Information, die der Patient von der Therapeutin zum Thema Stimmstörung bekommt, verfälscht den Aufschluss, den die Therapeutin aus seiner Antwort ziehen kann (s. Kapitel 5.4.1 »Zur Krankheitsgeschichte«).

Ebenfalls in der ersten Stunde sollte der Patient Gelegenheit bekommen, seine Vorstellungen über das, was in der Therapie passieren wird, darzustellen und seine **Erwartungen und Ziele** zu formulieren.

Tipp ► Nach Abschluss der Anamnese oder nach Abschluss einzelner Abschnitte sollte sich die Therapeutin vergewissern, ob ihre Notizen mit den Angaben des Patienten übereinstimmen. Indem sie nochmals formuliert, was sie mitgeschrieben hat, bekommt der Patient Gelegenheit, sie möglicherweise zu korrigieren oder wichtige Informationen zu ergänzen.

Fazit ►

- Die Anamnese dient der Therapeutin zur **Einschätzung des Störungsbildes, der begleitenden Umstände** und der **Motivationsklärung**. Gemeinsam mit dem Patienten wird auf dieser Grundlage entschieden, ob eine Therapie durchgeführt wird oder nicht.
- Damit der Patient nicht den Eindruck bekommt, er werde »ausgefragt«, muss das Gespräch als **Therapiegrundlage** begründet und nach Möglichkeit bereits in der ersten Stunde mit dem Üben begonnen werden.
- Bereits zum Ende der ersten Sitzung sollte die Stimmtherapeutin in der Lage sein, dem Patienten eine **Einschätzung der Symptomatik** zu geben.

5.4 Erläuterungen zum Anamnesebogen

Im Folgenden werden Hinweise zur genauen Durchführung eines Anamnesegespräches gegeben. Es wird erläutert, welche Informationen die Stimmtherapeutin aus den einzelnen Fragen erhalten kann. Die Anamnese ist gegliedert in **Fragen zur Krankheitsgeschichte, zu Rahmenbedingungen und ergänzende Fragen**. Der Anamnesebogen findet sich im Anhang (s. Kapitel 11.1 »Anamnesefragebogen Stimmstörungen«).

5.4.1 Zur Krankheitsgeschichte

Beginn und Verlauf der Beschwerden

- Erfragt wird hier, seit wann die Stimmstörung besteht bzw. wann die Stimmprobleme erstmals aufgefallen sind. Die Therapeutin erhält so Aufschluss über mögliche Ursachen.
- Besteht die Stimmstörung bereits seit mehreren Jahren oder schon seit der Kindheit, kann von überwiegend habituellen oder konstitutionellen Faktoren ausgegangen werden.
- Ist die Stimmstörung erst vor kurzer Zeit plötzlich und ohne erkennbaren Grund aufgetreten, können psychogene Komponenten eine Rolle spielen. Für psychogene Ursachen spricht auch ein starker Wechsel in der Schwere der Symptomatik.
- **Eine rapide Verschlechterung der Stimme innerhalb weniger Wochen deutet auf einen organischen Befund hin** (sofern nicht bereits vom Arzt diagnostiziert).
- Funktionelle Dysphonien entstehen oft infolge einer Kehlkopfentzündung, meist im Zusammenhang mit stimmlicher oder sonstiger Belastung.

Tipp ►
Unterstützende Fragen

- Wann genau hat sich die Stimmstörung zum ersten Mal bemerkbar gemacht?
- Gibt es besondere Zusammenhänge, in denen die Stimmstörung aufgetreten ist?
- Wie hat sich die Stimme seither entwickelt?
- Wurde die Stimme beständig schlechter?
- Gibt oder gab es Zeiten, in denen die Stimme unauffällig ist?

Vermutete Ursache

Die Frage danach, worin der Patient die Ursache seiner Stimmstörung vermutet, sollte früh gestellt werden, damit der Patient sie möglichst vorbehaltlos beantworten kann. **Psychogene Stimmstörungen** werden ursächlich oft mit speziellen Ereignissen in Zusammenhang gebracht, beispielsweise einem Insektenstich, einem zu kalten oder zu heißen Getränk, mit einem Unfall oder Schreckerlebnis etc.

Viele Patienten vermuten als Ursache der Stimmstörung eine Erkrankung im HNO-Bereich. Dementsprechend wird oft nach **Medikamenten** gefragt, die zur Linderung eingenommen werden könnten. Diese Einstellung kann darauf hindeuten, dass die Bereitschaft, Arbeit, Zeit und Aufmerksamkeit in die Stimme zu investieren, nur gering ausgeprägt ist. Oft steht dahinter aber auch die **Angst** davor, möglicherweise an einer bösartigen Erkrankung, d.h. an Kehlkopfkrebs, zu leiden.

Beachte ► Es ist grundsätzlich wichtig, dem Patienten zu erklären, was genau sich hinter der ärztlichen Diagnose verbirgt, und klarzustellen, dass eine Stimme auch ohne organischen Befund schwer beeinträchtigt sein kann.

Tipp ►

Unterstützende Fragen

- Was hat die Stimmstörung Ihrer Meinung nach verursacht?
- Was trägt Ihrer Meinung nach dazu bei, dass sich die Stimme verschlechtert?

Berufliche und private Stimmbelastung

Bei der Frage nach der Stimmbelastung geht es weniger um mögliche Ursachen als darum, wie stark die Stimme im Alltag beansprucht wird und wie leistungsfähig sie sein muss. Auch daraus ergibt sich ein Aufschluss über die **Motivation des Patienten** und die **Notwendigkeit einer stimmtherapeutischen Maßnahme.** Die Frage zielt also darauf, inwieweit die berufliche Leistungsfähigkeit oder das allgemeine Kommunikationsverhalten durch die Stimmstörung beeinträchtigt werden.

Tipp ►

Unterstützende Fragen

- Wie hoch ist Ihre berufliche Stimmbelastung?
- Wie viele Stunden müssen Sie pro Tag in etwa sprechen?
- Müssen Sie vor größeren Gruppen oder in Umgebungslärm sprechen?
- Haben Sie Kinder?
- Haben Sie hörgeschädigte Angehörige?
- Üben Sie stimmintensive Hobbys aus?

Veränderung der Beschwerden im Laufe des Tages

Typisch für die funktionelle Stimmstörung ist, dass die Stimme nach Belastung schlechter wird, das heißt, üblicherweise ist die Stimme vormittags besser als im Laufe des Tages oder abends. Häufig beschreiben die Patienten aber auch, dass sie sich morgens erst »warm« sprechen müssen, das heißt, dass die Stimme nach dem Aufstehen schlecht ist und erst nach und nach besser wird. Dies steht meist im Zusammenhang mit der allgemeinen Wachheit; der Organismus mancher Menschen braucht länger, um »in Schwung« zu kommen. Das macht sich auch im Stimmklang bemerkbar. Bei der Veranlagung zu trockenen Schleimhäuten ist die Stimme nach dem Aufstehen meist kratzig und heiser. Bei erhöhter Produktion von Schleim sammelt sich dieser über Nacht zwischen den Stimmlippen an und muss morgens erst weggehustet werden.

Nehmen die Beschwerden im Laufe des Tages ab und zeigt sich keine Verschlechterung durch Stimmbelastung, kann dies ein Hinweis auf eine **psychogene Komponente** als Ursache der Stimmstörung sein.

Tipp ►

Unterstützende Fragen

- Wie verändert sich die Stimme im Laufe des Tages?
- Ist die Stimme morgens besser oder schlechter als abends?
- Verschlechtert sich die Stimme nach Stimmbelastung?
- Kostet es Mühe, die Stimme am Morgen »in Gang« zu bringen?

Situationsabhängige Veränderungen der Beschwerden

Die Klärung dieser Frage ist meistens erst im Laufe einer Therapie möglich. Trotzdem sollte auch schon zu Beginn erfragt werden, ob der Patient beobachtet hat, dass bestimmte Gesprächssituationen Einfluss auf den Klang der Stimme nehmen. Es kann sich dabei beispielsweise um Gesprächspartner handeln, um besondere Gesprächsinhalte, um das Sprechen am Telefon oder vor einer Gruppe, vor fremden oder bekannten Personen etc. Bei dieser Frage empfiehlt es sich, dem Patienten entsprechende Beispiele zu geben, um ihm bei der Beantwortung der Frage zu helfen bzw. Denkanstöße zu geben. Im Laufe der Therapie kann dem Patienten die Aufgabe gestellt werden, einzelne Situationen in Bezug auf ihren Einfluss auf das Stimmverhalten zu beobachten (s. Kapitel 8.5.8 »Stimmtagebuch«).

Dabei geht es nicht nur darum, welche Situationen aufgrund von Intensität oder Dauer des Sprechens stimmbelastend sind, sondern auch darum, inwieweit sich situativer Stress auf die Stimme auswirkt und welche Situationen dabei besonders stressfördernd oder stressreduzierend sind. Allerdings ist an dieser Stelle keine Interpretation gefragt. Es geht lediglich um eine Anregung dazu, die Stimme rückblickend im Zusammenhang mit bestimmten Situationen zu beobachten.

Tipp ►

Unterstützende Fragen

- Gibt es Situationen, die regelmäßig wiederkehren, bei denen Sie deutliche Auswirkungen auf die Qualität Ihrer Stimme wahrnehmen?
- In welchen Situationen ist die Stimme besser, in welchen schlechter?
- Gibt es Situationen, bei denen Sie bereits im Vorhinein damit rechnen, dass sich die Stimme verändert?
- Gibt es einzelne Personen, denen gegenüber Sie ein bestimmtes Stimmverhalten annehmen? Beispielsweise Kinder, Eltern, Vorgesetzte, Kollegen, Freunde etc.?

Reaktionen der Umwelt

Die Antwort auf diese Frage kann einerseits Aufschluss darüber geben, ob die Initiative, den Rat einer Logopädin einzuholen, überwiegend mit den Reaktionen anderer im Zusammenhang steht. Es geschieht nicht selten, dass Patienten nur durch Hinweise anderer auf ihre Stimme aufmerksam werden. Häufige Rückmeldungen wie »Bist Du heiser?« oder »Du klingst aber nicht gut!« können selbstverständlich auch einen subjektiven Leidensdruck erzeugen. **Allein dieser Leidensdruck reicht aber in den meisten Fällen nicht aus, um zu einer Stimmtherapie zu motivieren.**

Anders verhält es sich bei einer auffälligen **Verschiebung der Sprechstimmlage**, also bei Mutationsstimmstörungen. Männer mit zu hoher Sprechstimmlage werden oft am Telefon mit »Frau X« angesprochen. Nicht selten wird ihnen eine homosexuelle Neigung unterstellt. Solche Reaktionen können in Einzelfällen einen besonders hohen Leidensdruck auslösen, weil der Eindruck entstehen kann, kein »vollwertiger« Mann zu sein oder Ähnliches (s. Kapitel 3.5 »Funktionell bedingte Mutationsstörungen«). Seltener sind diese Probleme im Fall einer zu tiefen Stimme bei Frauen. Es kommt vor, dass eine Frau mit einer zu tiefen Stimme schwer zurechtkommt, insbesondere dann, wenn Sie weitere maskuline Merkmale im Bereich Körperbau oder Körperbehaarung zeigt. Frauen mit einer tiefen, möglicherweise auch verbrauchten Stimme bekommen jedoch häufiger die Rückmeldung, ihre Stimme sei besonders interessant oder klinge erotisch.

Gestörte Stimmen, männliche wie weibliche, können dementsprechend auch **positive** Zuhörerreaktionen hervorrufen. Oft sind es raue, tiefe und verrauchte Stimmen, die allgemein als schön, aufregend, sinnlich usw. empfunden werden. In solchen Fällen sind die Patienten meist keineswegs unzufrieden mit dem Klang ihrer Stimme und möchten eigentlich nichts daran ändern. Dann muss mit dem Patienten gemeinsam geklärt werden, welche Konsequenzen im Einzelfall das Weiterbestehen der Stimmstörung für ihn haben kann.

Tipp ►

Unterstützende Fragen

- Gibt es häufige Reaktionen anderer auf Ihre Stimme?
- Kommt es vor, dass andere Ihre Stimme besonders heiser, interessant oder angenehm finden?
- Werden Sie häufiger dazu aufgefordert, lauter oder leiser zu sprechen?
- Kommt es vor, dass am Telefon Ihr Geschlecht verwechselt wird? (Nur bei Verdacht auf Mutationsstimmstörung)

Stimmstörungen und Stimmverhalten in der Familie

Sofern Eltern, nahe Verwandte oder andere Bezugspersonen ebenfalls an einer Stimmstörung leiden oder eine auffällige Stimme besitzen, kann es sich bei der Ursache für die Stimmstörung des Patienten um **vererbte Aspekte** handeln, die mit der Stimmgebung in Zusammenhang stehen. Dazu gehören Musikalität, Körperempfinden, Temperament und Charaktereigenschaften. Es besteht auch die Möglichkeit, dass ein Stimmvorbild übernommen wurde, also dass **habituelle Faktoren** im Vordergrund stehen.

Tipp ►

Unterstützende Fragen

- Gibt es in Ihrer Familie Personen, die ebenfalls unter einer Stimmstörung leiden oder eine auffällige Stimme haben?
- Wird bzw. wurde in Ihrer Familie besonders laut oder viel gesprochen?

Stimme in der Kindheit und Stimmwechsel

Es ist möglich, dass die Stimme bereits in der Kindheit auffällig war. Möglicherweise hatte der Stimmpatient als Kind sog. **Schreiknötchen**, die sich (meist während der Pubertät) von selbst wieder zurückgebildet haben (s. Kapitel 3.8.1. »Organische Veränderungen durch stimmlichen Fehlgebrauch«, Abschnitt »Stimmlippenknötchen«). Ein auffälliges Stimmverhalten in der Kindheit kann sich im Erwachsenenalter fortsetzen. Das muss aber nicht zwangsläufig so sein. Besonders bei Männern gibt die Frage nach dem **Stimmbruch** Aufschluss darüber, ob es sich unter Umständen um eine unauffällige Form der Mutationsstörung handelt. Wurde der Stimmwechsel kaum wahrgenommen, deutet dies auf ein unvollständiges Absinken der Sprechstimmlage hin. Besitzen Frauen eine deutliche Erinnerung daran, dass ihre Stimme während der Pubertät oder auch später tiefer wurde, sollte – sofern nicht bereits erfolgt – eine Abklärung des Hormonstatus stattfinden. Ein **verspäteter Stimmwechsel** kann auf Unmusikalität hindeuten oder auch darauf, dass es Konflikte im Übergang von der Kindheit zur Erwachsenenrolle gab. (s. Kapitel 3.5 »Funktionell bedingte Mutationsstörungen«)

Tipp ►

Unterstützende Fragen

- Erinnern Sie sich an Auffälligkeiten der Stimme in Ihrer Kindheit?
- Schildern Ihre Eltern, dass Sie als Kind besonders laut waren oder viel geschrien haben?
- Können Sie sich an Ihren Stimmwechsel erinnern?
- In welchem Alter hat der Stimmwechsel stattgefunden?
- Erinnern Sie sich daran, wie lange der Stimmwechsel etwa gedauert hat?
- Gab es dabei besondere Auffälligkeiten?

Fazit ►

Durch die **Fragen nach der Krankheitsgeschichte** erhält die Stimmtherapeutin auch Auskunft über

- mögliche Ursachen der Stimmstörung,
- Leidensdruck und Motivation des Patienten,
- die Fähigkeit zur Selbsteinschätzung und -wahrnehmung,
- die berufliche sowie private Notwendigkeit einer gesunden Stimmfunktion.

5.4.2 Rahmenbedingungen

Leidensdruck/Motivation

Eine direkte Frage nach dem Leidensdruck ist für Patienten meist schwer zu beantworten. Der tatsächliche Leidensdruck und die daraus resultierende Therapiemotivation lässt sich eher anhand anderer Fragen der Anamnese abschätzen. Dem Patienten sollte aber deutlich werden, dass zum Erfolg der Therapie entscheidend beiträgt, wie sehr er sich durch die Stimmstörung beeinträchtigt fühlt.

Erfahrungsgemäß bestätigen vor allem die Patienten einen hohen Leidensdruck, bei denen sich später herausstellt, dass die Motivation zur Therapie doch nicht ausgereicht hat (vgl. auch Kapitel 4.1.6 »Symptombedeutung und Krankheitswert«).

Tipp ►

Unterstützende Fragen

- Wie sehr fühlen Sie sich durch Ihre Stimmstörung beeinträchtigt?
- Gibt es Situationen oder Tätigkeiten, die Sie aufgrund der Stimmstörung vermeiden?
- Was würde sich für Sie ändern, wenn die Stimme wieder »normal« wäre?

Stimmausbildung/Gesangserfahrung/ Musikalität

Gibt es **Vorerfahrungen im Bereich Stimmbildung** (Gesangsunterricht, Chorgesang, Ausbildung der Sprechstimme oder in Rhetorik), ist davon auszugehen, dass dem Patienten der Zugang zu der Vorgehensweise in der Stimmtherapie nicht schwer fällt. Durch entsprechende Vorkenntnisse werden also **günstige Voraussetzungen** für eine Stimmtherapie geschaffen. Eine musikalische Ausbildung in Gesang oder das Spielen eines Musikinstrumentes können auf Musikalität bzw. auf ein gutes musikalisches Gehör hindeuten, **müssen** aber nicht. Eine subjektive Einschätzung der eigenen musikalischen Fähigkeiten ist mit Vorsicht zu genießen. Überprüfen lässt sich die Musikalität am besten während der Diagnostik anhand der **Intonationsfähigkeit** (Tontreffvermögen) des Patienten. Ein gutes musikalisches Gehör ist beim Arbeiten an der Stimme in jedem Fall hilfreich.

In Einzelfällen kann eine stimmliche Vorbildung **den Therapieprozess** allerdings auch **erschweren**. Gerade bei ausgebildeten Sängern oder Schauspielern können sich falsch erlernte Stimmgewohnheiten manifestiert haben, die mit zur Entstehung einer Stimmstörung beitragen. In solchen Fällen muss das gewohnte Muster durchbrochen werden. Mitunter ist es auch erforderlich, falsche Vorstellungen über hilfreiche Stimmtechniken zu korrigieren. Das kann bis hin zu Kompetenzkonflikten führen, die das gemeinsame Arbeiten behindern (s. auch Kapitel 10.6 »Therapie der gestörten Singstimme«).

Tipp ►

Unterstützende Fragen

- Besitzen Sie Erfahrungen im Chorgesang oder spielen Sie ein Instrument?
- Haben oder hatten Sie bereits Gesangs- oder Sprechunterricht?
- Singen Sie gerne, hören Sie gerne Musik?

Erfahrung mit Entspannungstechniken

Erfahrungen mit Entspannungs-, Körper- oder Bewegungstechniken wie autogenes Training, Yoga, Thai-Chi, Meditation etc. bilden eine gute Grundvoraussetzung für eine Stimmtherapie. Der Patient verfügt dann bereits über eine **differenziertere Wahrnehmung für körperliche Prozesse** und über die Fähigkeit, zu einer relativen Entspannung zu gelangen. Auch erleichtert ihm die Vorerfahrung den Zugang zu stimmtherapeutischer Arbeit. Oft lassen sich die Übungen aus den entsprechenden Verfahren ausgezeichnet mit Stimmübungen verbinden. Das kann sowohl die Motivation des Patienten fördern als auch das Übungsrepertoire der Stimmtherapeutin bereichern.

Erfragt werden ebenfalls andere Gewohnheiten, die der Patient nutzt, um sich zu entspannen und Stress abzubauen. Das können sportliche Aktivitäten, Musik hören, fernsehen, lesen u.Ä. sein. Diese Informationen dienen der Stimmtherapeutin als **Anregung für Therapieinhalte**. Nicht jeder Patient kann durch Atem- oder Wahrnehmungsübungen zur Entspannung gelangen. Braucht ein Patient zur Regeneration beispielsweise Bewegung, können zur Vorbereitung der Stimmarbeit auch gymnastische Übungen o.Ä. durchgeführt werden (s. Kapitel 8.1.3 »Bewegung«).

Tipp ►

Unterstützende Fragen

- Haben Sie sich bereits mit irgendeiner Form von Entspannungstechnik beschäftigt, wie z.B. autogenes Training, Yoga, Meditation ...?
- Wie sind Ihre Erfahrungen mit den entsprechenden Methoden?
- Was tun Sie üblicherweise, um sich zu entspannen oder Stress abzubauen?

Sonstige Erkrankungen/ärztliche oder therapeutische Behandlung/Medikamente

Sonstige Erkrankungen ► Die Frage nach sonstigen Erkrankungen steht auch im Zusammenhang mit möglichen Ursachen der Stimmstörung. Besonders relevant sind dabei Erkrankungen im HNO-Bereich. Wichtig ist zu klären, ob das **Gehör** intakt ist. Bei möglichen Zweifeln sollte eine audiologische Abklärung erfolgen. Ebenso wichtig ist die Frage nach chronischen oder rezidivierenden Infekten der Nase, des Rachens, des Kehlkopfes oder der Lungen.

Erkrankungen des Bewegungsapparates, besonders der Gelenke und der Wirbelsäule, behindern physiologische Bewegungsabläufe und können sich so auf Atemfunktion und Stimmgebung auswirken. Wichtig ist diese Information auch für das Vorgehen während der Stimmtherapie. Durch einen Bandscheibenvorfall verändern sich beispielsweise die Bedingungen für Körper- und Haltungsarbeit. In den meisten Fällen sind die Patienten selbst darüber informiert, welche Bewegungen oder Übungen sie vermeiden müssen.

Beachte ► Grundsätzlich ist bei allen Erkrankungen des Bewegungsapparates Vorsicht bei der Körperarbeit geboten. Dabei empfiehlt es sich in Zweifelsfällen, genauere Informationen bei den behandelnden Orthopäden oder Krankengymnasten einzuholen.

Prinzipiell können sämtliche weitere Erkrankungen relevant für die Stimmtherapie sein, weil sie unter Umständen den Zustand des Organismus beeinträchtigen und sich auf diese Art in der Stimmgebung niederschlagen. **Magen- oder Herzerkrankungen** treten in den meisten Fällen durch Belastungen auf und stehen damit im Zusammenhang mit einer Stimmerkrankung. **Vegetative Erkrankungen** oder **Erkrankungen des Nervensystems** beeinträchtigen Atemfunktion und Stimmgebung.

Medikamente ► Die Frage nach Medikamenten zielt im Wesentlichen auf die Einnahme möglicher **hormonhaltiger Präparate** (s. Kapitel 3.6.4 »Stimmveränderungen durch Einnahme hormonhaltiger Präparate«). Veränderungen der Stimme betreffen dabei vorwiegend Frauen. Selten sind Stimmveränderungen durch Einnahme der Pille zu beobachten, leichte Veränderungen in der Leistung der Singstimme können aber bei Sängerinnen auftreten. **Psychopharmaka** beeinflussen die Nervenfunktionen und den Gemütszustand, entsprechende Auswirkungen auf das Phonationssystem können auftreten.

Ärztliche oder therapeutische Behandlung ► Befindet sich ein Stimmpatient in **psychotherapeutischer Behandlung**, ist eine psychogene Ursache für die Stimmstörung nahe liegend, zumindest kann von Zusammenhängen ausgegangen werden. Ob die Stimmtherapeutin Kontakt mit dem behandelnden Psychotherapeuten aufnehmen sollte, hängt vom Einzelfall ab und setzt das Einverständnis des Patienten voraus.

Erfragt werden sollte außerdem, ob der Patient **vorher bereits in stimmtherapeutischer Behandlung** war oder ob er sich aufgrund der Stimmstörung sonstigen Behandlungen unterzogen hat. Bei bereits erfolgter stimmtherapeutischer Behandlung ist zu erfragen, ob bzw. wie weit die Behandlung erfolgreich verlief, und, falls nicht, aus welchem Grund. (Auch bei erfolgreicher Behandlung kann es zu Rezidiven kommen.) Es ist durchaus »normal«, dass ein Behandlungsversuch fehlschlägt, wenn er beispielsweise zum falschen Zeitpunkt begonnen wurde oder Behandlerin und Patient nicht gut miteinander arbeiten konnten. Sind bereits mehrere Versuche fehlgeschlagen, kann allerdings davon ausgegangen werden, dass eine erneute Therapie ebenfalls wenig Erfolgsaussichten bietet. Die Ursachen dafür können vielfältig sein. In einem solchen Fall ist es sinnvoll, sich mit dem überweisenden Arzt über alternative Behandlungswege, ggf. auch eine Empfehlung zur psychotherapeutischen Intervention, zu beraten.

Tipp ►

Unterstützende Fragen

- Waren Sie wegen Ihrer Stimme bereits in Behandlung?
- Inwieweit verlief der Behandlungsversuch erfolgreich?
- Warum war die Behandlung Ihrer Meinung nach nicht erfolgreich?
- Leiden Sie unter sonstigen Erkrankungen, besonders im Bereich Hals/Nasen/Ohren, Wirbelsäule oder Gelenke?
- Gibt es Hinweise darauf, dass Ihre Hörfähigkeit eingeschränkt ist?
- Nehmen Sie regelmäßig Medikamente?
- Befinden Sie sich anderweitig in ärztlicher oder therapeutischer Behandlung?

Außergewöhnliche berufliche oder private Belastungen/Bedingungen

Ein ausführliches Eingehen auf diese Frage ist in der Regel erst im Verlauf einer Stimmtherapie möglich. Die meisten Patienten sind, wenn überhaupt, erst dann in der Lage, mit ihren »Problemen« an die Stimmtherapeutin heranzutreten, wenn eine entsprechende **Vertrauensgrundlage** geschaffen ist. Das braucht Zeit.

Zu Beginn einer Stimmtherapie fehlt in den meisten Fällen das Verständnis für die Erkrankung und mögliche Zusammenhänge. Wird der Patient zu früh mit dem Thema Belastung, Stress, Befindlichkeit im Zusammenhang mit seiner Stimme konfrontiert, kann dies zu **Abwehrreaktionen** führen. Es ist möglich, dass sich der Patient nicht ernst genommen fühlt und den Eindruck erhält, seine Schwierigkeiten werden auf eine »psychogene Störung« reduziert.

Beachte ► Werden berufliche oder private Belastungen in den ersten Stunden angesprochen, ist es hilfreich, den Patienten darauf hinzuweisen, dass ein Organismus in Zeiten von allgemeinen Belastungen besonders anfällig für Erkrankungen ist.

Unabhängig davon, welche primäre Ursache für die Stimmstörung verantwortlich ist, macht sich die Symptomatik meist während oder nach besonderen Belastungen bemerkbar oder verstärkt sich dadurch. Was als außergewöhnliche Belastung empfunden wird, ist in jedem Fall subjektiv.

Die Stimmstörung **auslösende oder verstärkende Bedingungen** können sein:

- eine neue berufliche Situation, erhöhte Arbeitsbelastung, Unzufriedenheit am Arbeitsplatz, besondere Konflikte mit Vorgesetzten oder Kollegen,
- Verlust des Arbeitsplatzes oder Angst davor, Beendigung der Berufstätigkeit,
- finanzielle Schwierigkeiten,
- Erkrankung oder Tod eines nahen Angehörigen,
- veränderte Familiensituation, beispielsweise durch Geburt eines Kindes, Belastungen des Lebenspartners, Partnerschafts- oder Erziehungskonflikte,
- Prüfungssituationen, Leistungsdruck.

Beachte ► Die Frage nach außergewöhnlichen Belastungen sollte zu Beginn durchaus gestellt, allerdings nicht weiter vertieft werden.

Tipp ►

Unterstützende Fragen

- Gibt oder gab es im Beruf oder auch privat in letzter Zeit Situationen, die für Sie besonders anstrengend oder belastend waren? Beispielsweise ein erhöhtes Arbeitspensum, Stress in der Familie oder Ähnliches?

Ernährungsgewohnheiten/Nikotin/Alkohol

Diese Frage erübrigt sich eigentlich dadurch, dass der Patient ohnehin darüber aufgeklärt werden muss, welche Gewohnheiten der Stimme schaden

(s. Kapitel 11.4 »Merkblatt für Patienten mit funktioneller Stimmstörung«). Was **Alkohol und Nikotin** angeht, neigt der Betroffene bei übermäßigem Konsum normalerweise dazu zu **bagatellisieren**. Es ist also nicht grundsätzlich davon auszugehen, dass die Stimmtherapeutin eine realistische Angabe zur jeweiligen Menge bekommt, wenn sie danach fragt. Es ist hinlänglich bekannt, dass Alkohol und Nikotin ungesund sind. Der erhobene Zeigefinger kann dementsprechend wenig ausrichten, außer, dass das **Vertrauensverhältnis** zwischen Stimmtherapeutin und Patient gestört wird. Es genügt, den Patienten darüber aufzuklären, dass Alkohol und Nikotin ab einer gewissen Dosis die Funktion der Schleimhäute beeinträchtigen, somit auch der Stimme schaden und eine Reduzierung bzw. das Vermeiden bei einer Stimmstörung angezeigt ist.

Nikotin ► Bei entsprechend hohem Leidensdruck kann ein realistisches Ziel sein, das Rauchen zu reduzieren. Hat der Patient ohnehin den festen Vorsatz, das Rauchen aufzugeben, kann der Beginn einer Stimmtherapie den nötigen Impuls setzen.

Einige Ärzte verknüpfen eine Therapieverordnung mit der Bedingung, dass der Patient das Rauchen aufgibt. **Erfahrungsgemäß funktioniert dies so gut wie nie.** Es unterliegt dann der Entscheidung der Stimmtherapeutin, ggf. in Absprache mit dem Arzt, ob sie dennoch eine Stimmtherapie durchführt oder nicht. Bei funktionellen Stimmstörungen kann trotz mäßigen Nikotinkonsums ein Erfolg erzielt werden.

Am besten ist dem Patienten auf jeden Fall geholfen, wenn möglichst offen, sachlich und kritiklos über das Thema gesprochen wird. Hinweise zu Möglichkeiten der Raucherentwöhnung sollten nur auf Nachfrage gegeben werden.

Alkohol ► Alkohol ist insofern anders zu beurteilen, als jemand, der nicht suchtkrank ist, seinen Konsum einerseits leicht reduzieren kann. Andererseits kommt es bei mäßigem Konsum ohnehin zu keinen auffälligen Auswirkungen auf die Stimme, höchstens situativ. Besteht jedoch eine Alkoholerkrankung, können nur der Wille und die Motivation des Patienten dagegen etwas ausrichten. Voraussetzung dafür ist auch wieder der entsprechend hohe **Leidensdruck**, der von einer anderen Person nicht ausgelöst werden kann.

Ernährungsgewohnheiten ► Hier genügt meist der Hinweis, dass scharfe und zu heiße Speisen die Schleimhäute im Kehlkopf reizen. Der Patient sollte auch selbst darauf achten, welche Speisen ihm diesbezüglich bekommen und welche nicht. Die Ermunterung, **viel Flüssigkeit** zu sich zu nehmen, kann allerdings nicht oft genug gegeben werden.

Tipp ►

Unterstützende Fragen

- Rauchen Sie oder trinken Sie regelmäßig Alkohol?
- Gibt es bestimmte Speisen oder Getränke, die Ihre Beschwerden verstärken?
- Essen Sie gerne und häufig sehr scharf?
- Wie viel Flüssigkeit (außer Kaffee und Alkohol) nehmen Sie am Tag etwa zu sich?

Fazit ►

- Die Rahmenbedingungen klären darüber auf, ob therapeutische oder sonstige **Vorerfahrungen** bestehen, die sich die Therapeutin zunutze machen kann oder die den Therapieprozess evtl. erschweren.
- Weiterhin werden **allgemeine Lebensbedingungen** angesprochen, die Einfluss auf den Zustand der Stimme nehmen können. Diese Themen sollten in der Therapie vertieft werden.

5.4.3 Ergänzende Fragen

Vorstellungen über die Therapie/Therapieerwartungen

Bei der Klärung der Therapieerwartung geht es zunächst darum, mögliche **falsche Vorstellungen** zu beheben. Sofern sich jemand mit dem Thema Stimme vorher nicht auseinander gesetzt hat, bestehen oft keine Vorstellungen darüber, was in einer Stimmtherapie geschehen könnte. Viele Patienten vermuten, dass Sprechübungen im Sinne von Artikulationsübungen gemacht werden. Der eine oder andere hat auch schon gehört, dass Stimme etwas mit Atmung zu tun hat, und erwartet, dass er irgendwelche Formen von Atemübungen erlernt.

Wichtig ist auch, mögliche **Wunschvorstellungen** des Patienten aufzugreifen, das heißt, konkret danach zu fragen, was er gerne in der Stimmtherapie tun würde. Noch leichter fällt den Patienten allerdings eine Antwort auf die Frage, was in der Stimmtherapie **nicht** geschehen sollte.

Im Anschluss an diese Frage kann ein allgemeiner Ausblick auf die Therapieinhalte gegeben und ein Abgleich mit den Vorstellungen des Patienten gemacht werden.

Tipp ►

Unterstützende Fragen

- Haben Sie eine Vorstellung darüber, wie in einer Stimmtherapie gearbeitet wird?
- Was, stellen Sie sich vor, werden wir hier tun?
- Was würden Sie gerne in einer Stimmtherapie tun?
- Was möchten Sie nicht tun, was soll nicht geschehen?

Therapieziel

Ziele können sich im Laufe einer Therapie verändern. Wichtig ist aber, dass der Patient sich selbst zu Beginn einer Stimmtherapie fragt, was sein eigentliches Ziel ist, um **die eigene Therapiemotivation** besser einzuschätzen.

Es kann davon ausgegangen werden, dass der Großteil der Patienten eine Verbesserung der stimmlichen Leistungsfähigkeit wünscht. Um dieses Ziel zu erreichen, muss darüber gesprochen werden, wie sehr sich die Stimme verändern darf.

Beispiel ► Eine überhöhte Sprechstimmlage kann die Ursache für eine wenig belastungsfähige Stimme sein. Eine Gesundung der Stimme ist dann nur möglich, wenn die Stimmlage tiefer wird. Darüber muss der Patient aufgeklärt werden und im Laufe der Therapie entscheiden, ob er zu einer solchen Veränderung bereit ist.

Anhand dieser Frage sollte auch beleuchtet werden, welche **Konsequenzen** eine mögliche Gesundung der Stimme mit sich bringt. Dies kann die Wiederherstellung der Arbeitsfähigkeit, die Wiederaufnahme von Chorgesang, die Möglichkeit, sich vor einer größeren Zuhörerschaft bemerkbar zu machen, angstfreies Sprechen vor einer Gruppe etc. sein.

Wenn es dabei um Themen wie Selbstbewusstsein, Durchsetzungsvermögen oder das Artikulieren eigener Bedürfnisse geht, gehen die Ziele über das hinaus, was eine logopädische Therapie leisten kann. Selbstverständlich kann eine gekräftigte Stimme eine erhöhte Sicherheit im Auftreten mit sich bringen.

Beachte ► Die eigentliche Ursache für ein geringes Selbstbewusstsein ist nicht die Stimmstörung, sie ist vielmehr als ein **Symptom** zu betrachten.

Tipp ►

Unterstützende Fragen

- Was möchten Sie durch die Stimmtherapie erreichen?
- Was soll sich im Laufe der Therapie verändern?
- Was genau soll sich an Ihrer Stimme ändern? Was soll sich nicht ändern?
- Wenn Ihre Stimme gesund wäre, was wäre dann anders?

Subjektive Stimmbeurteilung

Hier sollte der Patient nach Möglichkeit unvoreingenommen eine **Beschreibung** der eigenen Stimme vornehmen. Erfahrungsgemäß fällt das schwer, sofern keine »Vorkenntnisse« bestehen. Die Information, die die Therapeutin über diese Frage erhalten soll, ist nicht, wie die Stimme tatsächlich klingt, sondern wie der Patient selbst sie wahrnimmt: Einerseits, wie differenziert die Wahrnehmung der eigenen Stimme ist, andererseits, ob sie dem objektiven Höreindruck entspricht. Aus der Antwort wird auch deutlich, ob der Patient spontan eine **Wertung oder eine Beschreibung** vornimmt. Ob dem Patienten seine Stimme gefällt oder er sie schrecklich findet, wirkt sich selbstverständlich auf die Therapiemotivation und den Erfolg aus. Weiterhin wird klar, ob der Patient über **Begriffe zur Beschreibung seiner Stimme** verfügt. Wichtig ist während der Therapie weniger, dass der Patient unbedingt die korrekten Begriffe wählt. Vielmehr geht es darum, dass er seine Stimme **differenziert** und für sich selbst nachvollziehbar beschreiben kann.

Tipp ► Der Patient kann dazu angeregt werden, Bilder oder Vergleiche aus Themenbereichen zu verwenden, zu denen er einen besonderen Zugang hat. Das können Musikinstrumente, Farben, Tiere etc. sein.

Fällt dem Patienten wenig oder gar nichts ein, kann die Stimmtherapeutin Hilfestellung leisten, indem sie zunächst allgemeine und wertfreie Begriffe vorschlägt, die der Patient seiner Stimme zuordnen soll. Beispielsweise: »Klingt Ihre Stimme eher laut oder leise, eher hoch oder tief?« Die wichtigsten Stimmparameter können dann in der Diagnostik, bei der Frage nach subjektiven Beschwerden, abgefragt werden.

Tipp ►

Unterstützende Fragen

- Wie würden Sie Ihre Stimme jemandem beschreiben, der sie noch nie gehört hat?
- Fallen Ihnen Bilder ein, die zu Ihrer Stimme passen?
- Was unterscheidet Ihre Stimme von anderen?
- Was fällt Ihnen an Ihrer Stimme am meisten auf?
- Ist Ihre Stimme eher hell oder dunkel, eher hoch oder tief, eher laut oder leise? Ist die Stimme klar oder heiser, voll oder dünn?

Gewünschte Veränderungen an der Stimme

Hier kann noch einmal konkret darauf eingegangen werden, wie die Stimme nach den Vorstellungen des Patienten zum Ende der Therapie klingen soll. Um ein möglichst genaues Bild zu erhalten, ist es wichtig, dass der Patient seine Vorstellungen **positiv beschreibt**. Das heißt, »nicht mehr so kratzig« wäre eine Antwort, die offen lässt, was anstelle des Kratzigen sein soll. Wichtig ist auch, noch einmal darüber zu sprechen, **welche Veränderungen unerwünscht wären**.

Eine genaue Klärung der Zielvorstellung zum Stimmklang ist normalerweise erst während des Therapieprozesses möglich, wenn der Patient über eine detaillierte Wahrnehmung seiner Stimme verfügt und er so weit aufgeklärt ist, dass seine Ziele mit den Möglichkeiten der Stimmtherapie abgeglichen werden können.

Beachte ► Dem Patienten muss klar sein, dass eine Stimmtherapie lediglich die Leistungsfähigkeit erarbeiten kann, die der individuellen Stimme zugrunde liegt.

Festgelegt sind dabei beispielsweise die mittlere Sprechstimmlage und das Stimmtimbre. Eine **Optimierung** der stimmlichen Leistungsfähigkeit bedeutet im Wesentlichen

- die Erweiterung von Resonanz und Tragfähigkeit,
- Verringerung von Geräuschanteilen in der Stimme,
- Verbesserung der Modulationsfähigkeit und unter Umständen
- die Erweiterung des Stimmumfanges (s. Kapitel 8.4 »Therapiebaustein Phonation«).

Tipp ►

Unterstützende Fragen

- Beschreiben Sie bitte, wie Ihre Stimme nach der Therapie klingen soll.
- Welche Merkmale Ihrer Stimme sollen sich **nicht** verändern?

Zeit für häusliches Üben

Beachte ► Fragt man einen Patienten danach, wie viel Zeit er für das Üben zu Hause investieren kann, erhält man normalerweise eine Antwort, die mehr dem guten Vorsatz als der Realität entspricht.

Wichtig ist daher der Hinweis, dass das häusliche Üben wesentlich zum Erfolg der Therapie beiträgt, andererseits aber auch ein hohes Maß an Selbstdisziplin verlangt. Um eine möglichst realistische Einschätzung zu erhalten, sollte der Patient überlegen, wann genau im Ablauf seines Tages er einen Zeitraum oder mehrere kurze Übungseinheiten einplanen kann, an denen er täglich einige Übungen durchführt. Zu beachten ist dabei, zu welcher Tageszeit er besonders konzentrationsfähig ist und genügend Ruhe hat. Hilfestellungen zur Organisation des häuslichen Übens werden in Kapitel 9.2.6 (»Üben zu Hause«) gegeben.

Tipp ►

Unterstützende Fragen

- Wie viel Zeit können Sie täglich realistisch einplanen, um Stimmübungen zu Hause durchzuführen?
- Zu welcher Tageszeit sind Sie ungestört und erholt genug, um sich auf die Übungen konzentrieren zu können?

Warum der Entschluss zur Therapie gerade jetzt?

Die Antwort auf diese Frage gibt wiederum Hinweise zu Leidensdruck und Motivation im Zusammenhang mit möglichen Ereignissen oder Situationen. Unter Umständen überdenkt der Patient an dieser Stelle auch noch einmal, ob es sinnvoll ist, die Stimmtherapie jetzt oder zu einem späteren Zeitpunkt zu beginnen. Durch die Frage kann dem Patienten auch verdeutlicht werden, dass es sich um **seine bewusste Entscheidung** handelt, die Motivation zur Therapie also von ihm selbst ausgeht. Die Frage appelliert damit an seine Eigenverantwortung für mögliche Veränderungen.

Tipp ►

Unterstützende Fragen

- Warum haben Sie sich gerade jetzt zu einer Therapie entschlossen?
- Was vermuten Sie, hat dazu geführt, dass Sie sich entschieden haben, einen Arzt bzw. die Stimmtherapeutin aufzusuchen?

Bevorzugte Stimmlagen/Stimmfärbungen

Fast jeder ist in der Lage, spontan eine bekannte Persönlichkeit aus Fernsehen, Funk oder Film zu nennen, dessen Stimme er besonders schön oder besonders schrecklich findet. Auch nach bekannten Singstimmen kann gefragt werden. Anhand seiner Kommentare kann in etwa eingeschätzt werden, welche Stimmparameter dem Patienten angenehm oder unangenehm sind. Es bietet sich an, dieses Thema im Laufe der Therapie zu intensivieren. Dabei kann es auch um die Frage gehen, welche Eigenschaften oder Erinnerungen mit bestimmten Stimmcharakteren verbunden werden.

Diese Frage zielt auch auf die Identifikation mit den eigenen Stimmeigenschaften hin. Steht der Patient seiner eigenen Stimme eher ablehnend gegenüber oder entspricht sie dem, was er an anderen als angenehm empfindet?

Tipp ►

Unterstützende Fragen

- Welche Stimmen gefallen Ihnen besonders?
- Können Sie Beispiele von bekannten Persönlichkeiten nennen, deren Stimmen Sie besonders schön oder besonders unangenehm finden?
- Gibt es Singstimmen, die Ihnen besonders oder gar nicht gefallen?
- Können Sie die entsprechenden Stimmeigenschaften näher beschreiben? Das heißt, gefallen Ihnen eher tiefe oder hohe Stimmen, raue oder klare, helle oder dunkle etc.?

Fazit ►

- Die ergänzenden Fragen dienen dazu, die **genauen Zielvorstellungen und Erwartungen** des Patienten für die Therapie abzuklären.
- Die Therapeutin muss danach abschätzen, ob der Auftrag des Patienten den Möglichkeiten einer Stimmtherapie entspricht, und einen Entscheid über die **Erfolgsaussichten der Stimmtherapie** fällen.

5.4.4 Erweiterte Anamnese: Der Fragebogen für zu Hause

Im Anhang dieses Buches (Kapitel 11.3 »Patientenfragebogen«) findet sich eine Kopiervorlage für einen Anamnesebogen, der dem Patienten zur Beantwortung mit nach Hause gegeben werden kann.

Beachte ► Dieser Fragebogen ersetzt aber nicht das Anamnesegespräch!

Er dient dazu, dem Patienten die Möglichkeit zu geben, die ihm gestellten Fragen in Ruhe zu überdenken und ergänzend zu beantworten.

Ein Fragebogen für zu Hause bietet außerdem **folgende Vorteile:**

- Dem Patienten wird signalisiert, dass seine Beschwerden ernst genommen werden, der Stimmtherapeutin auch Details wichtig sind und dass seine Angaben für die Therapie bedeutend sind.
- Der Patient nimmt bereits nach der ersten Stunde Arbeit mit nach Hause. Das kann ihm das Gefühl geben, dass der Therapieprozess in Gang kommt.
- Bringt der Patient den Fragebogen ausgefüllt wieder mit, ist dies ein Zeichen dafür, dass er bereit ist, Zeit und Arbeit zu investieren.
- Eine schriftlich fixierte Angabe wird gründlicher überdacht als eine verbale Aussage. Das macht sich besonders bei Angaben bemerkbar, die den möglichen Zeitrahmen für das häusliche Üben betreffen.

Es unterliegt der Entscheidung der Stimmtherapeutin, ob und wem sie einen Fragebogen mit nach Hause gibt. Es bietet sich beispielsweise an bei Patienten, die das Bedürfnis haben, sehr ausführlich über ihre Stimmstörung zu berichten. Der Fragebogen ermöglicht, dem Mitteilungsbedürfnis des Patienten gerecht zu werden, ohne zu viel Zeit in das Anamnesegespräch zu investieren. Zeigt der Patient hingegen mehr Interesse an der praktischen Arbeit, genügt das Anamnesegespräch.

Fazit ►

- Ein Anamnesebogen für zu Hause gibt dem Patienten Gelegenheit, die Informationen zu seiner Erkrankung nochmals **zu überdenken und zu präzisieren.**

6 Diagnostik

Übersicht

6.1 Allgemeine Hinweise zur Diagnostik

Wie die Anamnese wird auch die Diagnostik innerhalb der ersten beiden Stunden zu einem vorläufigen Abschluss gebracht. Dann sollte die Stimmtherapeutin in der Lage sein, die **stimmliche Leistungsfähigkeit** des Patienten und sein **Kommunikationsverhalten** einzuschätzen. Auf Grundlage von Anamnese und Diagnostik fällt die Entscheidung, ob eine Stimmtherapie angezeigt ist oder nicht. Die Diagnostik liefert Daten, anhand derer eine **grobe Planung der Therapie** möglich ist.

6.1.1 Aufgaben und Zielsetzung

Das Ziel der Diagnostik ist, einen möglichst umfassenden Eindruck von der **Leistungsfähigkeit** der Stimme des Patienten zu bekommen. Dies betrifft im Wesentlichen die Parameter Dynamik, Modulationsfähigkeit, Stimmumfang und Tonhaltedauer. Die Aufgabe der Stimmtherapeutin besteht also in einer **objektivierbaren Messung** der Stimmleistung. Dazu kommt die **detaillierte Beschreibung** des Stimmklanges und der Stimmgebung. Mit einbezogen in die Erhebung der diagnostischen Daten werden die Artikulation und die Sprechgeschwindigkeit, die Atmung in Ruhe und während des Sprechens. Dazu gehört auch eine grobe Einschätzung körperlicher Spannungszustände. Schließlich wird ein **Gesamteindruck des Patienten** festgehalten, der sein Kommunikationsverhalten, seine Körperhaltung, Gestik und Mimik umfasst.

6.1.2 Die wichtigsten Instrumente des Diagnostikers: Hören, Sehen, Spüren

Objektivierbare Diagnoseverfahren liefern Ergebnisse, die es ermöglichen, Fortschritte einer Stimmtherapie vergleich- und nachprüfbar darzustellen. Sie können aber die wichtigste Aufgabe der Stimmtherapeutin nicht ersetzen. Sie besteht darin, **während der gesamten Therapie** den Zustand und die Entwicklung der Stimme und des Patienten zu erfassen, um individuell und effizient arbeiten zu können und um beurteilen zu können, ob eine Stimmübung zum Erfolg führt oder nicht.

Beachte ► Die Schärfung der eigenen Wahrnehmung und besonders der Hörwahrnehmung ist die entscheidende Vorbereitung auf die Arbeit mit Stimmpatienten.

6.1.3 Objektive und subjektive Diagnosekriterien

Objektive Diagnosekriterien

In der Stimmdiagnostik stehen einige wenige objektivierbare Messverfahren zur Verfügung. Vergleichbare Werte können ermittelt werden:

- bei der Überprüfung von **Ausatmungs- und Tonhaltedauer.**
- beim Ermitteln der **Atemfrequenz**, durch das Zählen der **Atemzüge** pro Minute festgestellt.
- bei der Beobachtung von **Atemform** und **Atembewegungen** in Ruhe oder während des Sprechens.
- bei der Beurteilung des **Stimmumfangs** bezüglich Frequenz und Dynamik durch die Stimmfeldmessung.

Beachte ► Für alle Mess- oder vergleichbaren Parameter gibt es Normwerte. Abweichungen von diesen Normwerten lassen auf Einschränkungen der Stimmfunktion schließen.

Subjektive Diagnosekriterien

Der Kernpunkt der Diagnostik liegt jedoch in der **auditiven Beurteilung** und **verbalen Beschreibung** des Stimmklanges.

Exkurs ►

Beim Versuch, hier objektivierbare Ergebnisse zu erhalten, wurden verschiedene computergestützte Diagnoseverfahren entwickelt, mittels welcher Frequenzen, Teiltöne und Dynamik der Stimme bei einzelnen Lauten oder Wörtern visuell dargestellt werden können. Diese Untersuchungsmethoden ersetzen jedoch nicht das Gehör des Diagnostikers.

Ein **geschultes Gehör** ist in der Lage, feinste Nuancen und Veränderungen im Klang einer Stimme wahrzunehmen. Um eine Stimme zu beschreiben, gibt es eine Vielzahl von Begriffen, die standardmäßig angewendet werden und es so ermöglichen, ein für andere in etwa nachvollziehbares Bild einer Stimme zu erstellen. Die Beschreibung einer Stimme entsteht aber immer unter dem **subjektiven Eindruck des Diagnostikers.** Dabei spielen die Hörgenauigkeit, Erfahrungswerte und auch Vorlieben eine Rolle.

Ebenso werden alle anderen Bereiche der Stimmdiagnostik, die nicht durch allgemein anerkannte Verfahren messbar sind, unter dem Einfluss subjektiver Kriterien beurteilt. Dazu gehört nicht nur der Wahrnehmungsbereich **Hören**, sondern auch das **Sehen**, also die Beobachtung von beispielsweise Haltung, Mimik, Gestik, und das **taktile Empfinden**. (Es kann sinnvoll sein, in der Diagnostik durch Erfühlen mit den Händen den Spannungszustand von Muskulatur oder das Ausmaß von Atemexkursionen zu untersuchen.)

Beachte ► Letztendlich geht es in der Stimmdiagnostik darum, so genau wie möglich hinzuhören und eine für die Stimmtherapeutin selbst nachvollziehbare Beschreibung aller wahrnehmbaren Aspekte der Stimme vorzunehmen.

Diagnostik durch »Übertragung« und »Projektion«.

Ein weiteres subjektives Diagnosekriterium ist die **Bewusstmachung eigener Empfindungen und Reaktionen** auf die Stimme des Patienten. Dabei spielt das phonatorische Kontrollsystem eine Rolle. Es geschieht häufig, dass sich das Fremdhören auf den eigenen Stimmklang oder muskuläre Vorgänge im Kehlkopf auswirkt. Beispielsweise kommt es zu dem Bedürfnis, sich zu räuspern, wenn der andere mit heiserer Stimme spricht. Oder die Stimmtherapeutin registriert, dass sich Druck- oder Spannungsgefühle in ihrem Kehlkopf einstellen, während sie dem Patienten zuhört. Im Rahmen solcher **Übertragungsreaktionen** ist es auch möglich zu versuchen, stimmliche Merkmale des Patienten **nachzuahmen**, um herauszufinden, welche Veränderungen der Atmung und der Muskulatur nötig sind, um beispielsweise einen knödelnden Stimmklang zu erzeugen. Auch andere eigene Reaktionen sollten registriert werden wie Veränderungen der Atmung, der Körperhaltung, innere Unruhe oder Ermüdung etc.

Diese Diagnosekriterien sind kaum objektivierbar, und eine allgemeine Wertung ist nicht möglich, weil bei diesen Reaktionen die Person der Stimmtherapeutin eine entscheidende Rolle spielt. **Ausgeprägten emotionalen oder körperlichen Reaktionen auf den Patienten** können eigene Erfahrungen zugrunde liegen (**Projektion**), und sie stehen unter dem Einfluss des momentanen Gemütszustandes. Aufgabe der Stimmtherapeutin ist es dann, entsprechende Reaktionen zu registrieren und in der Supervision mögliche Gründe dafür aufzudecken.

Beachte ► Ein wichtiges Kriterium zur Vervollständigung der Stimmdiagnostik ist die Wahrnehmung eigener Reaktionen auf den Patienten und die Fähigkeit, sich gewissermaßen in körperliche Abläufe einzufühlen.

6.1.4 Diagnostik als Prozess

Um effizient arbeiten zu können, muss eine Stimmtherapeutin **in jeder Stunde eine neue Bestandsaufnahme** der Stimme und des Gesamteindruckes des Patienten vornehmen. Das heißt, die kleinste Veränderung muss registriert werden, damit jeder Therapieschritt an der Stelle ansetzen kann, an der sich der Patient gerade befindet.

Selbstverständlich kann aus zeitlichen Gründen nicht in jeder Stunde eine Stimmdiagnostik durchgeführt werden. Daher ist es unerlässlich, dass die Stimmtherapeutin lernt, sich während des Gespräches und Arbeitsprozesses nicht nur auf Inhalt und Vorgänge zu konzentrieren, sondern gleichzeitig das jeweilige Stimmverhalten des Patienten genau zu registrieren und auch kleinste Veränderungen wahrzunehmen.

Fazit ►

- Einzelne Stimmleistungen können **objektiv und vergleichbar gemessen** werden.
- Die wichtigsten Kriterien zur Diagnosestellung sind **subjektiv**. Sie hängen von der **Wahrnehmungsfähigkeit** der Stimmtherapeutin ab.
- Zur Einschätzung einer Stimmerkrankung gehören das **Hören, Sehen, taktiles Empfinden** und die **Wahrnehmung eigener Reaktionen** auf den Patienten.
- Neben der üblichen Befunderhebung innerhalb der ersten Therapiesitzungen ist die **Diagnostik als ein Prozess** zu bewerten, der sich durch den Verlauf der **gesamten Therapie** zieht: Der »aktuelle Befund« muss in jeder Therapiesitzung neu erhoben werden.

6.1.5 Diagnostik aus Sicht des Patienten

Diagnostik als Prüfungssituation

In den meisten Fällen begibt sich der Patient aufgrund eines Leidens oder einer Einschränkung in stimmtherapeutische Behandlung. Trotzdem ist zu beobachten, dass sich die Patienten in der »Prüfungssituation« Stimmdiagnostik unter Leistungsdruck setzen. Der Wunsch, die gestellten Aufgaben möglichst gut zu bewältigen, ist da, auch wenn es eigentlich darum geht, die Einschränkungen der stimmlichen Leistungsfähigkeit darzustellen.

Tatsächlich erzeugt die Stimmdiagnostik fast immer **Stress** für den Patienten. Besonders die objektivierbaren Messverfahren mittels Stoppuhr oder Schalldruckmessgerät erhöhen den Stress.

Die Schilderung der subjektiven Beschwerden oder das Nachsprechen von Testsätzen bereitet selten Schwierigkeiten. Einen Text laut vorzulesen ist für viele Patienten schwieriger, als zu erwarten wäre. Eine besondere Herausforderung ist gerade für Ungeübte die Aufgabe, einzelne Töne zu halten. Und erfahrungsgemäß ist der Begriff »Singen« ein ganz besonderer Stressauslöser.

Stressabbauende Hilfestellungen

Um den Patienten in der Diagnostik zu unterstützen und ihm mögliche Ängste zu nehmen, ist an erster Stelle die Schaffung einer **vertrauensvollen Atmosphäre** wichtig, die sich aus der angemessenen therapeutischen Grundhaltung ergibt (vgl. Kapitel 4.2.7 »Therapeutische Grundhaltung«). Weiterhin ist Folgendes zu beachten:

- Dem Patienten sollte erläutert werden, dass das Ziel der Diagnostik darin liegt, einen **möglichst genauen Eindruck** von dem Ausmaß der Stimmerkrankung zu erhalten, um anschließend eine angemessene Therapieplanung vornehmen zu können.
- Hilfreich ist eine **kurze, sachliche und präzise Arbeitsanleitung** zu den einzelnen Diagnoseschritten. Je länger irgendwelche Erklärungen dauern, desto mehr Zeit hat der Patient, nervös zu werden.
- Um zu verdeutlichen, was genau verlangt wird, kann es hilfreich sein, wenn die Stimmtherapeutin es kurz **selbst vorführt**. Das ist dann besonders wichtig, wenn es um das Singen oder um Lautstärke geht. Ein kräftiges Rufen der Stimmtherapeutin kann den Patienten am ehesten dazu ermutigen, selbst laut zu werden.
- Die Stimmtherapeutin sollte erwähnen, dass es beispielsweise bei der Stimmfeldmessung nicht darum geht, besonders schöne Töne hervorzubringen. Glaubwürdig ist die Stimmtherapeutin in diesem Punkt dann, wenn sie selbst in der Lage ist, ein **möglichst spontanes und unkontrolliertes Vorbild** zu geben.
- Besonders wichtig ist es, den Patienten in der Diagnostik **durch Lob zu ermuntern** und vor allem seine Bereitschaft zum Experimentieren zu honorieren. Bringt ein Patient besonders wack-

lige, schrille oder laute Töne hervor, sollten gerade diese gewürdigt werden, weil viel Mut dazugehört, die Kontrolle über die Stimme aufzugeben.

Beachte ► In der Stimmdiagnostik wird der Grundstein zu einer vertrauensvollen Arbeitsatmosphäre gelegt. Oberstes Ziel muss daher sein, den Patienten bei der Überwindung möglicher Hemmungen so gut wie möglich zu unterstützen.

Fazit ►

- Eine Stimmdiagnostik kann für den Stimmpatienten einer **Prüfungssituation** entsprechen und Stress erzeugen.
- Die Stimmtherapeutin sollte den Patienten durch Verständnis und Ermutigung darin unterstützen, seine »**Hemmungen**« abzubauen.

6.2 Erläuterungen zum Befundbogen

Der Befundbogen ist als Kopiervorlage im Anhang zu finden. Die einzelnen **Schritte zur Befunderhebung** werden hier in der Reihenfolge beschrieben, wie sie auf dem Befundbogen auftauchen. Am Ende der Abschnitte sind alle erhebbaren **Normdaten** und **mögliche Abweichungen** tabellarisch zusammengefasst (s. Tabelle 6.1, 6.3, 6.4).

6.2.1 Subjektive Beschwerden

Symptome ► Auch wenn der Patient bereits während der Anamnese Gelegenheit hatte, seine Beschwerden zu schildern, sollten mögliche Symptome an dieser Stelle noch einmal konkret abgefragt werden. Es empfiehlt sich, von vornherein eine Liste von Begriffen anzubieten, bei denen der Patient entscheiden kann, ob sie auf seine Stimme zutreffen oder nicht. Diese Abfragung dient der Vervollständigung des genauen Beschwerdebildes. Die Stimmtherapeutin kann weiterhin vergleichen, ob die Wahrnehmung des Patienten mit ihrer eigenen übereinstimmt. Auch kann sich die Einschätzung des Patienten zu seiner eigenen Stimme konkretisieren.

Tipp ►

- **Symptome**, die erfragt werden sollten:
  Heiserkeit, Stimmversagen, Stimmermüden, Schmerzen, Räusperzwang, Hustenreiz, Druckgefühl, Fremdkörpergefühl, Schluckzwang, Brennen, Trockenheit, Schleim, Sprechanstrengung, Atemnot, Kratzen, Kloßgefühl, sonstiges.
- Bei **Ermüdungserscheinungen der Stimme:**
  Nach welcher Zeit unter normaler Stimmbelastung tritt die Stimmermüdung ein?

Zum Abschluss dieser Einschätzung bietet sich die Frage an, wie die Stimme im Moment ist im Vergleich zu anderen Situationen. Sind die Symptome in dieser Situation besonders stark, besonders schwach oder »normal« ausgeprägt? (Bereits jetzt kann die Eigenwahrnehmung des Patienten gefördert werden, indem er eine Einschätzung seiner momentanen Stimmqualität auf einer Skala von 1–10 vornimmt, s. auch Kapitel 8.5.8 »Stimmtagebuch«).

6.2.2 Untersuchung der Atmung

Die Atmung wird **in Ruhe** und **während des Sprechens** untersucht. Dabei können einzelne Werte gemessen werden. Vorwiegend stützen sich die Ergebnisse aber auf Beobachtungen zum **Ablauf der Atmung**. Ergänzend kann die Atmung auch untersucht werden, indem die Stimmtherapeutin durch Auflegen der Hände **Atemform** und **Atembewegung** erfühlt. Eine Übersicht über Normwerte und Abweichungen zur Atmung gibt **Tabelle 6.1**.

Untersuchung der Ruheatmung

In Ruhe wird in der Regel durch die Nase geatmet. Im Sitzen oder Stehen finden Atembewegun-

Tabelle 6.1. Normdaten und Abweichungen: Atmung

	Norm	Auffälligkeiten
Ruheatmung	kombiniert kostoabdominal, nasal, Atempause nach Ausatmung	Hochatmung, Mundatmung, unregelmäßige Atemzüge, hörbare Einatmung, Atempause nach Einatmung, keine Atempause
Verhältnis von Ein- und Ausatmung	1:1,5	grobe Abweichungen
Atemzüge pro Minute	10–20	über 20
Sprechatmung	kombiniert kostoabdominal, überwiegend oral, vertiefte Einatmung, deutlich sichtbare Atembewegung	Hochatmung, Schnappen, Stridor, nach Phonation Abgabe von Restluft, Anhalten der Luft nach Einatmung
Verhältnis von Ein- und Ausatmung	1:3 bis 1:8	Grobe Abweichung
Silben pro Einatmung	10–15 oder mehr	weniger als 10
Dauer der Ausatmung	Frauen: 15 s oder mehr	unter Norm
	Männer: 20 s oder mehr	

gen überwiegend im Brust-, Bauch- und Flankenbereich statt. Die Atemzüge sind regelmäßig, eher flach (d.h. schwer zu beobachten). Pro Minute wird zwischen 10- und 20-mal ein- und ausgeatmet. Normal ist eine **Atempause nach der Ausatmung**. Die Atemmittellage wird eingehalten, d.h., die Atempause findet im Bereich der **Atemruhelage** statt (s. Abb. 1.7), die Menge der eingeatmeten Luft beträgt etwa 0,5 Liter. Das Verhältnis von Ein- und Ausatmung beträgt etwa 1:1,5.

Überprüfung ► Die Ruheatmung lässt sich am besten beobachten, wenn dem Patienten ein Lesetext vorgelegt wird, den er zunächst für sich 1-mal durchlesen soll. Währenddessen ist es auch möglich, die Atembewegungen mit den Händen zu erfühlen.

Beobachtungen ► Beobachtet wird dabei, ob die Ruheatmung durch die Nase oder durch den Mund erfolgt. Registriert werden die Bereiche, in denen Atembewegungen sichtbar sind, d.h. Brustkorb/Schultern, Bauch, Flanken oder Rücken. Weiterhin kann gemessen werden, wie viele Atemzüge pro Minute statt finden. (Dabei genügt es, die Atemzüge über 15 Sekunden zu zählen und auf eine Minute hochzurechnen.) Weitere Auffälligkeiten werden registriert, wie ein unregelmäßiger Ablauf der Atmung, der Einsatz von Atempausen, mögliche Ein- oder Ausatmungsgeräusche, ein Schnappen nach Luft, eine erhöhte Atemfrequenz (Flachatmung) oder zu tiefe Atmung.

Beachte ► Veränderungen der Atemfunktion, die im Rahmen von Stimmstörungen auftreten, sind in der Regel als **Begleitsymptomatik** und nicht als Ursache zu werten. Von einer **Atemerkrankung** kann bei intakter Lungen- und Muskelfunktion **nicht** gesprochen werden.

Untersuchung der Sprechatmung

Während der Phonation verändert sich das Verhältnis von Ein- und Ausatmung und beträgt 1:3 bis 1:8. Das Luftvolumen erhöht sich, die Einatmung wird schneller und tiefer, die Ausatmung geht über das Atemruhevolumen hinaus. Dementsprechend **vergrößert sich das Ausmaß der Atembewegungen**. Die Atmung kann sich in Richtung Brustatmung verschieben, sollte aber nach wie vor in einer **Kombination von Brust- und Bauchatmung** bestehen. Bei normaler Sprechgeschwindigkeit sollte es möglich sein, 10–15 Silben pro Einatmung zu sprechen. Eingeatmet wird während des Sprechens vorwiegend durch den Mund.

Überprüfung ▸ Die Sprechatmung wird am besten im freien Gespräch untersucht. Beobachtungen können bereits während des Anamnesegespräches festgehalten werden.

Tipp ▸ Fällt es der Stimmtherapeutin schwer, sich während des Anamnesegespräches gleichzeitig auf Inhalt **und** Sprechstimme zu konzentrieren, ist es nötig, **Sprechatmung und Sprechstimme** noch einmal **gesondert zu überprüfen**. Das ist anhand eines Lesetextes möglich, allerdings entspricht das Vorlesen nicht der freien Rede. Stattdessen kann der Patient aufgefordert werden, den Text nochmals mit eigenen Worten wiederzugeben. Möglich ist auch, ihm ein Bild vorzulegen, das er beschreiben soll. Oder er kann dazu angehalten werden, seinen normalen Tagesablauf zu schildern, über einen Urlaub zu berichten usw.

Beobachtungen ▸ Auch hier werden die Atembewegungen, die Atemfrequenz und mögliche Auffälligkeiten (Schnappen, Stridor) beobachtet. Wichtig ist festzustellen, ob eine übertriebene und/oder verfrühte Einatmung erfolgt, die den Anschein von Atemlosigkeit weckt. Möglich ist auch, dass nach der Phonationsphase verbliebene Luft ausgeatmet wird, ehe erneut eingeatmet wird. Auffällig wäre auch das Anhalten der Luft nach der Einatmung. In der freien Rede entfällt normalerweise die Atempause nach der Ausatmung. Die durchschnittliche Anzahl gesprochener Silben pro Einatmung sollte notiert werden.

Prüfung der Ausatmungsdauer

Zur Überprüfung der Sprechstimme gehört auch die Messung der Ausatmungsdauer. Eine dosierte Abgabe von Atemluft sollte bei Frauen mindestens 15 Sekunden lang möglich sein, bei Männern 20 Sekunden.

Überprüfung ▸ Der Patient wird aufgefordert, nach einer »normalen« Einatmung die Luft langsam, stimmlos auf /f/ oder /s/ entweichen zu lassen. Die Stimmtherapeutin misst, wie lange eine gleichmäßige Abgabe der Atemluft möglich ist.

Beobachtung ▸ Ausgewertet wird die Ausatmungsdauer in Bezug zur Tonhaltedauer (s. Kapitel 6.2.4 »Untersuchung der Singstimme«, Abschnitt »Messung der Tonhaltedauer«).

Tipp ▸ Bei dieser Aufgabe ist es sinnvoll, dass die Stimmtherapeutin ein Vorbild gibt, da die Patienten die Arbeitsanleitung oft nicht richtig verstehen und sich bei der Durchführung unter Druck setzen. Mehrere Versuche, um die Aufgabe korrekt durchzuführen, sind erlaubt.

Fazit ▸

- Durch die Untersuchung der Atmung bekommt die Therapeutin Aufschluss darüber, ob die Stimmstörung im Zusammenhang mit **Auffälligkeiten der Atemfunktion** steht.
- Bei unauffälliger Ruheatmung kann davon ausgegangen werden, dass eine **unphysiologische Sprechatmung** als Folge der Stimmstörung auftritt.

6.2.3 Untersuchung der Sprechstimme

Die genaue Beurteilung und Beschreibung der Sprechstimme ist der wichtigste Aspekt der Stimmdiagnostik. Die Stimmtherapeutin muss dazu über ein großes Spektrum an Begriffen verfügen, um eine Stimme **möglichst detailliert** beschreiben zu können. In **Tabelle 6.2** findet sich eine Liste mit den gebräuchlichsten allgemein gültigen Parametern zur Stimmbeschreibung (s. dazu auch Kapitel 6.3 »Klanganalyse: Was steckt dahinter?«).

Beachte ► Das Hören und Vergleichen unterschiedlicher kranker und gesunder Stimmen ist ein unerlässlicher Teil des Trainings für die stimmtherapeutische Tätigkeit.

Neben der Beschreibung von Stimmklang und Stimmgebung gehört zur Untersuchung der Sprechstimme auch die Beurteilung von **Stimmsitz, Stimmvolumen** und **Modulationsfähigkeit.** Alle diese Merkmale müssen während der freien Rede und dem Lesen eines Textes genau beobachtet werden. Stimmeinsätze und **stimmliche Steigerungsfähigkeit** können zusätzlich gesondert überprüft werden. Normdaten und mögliche Abweichungen für die Untersuchung der Sprechstimme sind in **Tabelle 6.3** aufgelistet.

Beachte ► Um die Stimmqualität direkt vergleichen zu können, bietet es sich an, standardmäßig einen Lesetext vor und nach der Therapie auf Tonband mitzuschneiden.

Beurteilung des Stimmklanges

Zur Beschreibung des Stimmklanges gehören

- einerseits Begriffe, die das individuelle Timbre beschreiben und
- andererseits Parameter, die die gesunde von der kranken Stimme unterscheiden (s. Tabelle 6.2).

Beide Bereiche voneinander abzugrenzen ist nicht immer eindeutig möglich, auch deshalb, weil der Übergang von einer »gesunden« zu einer »kranken« Stimme fließend ist. Wichtig ist an dieser Stelle, den Klang einer Stimme **wertfrei** und **so genau wie möglich** zu beschreiben.

Beachte ► Der gesunde Klang einer Sprechstimme zeichnet sich im Wesentlichen aus durch

- Klarheit, also das Fehlen von Nebengeräuschen,
- Tragfähigkeit und
- ein großes Resonanzspektrum.

Beobachtungen ► Eine Stimmerkrankung äußert sich in den meisten Fällen in Form von **Geräuschen, die dem Stimmklang beigemischt** sind. Diese fallen allgemein unter den Begriff **Heiserkeit** und machen

Tabelle 6.2. Geläufige Parameter zur Stimmbeschreibung

Kriterien	Parameter
Allgemein	laut/leise, hell/dunkel, tief/hoch, dünn/voll, klar/heiser
Geräuschanteile	hauchig, knarrend, kratzend, rau, rauchig, krächzend, diplophon, aphon, belegt, blechern
Resonanz	resonanzreich, resonanzarm, tragend, klangarm (dünn/voll), schrill, kopfig, voluminös
Stimmlage	physiologisch, überhöht, nach unten gedrückt
Stimmstabilität	brüchig, stabil, kippend
Spannungsverhältnisse Ansatzrohr	knödelnd, kehlig, nasal, kloßig
Stimmgebung	hart, weich, gepresst, angestrengt, gequetscht, verhaucht

Tabelle 6.3. Normdaten und Abweichungen: Sprechstimme

	Norm	Auffälligkeiten
Sprechstimme	frei von Geräuschanteilen und Anstrengung, klar, weich, resonant, laut und leise in allen Stimmlagen	heiser, resonanzarm, instabil
Stimmeinsätze	Vokale: weicher bis harter Glottisschlag hörbar Nasale: weicher Stimmeinsatz Hauchlaute: gehauchter Stimmeinsatz	Knarren, Anächzen, Hauch, Aphonie
Stimmabsatz	weich, leichtes Abknarren, leichter Hauch	deutliches Abknarren, Aphonie, Abächzen
Steigerungsfähigkeit	bis etwa 80 dB möglich, leichter Anstieg der Sprechstimmlage, leisestmöglicher Ton um 50 dB	deutliche Erhöhung der Sprechstimmlage, Lautstärke deutlich unter 80 dB, Anstrengung, Stimme kippt, leisestmöglicher Ton oberhalb 50 dB
Mittlere Sprechstimmlage	Frauen: f–h Männer: F–H	Abweichungen
Sprechstimmumfang	Quint bis Oktave (7–12 Halbtonschritte)	Abweichung unterhalb der Norm
Dynamik	Lautstärke Umgangssprache bei ca. 70 dB, Dynamikbreite: ca.10 dB	grobe Abweichungen
Rufstimme	Rufterz, Erhöhung der Stimmlage bis zu 1 Oktave über MSSL, Lautstärke um 90 dB	geringe Lautstärke, Stimme zu hoch, Kippen der Stimme
Stimmbelastung	Stimmermüdung nach 4–6 Stunden Stimmbelastung, nach Stimmbelastungstest leichte Erhöhung der Sprechstimmlage, leichte Resonanzabnahme	deutliche Ermüdungserscheinungen und Stimmveränderungen

sich als Hauch, Rauigkeit, Knarren, Kratzen, Krächzen usw. bemerkbar. Kranke Stimmen verlieren meist an Resonanz und Tragfähigkeit, sie klingen entsprechend dünn, dumpf, schrill, blechern usw. Ein eingeschränktes Resonanzspektrum kann auf Verengungen im Ansatzrohr zurückzuführen sein, was als knödelnde oder kloßige Sprechweise hörbar wird.

Beachte ► Bei der weiblichen Stimme gilt ein unvollständiger Glottisschluss im hinteren Drittel der Stimmlippen als physiologisch. Entsprechend muss der dadurch entstehende leichte Hauch in der Stimme gewertet werden!

Exkurs ►

Das japanische Komitee für Stimmfunktionsuntersuchungen hat zur Reproduzierbarkeit von Begrifflichkeiten zur Stimmbeschreibung eine Einteilung in fünf Parameter vorgeschlagen, die sog. GRBAS-Skala (vgl. Hirano 1989; Sakata et al. 1994, entnommen aus Böhme 1997, S. 110):

1. G (»grade«): Grad der Heiserkeit (klare Stimme, Heiserkeit, Aphonie)
2. R (»rough«): Rauheit der Geräuschanteile im tieferen Anteil des Stimmspektrums, die durch unregelmäßige Stimmlippenschwingungen entstehen (Rauigkeit, Knarren)
3. B (»breathy«): Verhauchtheit der Stimme durch Ausströmen wilder Luft, die nicht in Phonation umgewandelt wurde
4. A (»astenic«): Verlust an Klangfülle durch Kraftlosigkeit
5. S (»strained«): gepresste Stimmfunktion

In Anlehnung daran entstand nach Wendler et al. (1986, 1996) die RBH-Skala, wobei

- R für Rauigkeit,
- B für Behauchtheit und
- H für Heiserkeit

steht. Die 3 Bereiche werden in 4 Schweregrade klassifiziert:

- 0=nicht vorhanden
- 1=geringgradig vorhanden
- 2=mittelgradig vorhanden
- 3=hochgradig vorhanden

Beurteilung der Stimmgebung

Als Stimmgebung wird die **Art und Weise** bezeichnet, wie die Stimme hervorgebracht wird. Die Beschreibung der Stimmgebung gibt Aufschluss über das Verhältnis von Atemdruck und Kehlkopfspannung und wie hoch der Kraftaufwand bei der Stimmgebung insgesamt ist. Die Stimmgebung sollte in der normalen Rede **anstrengungsfrei und stabil** sein und bei **eutoner Grundspannung** stattfinden. Der glottische Widerstand ist dem Atemdruck angeglichen.

Beobachtungen ►

- Eine **angestrengte** Stimmgebung kann sich durch einen gepressten Stimmklang, durch Ächzen oder Stöhnen oder auch eine starke Behauchung bemerkbar machen. Die mittlere Sprechstimmlage erhöht sich dadurch oft um 1–3 Halbtöne.
- Eine **unterspannte** Stimmgebung äußert sich in einer verhauchten, leisen und klangarmen Stimme. Ein weiteres Merkmal ist die Verschiebung der mittleren Sprechstimmlage nach unten oder in das Kopfregister mit Verlagerung des Stimmsitzes nach hinten.
- Eine stark gepresste und/oder verhauchte Stimmgebung mit geringen Klanganteilen deutet auf **Kraftlosigkeit** der Kehlkopfmuskulatur hin.
- Ist der **glottische Widerstand** im Verhältnis zum Atemdruck gering, entsteht eine verhauchte Stimme, die bei angestrengter Stimmgebung ebenfalls gepresst klingen kann. Bei zu hohem glottischen Widerstand entsteht ein harter, metallischer oder/und knarrender Stimmklang.
- Eine **instabile** Stimmgebung äußert sich durch Zittern, Brüchigkeit oder Kippen der Stimme. Sie entsteht infolge von Unregelmäßigkeiten beim Zusammenspiel von Anblasedruck und Kehlkopfwiderstand.

Beurteilung des Stimmsitzes (Stimmansatzes)

Als physiologisch gelten **vorderer und mittlerer Stimmsitz**. Der Stimmsitz kann sich je nach Sprechsituation und Gesprächsinhalt verändern. Sitzt die Stimme vorne, klingt sie resonant und ist tragfähig, das Sprechen strengt insgesamt wenig an.

Beobachtungen ► Bei der Rückverlagerung des Stimmsitzes kann der Eindruck entstehen, dass die Stimme nicht bis zum Gesprächspartner durchdringt. Zurückhaltung kann sich durch einen nach hinten verlagerten Stimmsitz ausdrücken. Beim Sprechen im Kopfregister sitzt die Stimme fast immer hinten und verliert an Resonanz und Tragfähigkeit. Eine übertriebene Vorverlagerung des Stimmansatzes kann sich als verstärkte Nasalität bemerkbar machen und ist gelegentlich bei Berufssprechern oder Sängern zu beobachten.

Einschätzung des Stimmvolumens

Mit dem Begriff Stimmvolumen wird nicht in erster Linie die messbare Lautstärke einer Stimme beschrieben, sondern die **Resonanzbreite** und **Tragfähigkeit** einer Stimme. Eine voluminöse Stimme muss nicht zwangsläufig laut sein. Je mehr Brustresonanz eine Stimme besitzt und je größer das **Teiltonspektrum**, umso voluminöser ist sie.

Beachte ► Die Anzahl der Teiltöne steht in Abhängigkeit von der Grundfrequenz einer Stimme. Je tiefer die Grundfrequenz, desto mehr Teiltöne sind möglich. Aus diesem Grund sind männliche Stimmen im Regelfall voluminöser als weibliche.

Beobachtungen ► Die Begriffe dünn, kopfig, schrill, blechern, piepsig, dumpf oder matt weisen darauf hin, dass es sich um eine Stimme mit geringem Volumen handelt. Dabei kann beispielsweise eine schrille Stimme laut sein und dennoch kaum Volumen besitzen.

Überprüfung der Stimmeinsätze

Der Stimmeinsatz, also der Moment, in dem die Phonation beginnt, sollte weich und ohne Anteil von Geräusch stattfinden. Lediglich bei Vokalen am Beginn eines Wortes ist ein fester Stimmeinsatz physiologisch, d.h., die Glottis wird plötzlich gesprengt, sodass ein leichter Knacklaut zu Beginn der Phonation hörbar ist. Allerdings sollte die Stimme auch bei Vokaleinsätzen klar sein.

Untersuchung ► Üblicherweise werden die Stimmeinsätze anhand von Testsätzen gesondert überprüft. Dabei wird unterschieden zwischen
- dem physiologisch festen Stimmeinsatz (Vokaleinsatz),
- dem weichen Stimmeinsatz, der begünstigt wird durch Voranstellen eines Nasallautes, und
- dem physiologisch behauchten Stimmeinsatz, der durch Voranstellen eines /h/ entsteht.

Der Patient wird aufgefordert, die folgenden Testsätze nachzusprechen:
- Am Abend aß Adam einen Apfel (fester Stimmeinsatz).
- Morgen macht Mutter Marmelade (weicher Stimmeinsatz).
- Heute hat Hans Husten (behauchter Stimmeinsatz).

Beobachtungen ► Auffälligkeiten machen sich als Erstes bei den Vokaleinsätzen bemerkbar, weil sie ein sehr präzises Zusammenspiel und eine genaue Koordination von Anblasedruck und glottischem Widerstand verlangen. Während der Atemdruck ansteigt, ist die Glottis noch geschlossen und muss sich in dem Moment öffnen, wenn der Druck von unten genau so hoch ist, dass die Stimmlippen spontan in das korrekte Schwingungsmuster versetzt werden können. Ist die mediale Kompression dabei zu hoch, kommt es zum **harten** oder **knarrenden Vokaleinsatz**, ist sie zu niedrig, wird der **Vokaleinsatz verhaucht**. Je nach Ausprägung der Stimmstörung kann die Stimme bereits bei den **weichen oder behauchten Stimmeinsätzen knarren**, oder der weiche Stimmeinsatz ist ebenfalls **behaucht**. Bei hochgradigen Stimmstörungen kann ein **Anächzen** der Stimme bei Phonationsbeginn beobachtet werden. Beim Anächzen handelt es sich um ein Ausströmen wilder Luft bei stark gepresster Stimmgebung.

Beachte ► Ein leichtes Knarren bei Vokaleinsätzen ist zwar ein Zeichen von muskulärem Ungleichgewicht, deutet aber alleine noch nicht darauf hin, dass eine Stimmstörung vorliegt.

Bewertung der Stimmabsätze

Die Art und Weise der Stimmabsätze gibt Aufschluss darüber, wie sich die Stimmlippen bei Zurücknahme der Spannung verhalten. Üblicherweise wird zum Ende einer Phrase die Stimme gesenkt und leiser, d.h., der Anblasedruck wird geringer.

Beobachtungen ► Bei einer **muskulären Unterfunktion** auf Glottisebene kann die Stimme an dieser Stelle verhauchen oder völlig aphon (»stimmlos«) werden. Bei einer **muskulären Überfunktion** kommt es zum Abknarren oder Abächzen der Stimme.

Überprüfung der Steigerungsfähigkeit

Mit der Steigerungsfähigkeit wird einerseits beschrieben, wie laut die Sprechstimme werden kann, ohne besondere Auffälligkeiten zu zeigen. Andererseits geht es darum, bis zu welcher Lautstärke die Stimme gesenkt werden kann, ohne aphon zu werden. Eine besonders leise Stimmgebung erfordert ein hohes Maß an Feinspannung der Stimmlippen und wiederum eine präzise Angleichung des Luftstromes. In der **Sprechstimme** sollte der lautestmögliche Ton bei etwa 80 dB oder höher liegen, der leisestmögliche bei 50 dB oder weniger.

Als »normal« für die **Rufstimme** gilt die sog. **Rufterz**, d.h., wenn das Wort »Hallo« gerufen wird, liegt der Rufton der zweiten Silbe eine Terz unter der ersten. Die Ruftonlautstärke sollte bei etwa 90 dB liegen, die Ruftonhöhe ca. 1 Quint (maximal 1 Oktave) oberhalb der Sprechstimmlage.

Untersuchung ► Untersucht werden kann die Steigerungsfähigkeit derart, dass der Patient aufgefordert wird, Testsätze oder Zahlenreihen zunächst so leise wie möglich, dann so laut wie möglich zu sprechen. Weiterhin wird die Rufstimme überprüft. Dabei soll der Patient am besten bei geöffnetem Fenster eine imaginäre Person rufen (»Hallo, he da, komm mal her!« o.Ä.). Der Standort der Person, unter Umständen auch ihre Identität, sollte vorher möglichst genau besprochen werden, um es dem Patienten zu ermöglichen, die Rufstimme spontan und realitätsnah einzusetzen.

Bei der Bewertung der Steigerungsfähigkeit genügt in der Regel die auditive Beurteilung durch die Stimmtherapeutin.

Beobachtungen ► Bei **Zunahme** der Lautstärke ist in den meisten Fällen eine **Erhöhung der Sprechstimmlage** zu beobachten, was weitgehend als »normal« gewertet werden kann. Wird die Stimme jedoch um weit mehr als eine Terz höher, kann davon ausgegangen werden, dass Störungen in der Feinregulation oder in der audiophonatorischen Kontrolle vorliegen. Eine **wenig steigerungsfähige Stimme** ist ein deutlicher Hinweis auf das Vorliegen einer Stimmstörung. Ist das **Zurücknehmen der Lautstärke** nur eingeschränkt möglich, lässt dies auf Störungen der Koordination zwischen Atmung und Kehlkopfaktivität schließen und ist ebenfalls ein Hinweis auf eine Dysphonie. Der **Anteil von Hauch** nimmt bei der hypofunktionellen Stimmstörung bei Abnahme der Lautstärke zu, bei einer Hyperfunktion kann es zum **Knarren der Stimme** kommen.

Überprüfung der Modulationsfähigkeit

Die Modulation der Sprechstimme entsteht durch Variationen von Lautstärke und Tonhöhe. Betont wird eine Silbe oder ein Wort in der Regel durch Anstieg von Lautstärke und Frequenz. Zum Ende einer Phrase hin werden Sprechtonhöhe und Lautstärke normalerweise zurückgenommen. Die Stimmmodulation variiert in Abhängigkeit von gesprochenem Inhalt und Sprechsituation.

Eine gesunde Sprechstimme moduliert um eine Quint bis eine Oktave (7–12 Halbtöne). Die gesamte Dynamikbreite liegt bei ca. 30 dB. In der Umgangssprache moduliert die Stimme nur um etwa 10 dB.

Untersuchung ► Im Wesentlichen werden die Modulationsfähigkeit und Steigerungsfähigkeit **in der freien Rede** beobachtet. Gesondert überprüfbar ist die Steigerungsfähigkeit (s. oben) und die Fähigkeit der Stimme, über mehrere Töne hinwegzugleiten (Glissando).

Beobachtungen ► Besonders bei der Modulationsfähigkeit sollte in der Diagnostik unterschieden werden, ob eine Stimme **wenig moduliert wird** oder ob sie **eingeschränkt modulierbar ist.** So kann abhängig von Temperament und stimmlichen Vorbildern eine monotone Sprechweise entstehen bei uneingeschränkter stimmlicher Leistungsfähigkeit. Wird die Sprechstimme gewohnheitsmäßig wenig moduliert, kann auch die Singstimmfeldmessung Aufschluss über die tatsächliche Modulationsfähigkeit der Stimme geben.

Bestimmen der mittleren Sprechstimmlage

Die mittlere Sprechstimmlage ist die Tonhöhe, um die die Stimme des Sprechers moduliert. Für **Frauenstimmen** gelten die Werte von f–h als physiologisch, bei **Männerstimmen** liegen sie eine Oktave darunter (F–H). Die Frequenz der gespannten sowie der ungespannten mittleren Sprechstimmlage sollte innerhalb dieser Bereiche liegen (s. Kapitel 1.4.5 »die Sprechstimme«).

Überprüfung ► Das Heraushören der mittleren Sprechstimmlage während des Gesprächs erfordert Übung und ein gut geschultes Gehör. Vereinfacht wird die Untersuchung, wenn der Patient aufgefordert wird, Zahlenreihen zu sprechen, z.B. mit der Intention, Geldscheine zu zählen. (Die Stimmtherapeutin bestimmt die Tonlage mittels Klavier.) Das Zählen wird normalerweise nicht moduliert und findet etwa im Bereich der ungespannten mittleren Sprechstimmlage statt. Es empfiehlt sich, diesen Wert während der freien Rede nochmals zu überprüfen.

Beobachtungen ► Auch wenn der gemessene Wert innerhalb der Norm liegt, kann eine Verschiebung der mittleren Sprechstimmlage vorliegen. Überprüfbar ist dies z.B. anhand der Stimmfeldmessung. In den meisten Fällen lässt sich dabei gut beobachten, auf welcher Frequenz der Patient am leichtesten und am resonanzreichsten phonieren kann. An dieser Stelle liegt erfahrungsgemäß die **Indifferenzlage** (der Sollwert für die mittlere Sprechstimmlage). Es kann auch möglich sein, durch die sog. **Kauphonation** den Bereich der Indifferenzlage zu finden. Dabei wird der Patient aufgefordert, bei geschlossenem Mund weiche Kaubewegungen durchzuführen und anschließend während des Kauens zu summen.

Cave ► Auch das Kausummen provoziert nicht in jedem Fall eine Phonation in der Indifferenzlage. Eine Einschätzung, ob die mittlere Sprechstimmlage im angemessenen Bereich liegt, gelingt am genauesten durch den subjektiven Eindruck der Stimmtherapeutin bei entsprechender Hörerfahrung. Und auch das manchmal erst im Verlauf der Therapie.

Beachte ► Zur Bestimmung der mittleren Sprechstimmlage gehört einerseits die Messung der Frequenz, um die die gespannte und die ungespannte Sprechstimme modulieren. Weiterhin sollte eine Einschätzung möglich sein, ob die mittlere Sprechstimmlage der individuellen Indifferenzlage entspricht!

Für die Beurteilung der Sprechstimme ist die **Beschreibung des akustischen Eindrucks** am wichtigsten.

Fazit ►

Im Bereich Sprechstimme werden **gesondert untersucht:**

- Stimmklang
- Stimmgebung
- Stimmsitz (Stimmansatz)
- Stimmvolumen
- Stimmeinsätze
- Stimmabsätze
- Steigerungsfähigkeit
- Modulationsfähigkeit
- Mittlere Sprechstimmlage

6.2.4 Untersuchung der Singstimme

Die **Überprüfung der Singstimme** schließt ein

- die Messung des musikalischen und physiologischen Stimmumfanges,
- die Tonhaltedauer,
- das Schwelltonvermögen und
- das Gleitvermögen der Stimme über mehrere Töne hinweg.

Die Untersuchungen zielen auf die differenzierteren Stimmleistungen und sind nicht nur interessant für die Einschätzung der Singstimme. Die Ergebnisse geben Aufschluss über die **Leistungsfähigkeit einer Stimme im Allgemeinen.** In **Tabelle 6.4** sind die Normwerte und Abweichungen für die Singstimme im Überblick dargestellt.

Messung der Tonhaltedauer

Die gesunde weibliche Stimme sollte in der Lage sein, einen Ton über mindestens 15 Sekunden zu halten, die männliche mindestens 25 Sekunden.

- Einen Ton lange halten zu können, erfordert eine **gesunde Lungenfunktion** mit angemessener Lungenkapazität.
- Dazu kommt die Fähigkeit der **dosierten Luftabgabe**, die am besten über das Zwerchfell möglich ist.
- Auch die **Angleichung von subglottischem Druck** und Glottiswiderstand ist entscheidend für die Länge des gehaltenen Tones.

Untersuchung ► Die Tonhaltedauer kann direkt im Anschluss an die Ausatmungsdauer überprüft werden. Dabei sollte der Patient nach normaler Einatmung die Luft erst auf »m«, dann auf »o« ausströmen lassen. Die Länge das Tones wird mit der Stoppuhr gemessen.

Beobachtungen ► Liegen die gemessenen **Werte unterhalb der Norm**, kann davon ausgegangen werden, dass entweder die Dosierung der Atemluft beispielsweise durch eine Hochatmung erschwert ist oder dass der Glottiswiderstand zu hoch oder zu gering ist. Genaueren Aufschluss darüber gibt der **Vergleich mit der Ausatmungsdauer.**

- Ist die Ausatmungsdauer normal, die Tonhaltedauer jedoch verkürzt, liegt das Problem im Bereich der **Kehlkopffunktion.**
- Sind Ausatmungsdauer und Tonhaltedauer gleichermaßen verkürzt, ist bereits die **dosierte Luftabgabe** nicht möglich. (In der Therapie kann es dann möglich sein, allein durch das Erlernen einer zwerchfellgesteuerten Atmung zu einer verlängerten Tonhaltedauer zu gelangen.)

Tabelle 6.4. Normdaten und Abweichungen: Singstimme

	Norm	Auffälligkeiten
Singstimme	geräuschfrei tragfähig, klar, stabil	
Stimmumfang	2–4 Oktaven	unterhalb 1,5 Oktaven
Dynamikbreite	gesamt: 50–55 dB, Bruststimme 40 dB, Kopfstimme 30 dB	unterhalb Norm
Registerbruch	hörbar Frauen: um c′–g′ Männer: um c–g	Kippen der Stimme, Fehlen von Tönen, starke Lautstärkeschwankungen
Schwelltonvermögen	fließender, langsamer Übergang von laut nach leise möglich ohne Veränderung der Stimmlage	Abweichungen von der Norm
Tonhaltedauer	Frauen: 15–25 s Männer: 25–35 s	Frauen: Unter 10 s Männer: Unter 20 s

(Siehe auch Kapitel 6.2.2 »Untersuchung der Atmung«, Abschnitt »Prüfung der Ausatmungsdauer«).

Tipp ► Wenn die Tonhaltedauer deutlich verkürzt ist, sollte das Ergebnis nach genauer Anleitung nochmals überprüft werden. In den meisten Fällen wird vorher zu viel oder zu wenig Luft eingeatmet.

Untersuchung des Schwelltonvermögens

Normwerte für das Schwelltonvermögen gibt es nicht. Normalerweise sollte es möglich sein, einen Ton zu halten, so leise wie möglich beginnend, und ihn dann allmählich lauter werden zu lassen. Wichtig ist dabei, dass eine gewisse **Dynamikbreite** umfasst wird (etwa 20 dB), der Ton allmählich an- und abschwellen kann und **Stimme und Tonlage weitestgehend stabil** bleiben. Das Schwelltonvermögen kann auch bei gesunden Stimmen aufgrund mangelnder Übung und Unmusikalität eingeschränkt sein. Während des An- und Abschwellens eines Tones verändern sich allmählich Stimmlippenspannung und -dicke, Schwingungsamplitude, Anblasedruck und glottischer Widerstand.

Untersuchung ► Der Patient wird dazu aufgefordert, auf einen Vokal zu phonieren, (etwa im Bereich der mittleren Sprechstimmlage), leise beginnend und allmählich lauter werdend. Die Stimmtherapeutin sollte die Arbeitsanleitung durch Vormachen veranschaulichen. Unterstützen kann dabei eine Vorstellungshilfe, beispielsweise ein vorbeifahrendes Auto. Gelingt das Anschwellen, sollte der Patient die Übung nochmals durchführen, allerdings den Ton am Ende auch wieder abschwellen lassen.

Beobachtungen ► Typisch für **ungeübte Stimmen** ist, dass die Tonlage mit Steigerung des allgemeinen Kraftaufwandes höher wird. Auffällig wäre hingegen, wenn die Stimme bricht oder kippt beim Versuch, sie anschwellen zu lassen. Es kann aber auch bei der gesunden Stimme zu einem Registerwechsel kommen, der als Kippen in der Stimme zu hören ist. Das geschieht dann, wenn die Stimme leise im Kopfregister angesetzt wird und beim Anschwellen durch den erhöhten Kraftaufwand die Stimmlippenschwingung in eine Vollschwingung, d.h. ins Brustregister, übergeht. Eine **geringe Dynamikbreite** deutet wie die eingeschränkte Steigerungsfähigkeit der Sprechstimme auf eine Beeinträchtigung der Stimmleistung hin.

Untersuchung des Gleittonvermögens (Glissando)

Glissando bedeutet, dass die Stimme bei gleich bleibender Lautstärke über mehrere Töne hinweggleitet. Entscheidend ist dabei, dass die Stimme nicht über ein bestimmtes Intervall springt, sondern **gleitet**.

Beachte ► Innerhalb der einzelnen Register ist bei der gesunden Stimme ein Glissando über etwa 1 Oktave möglich, ohne dass sie bricht oder kippt.

Ausgebildete Stimmen sind in der Lage, fließend über den gesamten Stimmumfang zu gleiten, ohne dass ein Registerwechsel hörbar ist. Überprüft wird durch das Glissando, ob ein **fließender Wechsel der Stimmlippenlänge** bei gleich bleibender Lautstärke möglich ist. Der Atemdruck muss nahezu konstant gehalten werden.

Untersuchung ► Der Patient wird aufgefordert, die Stimme auf- und abwärts gleiten zu lassen, hilfreich ist dabei der Vergleich mit einer Sirene. Eine fließende Armbewegung kann begleitend eingesetzt werden, um das Gleiten der Stimme zu vereinfachen. Auch hier ist in den meisten Fällen ein Vorbild der Stimmtherapeutin notwendig. Je langsamer das Glissando durchgeführt wird, desto präziser müssen die Wechsel in der muskulären Einstellung sein. Üblicherweise wird das Glissando über einen Abstand von etwa 7 Halbtönen (Quint) überprüft, der Abstand kann probeweise verkleinert oder vergrößert werden. Während des Glissandos ein vorgegebenes Intervall genau einzuhalten ist für ungeübte Stimmen jedoch meist eine zu hohe Anforderung.

Beobachtungen ► Glissandoübungen scheitern häufig zunächst am mangelnden musikalischen Gehör, sodass viele Patienten von der einen zur anderen Tonlage springen. Das lässt nicht automatisch auf eine stimmliche Leistungseinschränkung schließen. Kippt die Stimme auffallend, kann der Tonabstand verringert werden. Ausgehend von der mittleren Sprechstimmlage sollte jedoch ein Gleiten nach oben über eine **Terz oder Quart ohne Bruch** möglich sein. Bricht oder kippt die Stimme auffallend, liegen **Fehlfunktionen in der Feineinstellung der Stimmlippenspannung und/oder dem erforderlichen Atemdruck** vor.

Stimmfeldmessung

Bei der Stimmfeldmessung

- wird zum einen überprüft, über **welches Frequenzspektrum der Grundfrequenzen** eine Stimme verfügt, d.h. welches jeweils der höchste und der tiefste produzier- oder singbare Ton ist.
- werden zum anderen alle Halb- und Ganztöne innerhalb dieses Bereiches darauf untersucht, **wie laut und wie leise** jeder einzelne Ton produziert werden kann.

Eingetragen in ein entsprechendes Diagramm, ergibt sich das sog. **Stimmfeld**, das den gesamten Stimmumfang bezüglich **Lautstärke und Tonhöhe** darstellt.

Normwerte ► Eine **gesunde Stimme** umfasst mindestens **1,5 Oktaven** (18 Halbtonschritte). Der tiefstmögliche Ton liegt dabei etwa 2–3 Halbtöne unterhalb der ungespannten mittleren Sprechstimmlage. Die Dynamikbreite insgesamt sollte rund **50 dB** betragen. Üblicherweise können Kopfstimmklänge messbar lauter produziert werden als Bruststimmklänge, da die Spannung der Stimmlippen in der Kopfstimme höher ist und sie so einem stärkeren Atemdruck Widerstand leisten können. Dementsprechend ist es möglich, in der Bruststimme leisere Töne zu produzieren, da die Stimmlippenspannung dort nicht so hoch ist, die Stimmlippen also mit weniger Anblasedruck zum Schwingen kommen können. Die Dynamikbreite liegt in der Bruststimme bei etwa 40 dB, in der Kopfstimme bei etwa 30 dB (**Abb. 6.1, Abb. 6.2**).

Beachte ► Der Wechsel zwischen Brust- und Kopfstimme erfolgt ca. 1 Oktave oberhalb des tiefstmöglich produzierbaren Tones.

Bei **ungeübten Stimmen** ist der Registerwechsel anhand der Änderung der Tonqualität meist deutlich hörbar, **ausgebildete Stimmen** können den Registerwechsel über mehrere Töne hinweg unauffällig vornehmen.

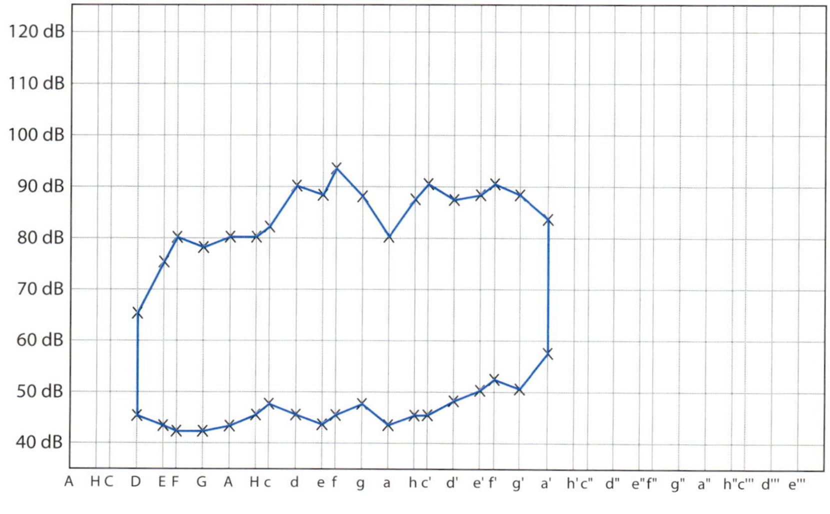

Abb. 6.1. Physiologisches Stimmfeld einer männlichen Stimme

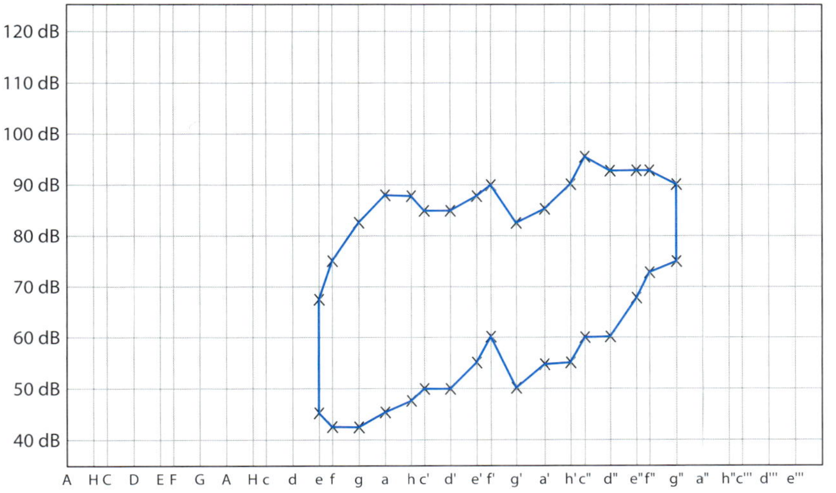

Abb. 6.2. Physiologisches Stimmfeld einer weiblichen Stimme

Durchführung ► Die einzelnen Töne werden mit Hilfe eines geeichten und gestimmten Klaviers oder eines Keyboards überprüft. Dem Patienten werden dabei die Töne, die er nachsingen soll, am Klavier vorgespielt. Begonnen wird im Bereich der mittleren Sprechstimmlage, da das Treffen des Tones an dieser Stelle am leichtesten fällt. Der Patient soll die vorgespielten Töne zuerst **so leise wie möglich** nachsingen. Dabei wird von der mittleren Sprechstimmlage die Tonleiter abwärts gesungen. Ist die untere Stimmgrenze erreicht, wird, wieder ausgehend von der mittleren Sprechstimmlage, die Tonleiter nach oben gesungen.

Anschließend wird der gleiche Vorgang wiederholt, diesmal derart, dass der Patient jeden einzelnen Ton **so laut wie möglich** von sich geben soll.

Der Patient muss jeden Ton so lange halten, bis es möglich ist, anhand eines Schallpegelmessgerätes die jeweilige Lautstärke zu bestimmen. Jeder Ton wird auf Höhe seiner Frequenz und Dynamik in das Diagramm eingetragen.

Tipp ► Steht kein Schallpegelmessgerät zur Verfügung, kann der Stimmumfang am Klavier nur bezüglich der Frequenz präzise bestimmt werden. Mit der nötigen Hörerfahrung kann es möglich sein, über den akustischen Eindruck einzuschätzen, ob auf Ebene der Lautstärke Einschränkungen vorhanden sind.

Hilfen ► Die Aufgabe, Töne zu singen, führt bei fast allen ungeübten Stimmpatienten zu Verunsicherung und verlangt ein hohes Maß an Selbstüberwindung. Das Stresspotenzial kann dadurch reduziert werden, dass die Stimmtherapeutin nicht von »singen« spricht, sondern davon, dass der Patient bestimmte **Töne halten** oder auf eine vorgegebene Tonlage **phonieren** soll. Dem Patienten kann es helfen, wenn die Stimmtherapeutin die ersten Töne mitsingt. Die Patienten brauchen besonders dann Ermutigung und Unterstützung, wenn die Töne nicht korrekt getroffen werden oder unsicher klingen.

Tipp ► Ergeben sich besondere Schwierigkeiten beim Treffen von Tönen, muss sich die Stimmtherapeutin mitunter damit begnügen, möglichst hohe und möglichst tiefe Töne singen zu lassen, um einen etwaigen Eindruck vom Umfang der Stimme zu bekommen.

Beobachtungen ► Als Diagramm festgehalten, lässt sich ein Stimmfeld leicht auswerten. Deutlich wird sichtbar, ob der **Stimmumfang** innerhalb oder unterhalb des Normbereiches liegt. Weiterhin ist aus dem Stimmfeld gut ersichtlich, ob sich **im Bereich des Registerwechsels** Auffälligkeiten zeigen. Möglich ist das Fehlen einzelner Töne in diesem Bereich oder ein deutlicher Verlust von Lautstärke.

Bei fehlendem Registerwechsel kann es möglich sein, dass die Stimme stets im Kopfregister bleibt. Ob dem so ist, darüber entscheidet der **akustische Eindruck** der Töne im unteren Frequenzbereich.

Unterschieden wird zwischen dem **musikalischen** und dem **physiologischen Stimmumfang.** Der musikalische Stimmumfang umfasst alle für die Gesangsstimme verwertbaren Frequenzen mit entsprechender Lautstärke. Der physiologische Stimmumfang schließt sämtliche produzierbaren Töne mit ein.

Fazit ►

- Das Stimmfeld ist neben Tonhaltedauer, Schwelltonvermögen und Gleitvermögen ein wichtiges Kriterium zur **Beurteilung der Singstimme** und **allgemeiner physiologischer Stimmleistungen**.
- Das Stimmfeld misst den **Stimmumfang bezüglich Tonhöhe und Lautstärke**, es entstehen objektiv vergleichbare Werte.

6.2.5 Beurteilung der Artikulation

Die Artikulation wird während der freien Rede beobachtet.

Beachte ► Eine unauffällige Artikulation zeigt sich durch gut verständliche Aussprache und eine präzise Ausformung einzelner Laute.

Kieferöffnung ► Die häufigste Auffälligkeit, die bei der Artikulation zu beobachten ist und die den Stimmklang nachhaltig beeinträchtigt, ist die **zu geringe Kieferöffnungsweite.** Dadurch wird einerseits das Resonanzrohr verkleinert, andererseits wird die Stimme daran gehindert, frei nach außen zu dringen. Eine zu geringe Kieferöffnung ist weit verbreitet und steht im Zusammenhang mit unterschiedlichen Aspekten. **Ursache** kann eine Nachlässigkeit bei der Bewegung der Artikulationsorgane sein oder eine Verspannung der Kaumuskulatur.

Exkurs ►

Der Unterkiefer hat im Bezug zu Person und Persönlichkeit eine besonders auffallende Bedeutung. Verbildlicht wird dies z.B. anhand der Redewendung »Da musst du die Zähne zusammenbeißen«. Die Schließungstendenz des Unterkiefers steht im Zusammenhang mit Anspannung und Selbstbeherrschung. Bleibt jemandem der Mund offen stehen, verliert er in diesem Moment die Kontrolle über sich. Ein dauerhaft hängender Unterkiefer wird mit mangelndem Intellekt verbunden. Zudem gilt es als nicht vornehm oder unerzogen, den Mund beim Essen geöffnet zu lassen oder zu gähnen, ohne sich die Hand vor den Mund zu halten. Ein geschlossener Mund symbolisiert Selbstschutz und Selbstkontrolle.

Dyslalie ► Auffälligkeiten bei der Artikulation können sich durch einzelne Artikulationsfehler (Dyslalien) wie einen Sigmatismus (Fehlbildung des Lautes »s«) äußern. Für den Klang der Stimme haben sie allerdings wenig Bedeutung. Die Artikulation nimmt dann Einfluss auf die Stimmgebung, wenn sie entweder **übertrieben** oder **verwaschen** ist.

Überartikulation ► Hinter einer Überartikulation steckt meist das Bemühen, besonders deutlich oder korrekt zu sprechen. Dies findet sich häufig bei dem Versuch, eine dialektal gefärbte Lautgebung zu kaschieren. Eine Überartikulation kann auch im Zusammenhang mit einer übergenauen Persönlichkeit stehen. Die übertriebene Artikulation führt zu einer eingeschränkten Resonanzfähigkeit der Stimme, da das Ansatzrohr versteift und verengt wird.

Nachlässige Artikulation ► Die verwaschene oder nachlässige Artikulation kann ebenfalls dialektal bedingt sein. Die Nachahmung von Vorbildern, auch im Zusammenhang mit Modeströmungen, kann eine Rolle spielen. Eine nachlässige Artikulation kann zudem im Zusammenhang mit allgemeiner Kraftlosigkeit oder Erschöpfung oder einem persönlichkeitsbedingten allgemeinen Hypotonus auftreten. Sie führt zu einer verminderter Verständlichkeit des Gesprochenen. Um das zu kompensieren, wird in der Regel eher die Lautstärke als die Artikulationsprägnanz gesteigert. Eine nachlässige Artikulation beeinträchtigt zudem die Resonanzentwicklung.

Sprechtempo ► Zum Bereich Artikulation gehört auch das Sprechtempo. Neben einem allgemein eher verlangsamten oder erhöhten Sprechtempo kann zusätzlich zur Stimmstörung eine Stotter- oder Poltersymptomatik vorliegen. Das Stottern äußert sich entweder durch Wiederholungen einzelner Wörter, Silben oder Laute oder durch die Unterbrechung der fließenden Rede durch sog. Blocks. Das sind Sprechpausen, die durch das »Hängenbleiben« an einzelnen Lauten oder Lautkombinationen entstehen. Es können auch Lautdehnungen auftreten. Beim Poltern handelt es sich um eine **überhastete Sprechweise**, die dazu führt, dass einzelne Wörter oder Silben verschluckt werden, bei teilweise unkontrolliert beschleunigtem Sprechtempo.

Beachte ► Stottern und Poltern gelten als schwerwiegende Kommunikationsstörungen, die bei Bedarf des Patienten gesondert behandelt werden müssen!

Fazit ►
- Bei fast allen Stimmpatienten kommt es durch eine **zu geringe Kieferöffnungsweite** zu einer Beeinträchtigung der Stimmresonanz.
- Ein **Überartikulieren** sowie eine **nachlässige Artikulation** wirken sich nachteilig auf das Klangspektrum der Stimme aus.

6.2.6 Beurteilung von Tonus und Haltung

Die physiologische Körperhaltung wird im Kapitel 2.2.1 »Haltung und Stimme« beschrieben. Um die Haltung eines Patienten zu beurteilen, muss sie unter individuellen Gesichtspunkten betrachtet werden. Dabei geht es weniger um die Beurteilung einer Normabweichung als darum, ein **körperliches Konzept** zu erfassen und detailliert zu beschreiben. Festgehalten werden können dabei nur der Eindruck und mögliche Auffälligkeiten, die der Patient in der Therapiesitzung zeigt, wenn er sitzt, steht oder sich bewegt.

Beobachtung des gesamtkörperlichen Tonus und der Körperhaltung

Folgende Merkmale können der Einschätzung dienen, ob ein Patient eher zu einer hyper- oder zu einer hypotonen Haltung neigt:

Anzeichen für eine erhöhte Körperspannung können sein:
- starker Händedruck zur Begrüßung,
- aufrechte Körperhaltung mit Überstreckung der Wirbelsäule,
- Anspannung im Schulterbereich,
- wenig Atembewegungen oder starke Hochatmung,
- überstreckter Hals,
- kraftvolle oder übertriebene Gestik,
- verminderte Beweglichkeit.

Anzeichen für eine verminderte Körperspannung können sein:
- weicher, spannungsloser Händedruck,
- gebeugte Körperhaltung,
- gesenkter Kopf,
- langsame Bewegungen,
- wenig Einsatz von Gestik,
- »leises« Auftreten.

Beachte ► Die Beschreibung des Körpertonus darf keinem festen Schema folgen. Eine Person sollte ihrer Haltung nach nicht einfach als hyper- oder hypoton beurteilt werden. Die Körperhaltung muss differenziert beobachtet und beschrieben werden. In den meisten Fällen liegen in unterschiedlichen Körperregionen verschiedene Spannungszustände vor.

So kann eine unterspannte Bauch- und Rückenmuskulatur zu einer Überspannung im Nacken- und Halsbereich führen, ein dynamischer Händedruck kann Ausdruck von Kompensation einer allgemeinen Unterspannung sein, einer Kraftlosigkeit kann eine primäre Daueranspannung zugrunde liegen, die in einen Erschöpfungszustand mündet usw.

Beurteilung des Tonus im Schulter-/Nackenbereich

Schultern, Nacken und Hals sollte gesonderte Beachtung geschenkt werden, da sich die **Spannungszustände** in diesen Bereichen **unmittelbar auf die Funktion der Kehlkopfmuskeln** übertragen. Bei einer physiologischen Aufrichtung der Wirbelsäule trägt das Skelett das Gewicht der Schultern, sodass eine passive Dehnung der Muskeln besteht, die am Heben des Schultergürtels beteiligt sind. Eine verminderte oder übertriebene Aufrichtung des Oberkörpers erzeugt Dauerkontraktionen der Schulter-, Nacken und Halsmuskulatur, die sich als Verspannungen manifestieren. Die Folgen sind eine verminderte Durchblutung des Muskelgewebes, schmerzhafte Muskelverhärtungen und eine eingeschränkte Beweglichkeit. Es kommt zu einer reduzierten Funktionsfähigkeit des Kehlkopfes, da sich die Verspannungen auf die Kehlkopfmuskulatur übertragen.

Beobachtung der mimischen Muskulatur

Anhand der mimischen Muskulatur können auch Rückschlüsse auf die Artikulationsprägnanz gezogen werden:

- Eine starke oder gar übertriebene Mimik, die eher dem Bereich Hypertonus zuzuordnen ist, geht meist mit einer sog. **Überartikulation** einher, d.h. einer übertriebenen Deutlichkeit beim Formen der Laute.
- Wenig Mimik mit dem Eindruck von erschlafften Gesichtszügen deutet auf eine Tonusverminderung hin, die Artikulation ist häufig verwaschen und undeutlich.
- Möglich ist auch eine starre Mimik, d.h. wenig mimische Bewegungen bei erhöhter Anspannung der Gesichtsmuskulatur. Die Artikulationsprägnanz ist hier meistens durch eine geringe Kieferöffnungsweite beeinträchtigt.

Fazit ►

- In die Diagnostik wird die Beobachtung von **gesamtkörperlichen Spannungszuständen** eingeschlossen.
- Die Muskulatur des **Schulter-, Hals-, und Nackenbereiches** sowie die **mimische Muskulatur** sollten dabei besonders beachtet werden.

6.2.7 Sonstiges

Einschätzung des Kommunikationsverhaltens

Hier können Bemerkungen festgehalten werden, um den Eindruck des allgemeinen Kommunikationsverhaltens des Patienten zu beschreiben. Darunter fällt neben Gestik und Mimik auch der **Blickkontakt**. Im Zusammenhang damit steht die **Zielgerichtetheit** des Sprechens. Kommt der Sprecher akustisch (und inhaltlich) beim Zuhörer an, bleibt er eher bei sich oder spricht er in den Raum hinein, am Zuhörer vorbei usw. Auch das **Sprechtempo** spielt beim Kommunikationsverhalten eine Rolle, ebenso wie die **Sprechlautstärke** und die **Sprechfreude**.

Bemerken sonstiger Auffälligkeiten

Unter Sonstiges/Auffälligkeiten können weitere Beobachtungen festgehalten werden, wie beispielsweise auffällige vegetative Reaktionen (Erröten, Schweißausbrüche o.Ä.), ausgeprägte Nervosität oder Ruhe, besondere Angewohnheiten usw.

6.2.8 Materialcheckliste

Zur Diagnostik werden die folgenden Materialien benötigt:

Stoppuhr ► Die Stoppuhr dient der Messung von Tonhalte- und Phonationsdauer. Ersatzweise hilft auch eine Wand- oder Armbanduhr mit Sekundenzeiger. Das Stresspotenzial ist für den Patienten dann geringer.

Klavier ► Für die Stimmdiagnostik wird ein Instrument gebraucht, das auf jeden Fall nach dem Kammerton gestimmt ist und über einen Umfang von mindestens 4 Oktaven verfügt (C–c^3). Das kann ein Klavier, ein Keyboard oder ein anderes vergleichbares Instrument sein.

Schallpegelmessgerät ► Ein Schallpegelmessgerät ist mit einem Mikrofon ausgestattet, mit Hilfe dessen der Schalldruck eines Klanges oder Geräusches aufgenommen werden kann. Die Schallquelle sollte sich dabei etwa 30 cm von dem Mikrofon entfernt befinden (bitte jeweilige Gebrauchsanleitung lesen).

Diagnostikbogen ► Ein Diagnostikbogen zum Ankreuzen und unterstreichen ist in Kapitel 11.2 (»Diagnostikbogen für Stimmstörungen«) im Anhang zu finden.

6.3 Klanganalyse: Was steckt dahinter?

Eine vollständige Diagnosestellung ist ohne **phoniatrischen Befund** nicht möglich: Nur eine Spiegelung und stroboskopische Untersuchung des Kehlkopfes können Aufschluss über den tatsächlichen Zustand und die Funktion der Stimmlippen geben. Teilweise ist es aber auch mit entsprechender Hörerfahrung möglich, **anhand des Stimmklanges** Rückschlüsse auf die Kehlkopffunktionen, die Atemfunktion und den Zustand des Ansatzrohres zu ziehen. Die Stimmtherapeutin muss in der Lage sein, den Klang einer Stimme zu analysieren und zu wissen, wie dieser Klang zustande kommt. Eine Klanganalyse ermöglicht es ihr, unter Berücksichtigung des phoniatrischen Befundes gezielte Therapiemaßnahmen vorzunehmen.

Im Folgenden werden die gebräuchlichsten **Parameter zur Stimmbeschreibung** in ihrer Bedeutung erläutert, und es wird dargestellt, was zur Entstehung des jeweiligen Klanges beitragen kann. (Der Übersichtlichkeit halber sind die Begriffe alphabetisch geordnet.)

Aphon ► Die Aphonie charakterisiert den vollständig fehlenden Klang der Stimme. Die »Reststimme« besteht lediglich aus Geräusch. Es lassen sich **verschiedene Formen** der Aphonie unterscheiden:

- Die Phonation findet nur auf **Taschenfaltenebene** statt: Die Stimme ist tonlos, rau, gepresst, ggf. schnarrend. Die Taschenfaltenstimme kann z.B. nach Resektionen der Stimmlippen, bei nicht therapierten oder therapieresistenten Stimmlippenlähmungen und bei psychogenen Stimmstörungen auftreten.
- Die **Flüsterstimme** ist ebenfalls aphon, hörbar ist nur ein Hauch. Die Flüsterstimme entsteht z.B. durch eine Schonhaltung bei Kehlkopfentzündungen, kann eine Form der psychogenen Aphonie darstellen und auch bei einer Simulation oder Aggravation auftreten.
- Eine Aphonie entsteht auch durch eine **Schwingungsunfähigkeit der Stimmlippen**, beispielsweise bei akuter Laryngitis, Vokalisatrophie oder phonatorischem Stillstand (bei einem Stimmlippenkarzinom). Die Stimme ist aphon, gepresst, kratzig.
- Weiterhin können verschiedene **organische Ursachen** dazu führen, dass kein Kontakt der Stimmlippen zustande kommt: Beidseitige Stimmlippenlähmungen, Polypen, Papillome u.a.

Brüchig ► Eine brüchige Stimme entsteht durch **Schwingungsunregelmäßigkeiten** in Verbindung mit **Kraftlosigkeit**. Die Altersstimme ist oft brüchig, da die Elastizität der Gewebe verloren geht. Wenn eine Stimme bricht, setzt die Stimmlippenschwingung in diesem Moment aus. Die Stimme kann dann vorübergehend aphon sein.

Diplophon ► Die Diplophonie ist ein schwer zu beschreibendes Klangphänomen. Es entsteht der Eindruck, als klingen zwei Grundfrequenzen nicht harmonisch nebeneinander. Die Diplophonie tritt nur bei massiv beeinträchtigten Stimmen auf. Typisch ist sie für den Sulcus glottidis (s. Kapitel 3.8.3 »Kehlkopffehlbildungen, dysplastische Dysphonien«). Hier bestehen ja tatsächlich 2 Ebenen der freien Stimmlippenränder, die in Schwingung versetzt werden können.

Exkurs ►

Weitere mögliche Ursachen können laut Wirth (1995, S. 108) sein:

- eine übermäßige und ungleichartige Spannung der Stimmlippen,
- gleichzeitige Phonation auf Taschenfaltenebene,
- sehr große Stimmlippenknötchen, wobei vordere und hintere Stimmlippenanteile getrennt schwingen,
- Hin- und Herkippen der Sprechstimmlage zwischen zwei benachbarten Mittelfrequenzen bei Mutations- und Hormonstimmstörungen.

Dünn/voll ► Der Begriff »voll« wird in der Praxis besser durch »resonanzreich« ersetzt, da auf diese Weise das Klangereignis präziser beschrieben wird. Eine **resonanzreiche Stimme** ist reich an Obertönen. Je tiefer dabei die Schwingung der Grundfrequenz ist, desto mehr Obertöne können entstehen. Eine **dünne Stimme** hingegen besitzt wenig Obertöne, bei hoher Grundfrequenz ist das mögliche Resonanzspektrum ohnehin eingeschränkt. Neben der Frequenz der **Grundschwingung** ist hauptsächlich die **Weite des Ansatzrohres** verantwortlich für die Anzahl der entstehenden Teiltöne.

Dumpf ► Eine dumpfe Stimme ist von der Grundfrequenz her eher tief und besonders **arm an Obertönen** (auch: **grundtönig**). Der dumpfe Stimmklang wird durch eine geringe Kieferöffnung, die Verengung des gesamten Ansatzrohres und durch Abschluss des Nasen-Rachen-Raumes unterstützt.

Gepresst ► Das Pressen deutet auf eine **erhöhte mediale Kompression** hin und einen damit verbundenen erhöhten subglottischen Druck. Die Phonation strengt an, Resonanz geht verloren. Häufig kommt es bei der gepressten Stimmgebung zur Annäherung der Taschenfalten.

Hauchig ► Der Hauch in der Stimme ist im Groben auf eine **Schlussinsuffizienz der Glottis** zurückzuführen. Das heißt, die Stimmlippen schwingen nicht auf voller Länge. An den Stellen, an denen die Stimmlippen nicht schließen, entweicht die sog. »wilde Luft«, die als Hauch hörbar wird. Ein Hauch in der Stimme tritt z.B. bei Stimmlippenknötchen, ovalärem Glottisspalt, Sanduhrglottis, Transversusschwäche und verschiedenen Formen der Stimmlippenlähmungen auf.

Heiser ► Der Begriff der Heiserkeit ist keine spezifische Charakterisierung einer Stimme. Er beschreibt lediglich, dass neben dem Stimmklang **Geräuschanteile** zu hören sind. Dabei kann es sich um Hauch, Knarren, Kratzen etc. handeln.

Hell/dunkel ► Die Helligkeit einer Stimme steht im Zusammenhang mit dem **Spektrum an Obertönen**. Je reicher eine Stimme an Obertönen ist, desto heller klingt sie. Die Helligkeit der Stimme wird unterstützt durch eine Erhöhung der Frequenz der Grundschwingung, sodass weibliche Stimmen eher hell klingen als männliche. Voraussetzung für die Entstehung hoher Teiltöne ist ein weites, geöffnetes Ansatzrohr. Bei der dunklen Stimme sind die **unteren Frequenzen verstärkt**, was durch eine Verlängerung des Ansatzrohres möglich ist. Ein Tiefertreten des Kehlkopfes und die Verengung der Mundöffnung führen zu einer dunklen Klangfärbung. Dementsprechend verlangt eine voluminöse, resonanzreiche Stimme eine Weite im vorderen wie hinteren Bereich des Ansatzrohres, also einen relativen Kehlkopftiefstand bei weiter Mundöffnung.

Kehlig ► Verantwortlich für einen kehligen Stimmklang ist ein **erhöhter Tonus der Zungengrundmuskulatur** (hinteres Drittel der Zunge). Der Zungengrund verschiebt sich dabei nach hinten und engt das Ansatzrohr dementsprechend ein.

Kippend ► Eine kippende Stimme **wechselt abrupt zwischen Kopf- und Brustregister.** Die Ursache dafür liegt vermutlich darin, dass der glottische Widerstand dem Anblasedruck nicht standhält. Die Vollschwingung des Brustregisters wird aufgegeben, damit kippt die Stimme weg in den Bereich der Kopfstimme. Typisch ist das Kippen der Stimme während des Zeitraumes des männlichen Stimmwechsels (Stimmbruch).

Kloßig ► Einen kloßigen Stimmklang erzeugt eine **Bewegungseinschränkung der Zunge**, die entweder durch einen zu geringen oder zu hohen Grundtonus der gesamten Zungenmuskulatur entsteht.

Knarrend ► Das Knarren ist wie das Pressen auf eine **erhöhte mediale Kompression** und einen damit erhöhten Anblasedruck zurückzuführen. Der glottische Widerstand ist so hoch, die Stimmlippen sind so stark gespannt, dass es zu Schwingungsunregelmäßigkeiten kommt, die als Knarren hörbar werden. Das Knarren tritt häufig zu Beginn der Phonation auf, insbesondere bei Vokaleinsätzen.

Knödelnd ► Das Knödeln entsteht durch eine Verengung des gesamten Ansatzrohres, was zu einer **Obertonverarmung des Stimmklanges** führt. Erhöhte Spannungen im Bereich von Zunge, Kiefer, Lippen, Gaumensegel und Rachenhinterwand führen zur Resonanzminderung, die Verlagerung der Zunge nach hinten führt dabei zum typisch knödelnden Stimmklang. Die Sprechstimme »sitzt hinten«.

Wirth (1995, S. 65) unterscheidet zwischen dem **dunklen** und dem **hellen Knödeln**. Beim dunklen Knödeln kommt es zu einer gaumigen, halsigen Sprechweise infolge eines extremen Kehlkopftiefstandes. Beim hellen Knödeln führt der Kehlkopfhochstand zu einer flachen, grellen Klangfarbe.

Kopfig ► Einer kopfigen Stimme fehlen die Qualitäten der Brustresonanz. Funktionell lässt sich das auf eine verminderte Vokalisaktivität zurückführen. Wie beim Singen in der Kopfstimme steht die Aktivität des M. cricothyreoideus im Vordergrund: Die Stimmlippen schwingen nur am äußeren Rand, es findet **keine Vollschwingung der Muskulatur** statt.

Krächzend ► Das Krächzen entsteht wie die brüchige Stimme durch **Elastizitätsverlust** infolge von Gewebsdegeneration oder auch Entzündung oder Schwellung der Schleimhäute. Das Krächzen kommt dann meist durch einen übersteigerten Kraftaufwand während des Phonierens im Sinne einer Dekompensation zustande.

Kratzig ► Ein kratziger Stimmklang lässt fast immer auf eine organische Veränderung der Stimmlippen schließen. Besonders bei der Vokalisatrophie kann die Stimme kratzig klingen. Das Kratzen entsteht wahrscheinlich durch eine Kombination von Hauch und aperiodischen Schwingungen.

Nasal ► Es existieren verschiedene Formen der Nasalität. Die sog. **Hyperrhinophonie** entsteht durch einen mangelnden Schluss des Gaumensegels: Ein nasaler Beiklang ist auch bei den Lauten zu hören, die physiologisch nicht nasal gebildet werden. Umgekehrt ist es bei der **Hyporhinophonie**: Durch permanenten Verschluss des Nasenresonanzraumes ist die Artikulation der nasalen Laute (m, n, ng) nicht möglich (wie beim sog. »Stockschnupfen«).

Eine häufige Form der Nasalität wird durch **Veränderungen der Nasenschleimhaut** hervorgerufen. Ein Anschwellen der Schleimhäute kann nasale Resonanzen verstärken, was gemeinhin als eher angenehm empfunden wird. Stimmtherapeutisch beeinflussbar ist diese Form der Nasalität nicht.

Rauchig ► Der Begriff »rauchig« zum Beschreiben einer Stimme steht tatsächlich im Zusammenhang mit möglichen Folgen des Rauchens. Der typisch rauchige Stimmklang liegt bei einer **Ödembildung auf den Stimmlippen** infolge chronischen Nikotinkonsums vor, dem sog. Reinke-Ödem. Die Schleimhaut ist dabei trotz der Ödembildung schwingungsfähig, allerdings in niedriger Frequenz, sodass rauchige Stimmen meist auch tiefer sind. Da die Stimmlippen durch die Ödemwölbung nicht auf ganzer Länge schwingen können, geht »wilde Luft« verloren.

Schrill ► Eine schrille Stimme entsteht durch eine **sehr hohe mediale Kompression** (=Schließkraft der Stimmlippen). Zur Unterstützung wird umliegende Muskulatur eingesetzt. Der Kehlkopf wird nach oben gezogen, und verbunden mit starker Aktivität des M. cricothyreoideus entsteht eine überhöhte Sprechstimmlage. Die Schwingungsfähigkeit der Stimmlippen ist beeinträchtigt. Die Schwingung findet überwiegend oder nur im Randbereich statt. Das Ansatzrohr ist verengt, sodass die tieferen Resonanzen verloren gehen.

Fazit ►

- Eine akustische Klanganalyse, die **mit Hilfe eines geschulten Gehörs** vorgenommen wird, lässt vielerlei Rückschlüsse auf die Tonusverhältnisse des gesamten Phonationsapparates zu.
- Nur die **Fähigkeit zum differenzierten Hören** ermöglicht es, stets adäquate Therapiemaßnahmen zu ergreifen.

6.4 Kurzdiagnostik

In der Praxis sind unterschiedliche Diagnoseverfahren erforderlich. So ist beispielsweise in **phoniatrischen Ambulanzen** bereits nach einer Sitzung eine Diagnosestellung und Therapieempfehlung notwenig. In diesem Fall müssen Anamnese und Diagnostik entsprechend gekürzt und auf die notwendigsten Daten beschränkt werden (**Übersicht 6.1**).

Übersicht 6.1
Kurzdiagnostik

- Erfragung der subjektiven Beschwerden.
- Beobachtung der Atembewegungen in Ruhe und während des Sprechens, besondere Auffälligkeiten.
- Beschreibung des Stimmklanges sowie der Stimmgebung.
- Anmerkungen zu Stimmsitz, Stimmein- und Stimmabsätzen.
- Beschreibung der Modulationsfähigkeit anhand der Spontansprache.
- Messung von Ausatmungs- und Tonhaltedauer.
- Messung der mittleren Sprechstimmlage.
- Gegebenenfalls Stimmfeldscreening (kurze Überprüfung des Tontreffvermögens und Ausloten der unteren und oberen Grenze des Stimmumfanges bezüglich Frequenz).
- Überprüfung der Rufstimme.
- Beobachtung von Auffälligkeiten in Artikulation, Sprechtempo, Tonus und Haltung.

6.5 Darstellung von Anamnese und Befund: der stimmtherapeutische Bericht

Die Auswertung der Ergebnisse der Diagnostik wird im stimmtherapeutischen Bericht zusammengefasst. Er dient in erster Linie der Stimmtherapeutin als **Ansatz zur Therapieplanung**, er kann aber auch an den **überweisenden Arzt** oder die **begleitend arbeitende Psychotherapeutin** weitergegeben werden.

In den Bericht gehören neben den Ergebnissen der Diagnostik auch anamnestische Daten, die Hinweise auf die jeweilige Stimmbelastung und mögliche Ursachen geben. Im Folgenden ist beispielhaft ein stimmtherapeutischer Bericht angeführt.

Beispiel

Name des Patienten	**Datum der Untersuchung**
X	X
Geburtsdatum	**Logopädische Diagnose**
X	Zn. Abtragung eines Stimmlippenpolypen, hyperfunktionelle Dysphonie

Anamnese:
56-jährige Patientin, verheiratet, Hausfrau, 2 erwachsene Kinder, die nicht mehr zu Hause leben. Ehemals Berufstätigkeit als Sekretärin. Privat mäßige Stimmbelastung. Singt seit 6 Jahren 3-mal/Woche im Chor (Sopran). Beschwerden traten zunächst während des Singens auf, Beginn vor etwa 1/2 Jahr. Seither schleichende Verschlechterung der Symptomatik, seit etwa 6 Wochen auch Beschwerden bei Sprechbelastung. Vor 3 Wochen Abtragung eines Stimmlippenpolypen, anschließend 2 Wochen Stimmruhe gehalten. Patientin äußert Angst vor möglicher Krebserkrankung. (Mutter vor 3 Monaten an Krebs verstorben). Patientin möchte dringend wieder singen, auch die sozialen Kontakte durch das Chorsingen sind von großer Bedeutung.

Subjektive Beschwerden:
Vor Operation: Schluck- und Räusperzwang, Fremdkörpergefühl, Verlust der hohen Töne beim Singen, teils unkontrollierbares Kippen der Stimme, Rauigkeit der Stimme nach dem Singen und nach Sprechbelastung. Postoperativ: Kinästhetische Irritationen reduziert, Stimme noch unsicher, leise, teils rau, schnelles Stimmermüden (nach etwa 10 Minuten Sprechanstrengung Trockenheit, Zunahme der Heiserkeit).

Auffälligkeiten der Atmung:
Extreme Hochatmung, Schnappatmung beim Sprechen, Ruheatmung teils unregelmäßig (flache Atmung mit intermittierenden seufzerähnlichen Atemzügen), Ausatmungsdauer verkürzt.

Befund der Sprechstimme:
Dünn, kopfig, resonanzarm (keine Brustresonanz), Patientin spricht leise durch Schonhaltung, verhaucht, geringe Modulation. Behauchte, teils auch angestrengte Stimmgebung, weit rückverlagerter Stimmsitz. Mittlere Sprechstimmlage: h/c^1, erhöht!

Befund der Singstimme:
Tonhaltedauer angemessen, Glissando bleibt im Bereich Kopfstimme, Steigerungsfähigkeit reduziert. Stimmumfang: g–d^3 (gut 2,5 Oktaven), Dynamikbreite 45–80 dB (eingeschränkt). Kein Bruststimmklang feststellbar, Stimme bleibt stets im Kopfregister!

Artikulation:
Keine dialektale Färbung, neigt zur Überartikulation, sehr geringe Kieferöffnungsweite, erhöhtes Sprechtempo.

Tonus/Haltung:
Sitzt aufrecht, fast überstreckt, schildert Verspannungen im Schulter/-Nackenbereich. Ausgeprägte Mimik, Verspannungen im Halsbereich sichtbar (Hervortreten der Mm. sternocleidomastoidei).

Kommunikationsverhalten/Sonstiges:
Ständiger Blickkontakt beim Sprechen, beim Zuhören Ausweichen des Blickkontaktes, ausgeprägte Gestik beim Sprechen. Häufiges Räuspern!

Empfohlene Maßnahmen:
Logopädische Intensivtherapie, 2- bis 3-mal wöchentlich.

6.6 Befundbesprechung

> Nach der Diagnostik muss der Patient über die Ergebnisse aufgeklärt werden. Wichtig ist es dabei, sowohl die **eingeschränkten** als auch die **intakten Stimmleistungen** zu erwähnen. Die Stimmtherapeutin muss auch mögliche **Konsequenzen** aufzeigen, die aus einem Bestehenbleiben der Stimmstörung resultieren könnten.

Eine Befundbesprechung sollte von der Therapeutin vorbereitet werden. Deshalb kann sie den Patienten darauf hinweisen, dass die Ergebnisse nicht direkt im Anschluss an die Diagnostik besprochen werden, sondern in der darauf folgenden Sitzung. Die Verbindung mit einem aufklärenden Gespräch über die Zusammenhänge der Stimmfunktion bietet sich an. Der Patient sollte eine differenzierte Auskunft über die guten und normalen wie auch über die auffälligen Leistungen seiner Stimme bekommen. Hilfreich ist dabei entsprechendes Anschauungsmaterial, z.B. der Vergleich seines Stimmfeldes mit einem »unauffälligen«. Mit zunehmender Erfahrung kann die Therapeutin die Befundbesprechung auch direkt nach der Befunderhebung vornehmen und mit einem Ausblick auf Therapieinhalte verknüpfen.

Beachte ► Die Darstellung der Symptomatik muss klar und sachlich erfolgen und darf weder beschönigend noch bagatellisierend sein!

Die Befundbesprechung sollte stets so ausführlich gehalten werden, wie der Patient es möchte. Daher muss ihm **Gelegenheit zum Nachfragen** gegeben und die nötige Zeit eingeplant werden. Aus der Befundbesprechung können sich mögliche Ziele für die Therapie ergeben. Auch wenn der Patient seine eigenen Ziele unvoreingenommen formulieren sollte, kann die Therapeutin Hinweise darauf geben, welche stimmlichen Einschränkungen in der Stimmtherapie behandelt werden können.

Fazit ►

Bei der Befundbesprechung ist Folgendes zu beachten:

- Die Besprechung stichpunktartig vorbereiten, genügend Zeit einplanen.
- Intakte wie eingeschränkte Stimmleistungen besprechen.
- Formulierungen klar und sachlich wählen.
- Details je nach Interesse des Patienten ausführen.
- Gelegenheit zu Rückfragen geben.
- Anschauungsmaterial bereithalten, ggf. mit allgemeiner Aufklärung verbinden.

7 Therapie: Methoden und Konzeption

Übersicht

7.1 Allgemeines zur Methodik in der Stimmtherapie

Zur Therapie von Stimmstörungen existiert kein vereinheitlichtes Verfahren. Es werden unterschiedlichste Ansätze und Vorgehensweisen angewendet und gelehrt. Grob unterscheiden lassen sich **dabei rein funktionelle (übende)** Verfahren und Verfahren, die sich darum bemühen, in der Stimmtherapie auch den **psychosomatischen Aspekten der Stimme** und ihrer Therapie gerecht zu werden. Durchgesetzt hat sich inzwischen die Ansicht, dass eine Stimmtherapie **ganzheitlich** sein muss. Gemeint ist Ganzheitlichkeit bezogen auf den Körper (Funktion) sowie auf die Person. Nachfolgend werden die **Entwicklung** stimmtherapeutischer Ansätze und die Frage der **Methodenwahl** erläutert.

7.1.1 Entwicklung stimmtherapeutischer Ansätze (Einteilung in Anlehnung an Böhme 1998)

Die erste Methode, die zur Behandlung von Stimmstörungen entstand und bis heute als eines der ganzheitlichen Konzepte gilt und eingesetzt wird, wurde von Schlaffhorst und Andersen entwickelt. Erste Literatur zum Thema wurde 1928 von Schlaffhorst/Andersen veröffentlicht. Die Ganzheitlichkeit dieses Ansatzes stand von Beginn an unter dem Aspekt, dass die gesunde Atmung eine Basis zur gesunden gesamtkörperlichen und seelischen Entwicklung liefert.

Klassische Verfahren ► Im Anschluss daran entstanden die sog. klassischen Verfahren (vgl. Böhme 1998, S. 184): Die Kaumethode nach Fröschels um 1952, Atemwurfübungen nach Fernau-Horn um 1955 und die Nasalierungsmethode nach Pahn um 1968. Diese Methoden setzen überwiegend am Resonanzraum Ansatzrohr an mittels Kauübungen, Weitung des Rachens, Federung des Kehlkopfes sowie Ausbau der Resonanzen im Bereich der Nasenräume.

Weiterführende Verfahren ► Nach 1970 wurden weiterführende Konzepte entwickelt, wie die Atemrhythmisch Angepasste Phonation nach Coblenzer-Muhar und die Akzentmethode nach Smith. Bei beiden Methoden steht die Koordination von Bewegung, Artikulation, Phonation und Atmung im Zentrum des Vorgehens.

Neuere Verfahren ► Etabliert hat sich in neuerer Zeit ein **ganzheitliches Vorgehen** in der Stimmtherapie, und mit einbezogen werden **körperliche und psychische Prozesse.** Als Konzepte sind dabei besonders die Personale Stimmtherapie nach Stengel/Strauch und die Integrative und Interaktionale Stimmtherapie nach Spiecker-Henke zu nennen. Im Gegensatz dazu steht das **Funktionale Stimmtraining**, das seit 1980 von Rohmert, Rabine und Jakoby entwickelt wurde. Dabei handelt es sich um eine funktionsbezogene Stimmschulung, die ihren Ursprung in der Gesangspädagogik findet.

Verbreitet hat sich auch die Arbeit unter Berücksichtigung **polarer Atemtypen**, ein Ansatz, der auch **esoterische Aspekte** mit einbezieht, als Konzeption beschrieben von Alavi-Kia und Schulze-Schindler.

Sonstige Verfahren ► In die Stimmtherapie werden weitere Verfahren einbezogen, die nicht primär zur Therapie von Stimmstörungen entwickelt wurden. Es handelt sich dabei größtenteils um Verfahren zur Atemtherapie, Körpertherapie und Entspannungstechniken.

7.1.2 Die Qual der Wahl oder der »Methoden-Markt«

Inzwischen existieren schätzungsweise **mehr als 40 verschiedene Konzepte und Behandlungsmethoden**, die in der Stimmtherapie Anwendung finden können. Für den Berufseinsteiger ist es nicht möglich, sich detailliert mit allen diesen Methoden auseinander zu setzen und sie auch professionell anzuwenden. Besonders verwirrend sind dabei die scheinbaren Widersprüche, die innerhalb einzelner Konzepte bestehen, und die Bestrebungen, bei der Entwicklung neuer Konzepte alte Vorgehensweisen infrage zu stellen.

Ausgehend von der Betrachtung, welche Faktoren die Stimmfunktion beeinflussen können und welche wechselseitigen Beziehungen zwischen allen Einzelaspekten bestehen (s. Kapitel 2 »Stimme und Einflussfaktoren«), ist es nachvollziehbar, dass es unterschiedliche Ansatzpunkte zur Verbesserung der Stimmfunktion gibt.

Beachte ► Es steht fest, dass, gleichgültig an welcher Stelle eine Stimmtherapie ansetzt – sei es an der Artikulation, der Atmung, der Körperhaltung, der Person oder der Stimme –, eine Veränderung nicht nur von Einzelaspekten, sondern des Gesamtsystems stattfindet.

Bislang existieren keine vergleichbaren oder statistisch verwertbaren Untersuchungen über die **Erfolge** einzelner Methoden. Die Vertreter und Entwickler neuerer Konzepte beharren in der Regel darauf, effizienter, schneller oder besser behandeln zu können als die Anwender »herkömmlicher« Methoden.

Vermutlich liegt der entscheidende Faktor zum Erfolg **nicht** in der Anwendung des »richtigen« oder »besseren« Konzeptes! Es ist sogar davon auszugehen, dass nahezu alle Methoden gleichermaßen erfolgreich eingesetzt werden **können**.

Beachte ► Ein Therapieerfolg ist dann möglich, wenn die Vorgehensweise individuell ausgewählt und angeboten wird, sodass die Therapeutin und der Patient bestmöglich damit zurechtkommen und davon profitieren können.

Der Stimmtherapeutin bleibt auf dem »Markt der Methoden« also nichts weiter übrig, als sich kursorisch über mögliche Therapieansätze zu informieren und anhand dieser groben Kenntnisse zu entscheiden, welche Konzepte für sie selbst nachvollziehbar und ansprechend sind. Um effizient arbeiten zu können, ist es selbstverständlich unumgänglich, sich in einzelnen Methoden theoretisch und praktisch ausbilden zu lassen.

Methodenwahl ► Bezüglich der Methodenwahl finden sich in der Praxis zwei unterschiedliche Vorgehensweisen.

- Einerseits besteht die Möglichkeit, sich intensiv **mit einer oder einigen wenigen Therapiemethoden** auseinander zu setzen und diese der Konzeption entsprechend auf alle Störungsbilder und bei allen Patiententypen anzuwenden. Dieses Vorgehen ermöglicht ein **strukturiertes** und **planbares Arbeiten** und sichert die Kompetenz der Stimmtherapeutin innerhalb der einzelnen Methode.
- Die zweite Arbeitsweise besteht darin, dass eine Stimmtherapeutin **Teile unterschiedlichster Methoden** in ihr Vorgehen **integriert**, diese nach Bedarf auch verändert und so eine **individuelle Konzeption** erstellt. Dieses Arbeiten setzt ein besonders verantwortungsvolles Umgehen mit der Therapeutenrolle und den zur Verfügung stehenden Methoden voraus. Es ermöglicht andererseits, weitaus **individueller** auf den jeweiligen Patienten einzugehen, und fördert eine **kreative** Entwicklung innerhalb der Therapie.

Für welches methodische Vorgehen sich eine Stimmtherapeutin entscheidet – ob sie eher strukturiert oder kreativ vorgeht und nach welcher Konzeption sie arbeitet –, ist für den Erfolg der Therapie zweitrangig. Die Therapeutin wird sich automatisch für die Vorgehensweise entscheiden, die ihr selbst am ehesten entspricht, und diejenigen Übungen auswählen, mit denen sie die besten Erfahrungen gemacht hat. Das **Übungsrepertoire** sollte allerdings so umfangreich sein, dass sie auch in der Lage ist, den **individuellen Bedürfnissen des Patienten gerecht** zu werden.

Beachte ► Eine qualitätsbewusste und zeitgemäße Therapie setzt auf mehreren Ebenen an (s. Kapitel 8 »Die fünf Therapiebausteine«) und ist vom Vorgehen her individuell auf den einzelnen Patienten ausgerichtet.

7.1.3 Störungsbildspezifische Behandlung

Unterschiedliche Stimmerkrankungen verlangen unterschiedliche Vorgehensweisen. Eine Beschreibung zum Vorgehen bei besonderen Störungsbildern folgt im Kapitel 10 »Therapie spezieller Störungsbilder«.

Beachte ► Grundsätzlich gilt vor allem bei funktionellen Stimmstörungen, dass anhand einer Diagnose **keine detaillierte Vorgehensweise** abgeleitet werden kann. In der Diagnostik können lediglich **Leitsymptome** herausgefiltert werden, anhand derer sich **Therapieschwerpunkte** ergeben.

Das Vorgehen in der Stimmtherapie richtet sich nach der individuellen **Symptomatik.** Des Weiteren müssen die Therapieinhalte auf die **Interessen, Erfahrungen** und **Zugangsmöglichkeiten des Patienten** zugeschnitten sein.

Übungswahl

In der Einzelsituation gestaltet sich eine Stimmtherapie als ein **Experiment**, das darin besteht auszuprobieren, auf welche Übung die Stimme des Patienten in gewünschter Form reagiert.

Beachte ► Auch, wenn in der Beschreibung praktischer Übungen stets die damit zu erreichenden Ziele genannt sind, kann in keinem Fall die Reaktion eines Patienten auf eine Übung vorausgesehen werden!

Dabei spielen auch die jeweilige Tagesform und der Gemütszustand des Patienten eine Rolle. Entsprechend ergibt sich für jeden Patienten ein **individuelles Therapieprozedere,** egal, ob sich die Stimmtherapeutin an einer oder vielen Methoden orientiert.

Dabei wird wiederum deutlich, wie wichtig die Hörgenauigkeit und die Beobachtungsfähigkeit der Stimmtherapeutin sind. Die Stimmtherapeutin muss bei **jedem Übungsschritt** anhand des auditiven Eindruckes überprüfen, ob die Übung die Stimmentfaltung fördert oder blockiert.

7.1.4 Das komplexe Störungsbild und die Möglichkeiten des Therapieansatzes

Eine Stimmstörung steht, wie beschrieben, im Zusammenhang mit gesamtkörperlichen Funktionsveränderungen und besonderen Verhaltensweisen des Patienten. Entsprechend vielfältig sind die Ansatzmöglichkeiten bei der Behandlung einer Stimmstörung. In einer umfassenden Therapiekonzeption werden daher **sämtliche Bereiche (patientenspezifisch individuell gewichtet)** in das Therapieverfahren mit einbezogen. Eine hierarchische Gliederung im Vorgehen ist selten möglich und meist auch weder notwendig noch sinnvoll (s. Kapitel 8 »Die fünf Therapiebausteine«). Eine praktisch arbeitende Stimmtherapeutin wird erfahren, dass bei Intervention beispielsweise in artikulatorische Prozesse sich automatisch Veränderungen der Atemfunktion, der Stimmgebung und möglicherweise auch des Körpertonus ergeben.

Fazit ►

- Es existiert eine **Vielzahl unterschiedlicher Methoden und Ansätze** zur Behandlung von Stimmstörungen, deren Erfolgsaussichten unumstritten sind.
- Die Aufgabe der Stimmtherapeutin besteht darin, sich einen **Überblick über gängige und zeitgemäße Methoden** zu verschaffen und dann auszuwählen, welche Konzepte oder Teilbereiche sie in ihre Vorgehensweise integriert.
- Nicht die Diagnose, sondern die **individuelle Symptomatik** und **Vorlieben des Patienten** entscheiden in jedem Einzelfall über anzuwendende Therapieinhalte.

7.2 Methoden zur Behandlung von Stimmstörungen: Überblick, Vergleich, Beurteilung

Neben den im Folgenden beschriebenen Konzepten existieren weitere Verfahren, die entweder speziell zur Therapie von Stimmstörungen entwickelt wurden oder in die Stimmtherapie mit einbezogen werden können (beispielsweise Yoga). Wegen der Vielzahl werden hier nur die bekanntesten und **in der Stimmtherapie gebräuchlichsten Methoden** dargestellt. Die Kenntnis dieser Methoden vermittelt bereits einen umfassenden Einblick in die unterschiedlichen Möglichkeiten des Therapieansatzes.

7.2.1 Klassische Verfahren

Stimm-, Sprech- und Sprachtherapie nach Schlaffhorst und Andersen

Entwicklung, Literatur ▶ Mit der Motivation, die eigene Stimme zu verbessern, übersetzten Clara Schlaffhorst und Hedwig Andersen um 1900 die Atemschule von Leo Kofler (1903) vom Englischen ins Deutsche. Durch Forschung und Experimentieren mit der Atmung entwickelten sie eine eigenständige Atemschule. Einen Überblick über den Therapieansatz gibt das Buch von Saatweber (1997).

Ansatz ▶ Atmung, Bewegung, Rhythmus; pädagogisch-künstlerisch.

Grundgedanke ▶ Die Atmung gilt als »Spitze aller biologischen Grundfunktionen« (Saatweber 1997, S. 14). Sie geschieht unwillkürlich, und Veränderungen sind über eine Hemmung (und dadurch Verlängerung) der Ausatmung mittels der Stimme möglich. Alle Körperbewegung muss atemkonform geschehen. Ziel der Arbeit nach Schlaffhorst/Andersen ist die Harmonisierung des Wechselspiels von Atmung, Bewegung und Stimme (**Übersicht 7.1**). Dies ist möglich über die Schaffung von Körperbewusstsein und das Empfindungsvermögen für funktionelle Zusammenhänge.

Übersicht 7.1
Inhalte der Therapie nach Schlaffhorst und Andersen

- Erspüren des dreiteiligen Atemrhythmus.
- Willkürliche Regelung der Ausatmung mittels Lautfunktionen.
- Erarbeiten der fünf Regenerationswege: Kreisen, Schwingen, Rhythmus, Atmen und Tönen mit dem Ziel ganzkörperlicher Eutonisierung.
- Einsatz von Körperbewegung, Gestik.
- Methoden: Rollenspiel, Vorstellungshilfen, künstlerisches Gestalten (Textgestaltung), Atemschriftzeichen.

Anwendbarkeit ▶ Da das Ziel sämtlicher Übungen in der Erarbeitung einer eutonen Spannung und Funktion liegt, kann die Methode bei **jeder Form der Stimmstörung** eingesetzt werden.

Bemerkungen ▶ Trotzdem es die älteste der bis heute angewandten Methoden ist, ist es eines der umfassendsten funktionellen Behandlungskonzepte. Die Methode bietet wenig Hilfen zum Bereich der therapeutischen Intervention, da sie für den pädagogisch-künstlerischen Bereich entwickelt wurde. Es handelt sich um ein **körperbezogen** ganzheitliches Verfahren, daher werden keine Hilfen zum Transfer oder zur Ursachenforschung gegeben.

Kaumethode und Stoßübungen nach Froeschels

Entwicklung, Literatur ▶ Emil Froeschels arbeitete als Phoniater in Wien. Im Jahr 1952 veröffentlichte er einen Artikel über die von ihm entwickelten Methoden in »Archives of Otolaryngology«.

Ansatz ► Artikulationsorgane, Bewegung der Extremitäten.

Grundgedanke ► Das **Kauen** ist eine phylogenetisch ältere Funktion als das Artikulieren, erfolgt allerdings mit denselben Organen. Ebenso ist das Kauen ein lustbetonter Vorgang. Über das Kauen lassen sich Enge und unphysiologische Spannungszustände im Ansatzrohr bis auf Glottisebene beseitigen. In Kombination mit Phonation führt dies zu einem physiologisch weichen, resonanzreichen Stimmklang.

Die **Stoßübungen** basieren auf dem Prinzip, die Kraft einer Muskelgruppe auf andere Muskelgruppen zu übertragen (s. Böhme 1998, S. 184; Wirth 1995, S. 215). Durch Stoßbewegungen der Arme vor dem Körper abwärts soll über den Schultergürtel die Muskulatur von Hals und Kehlkopf aktiviert werden, um so zu einer Schließung der Stimmlippen zu gelangen (**Übersicht 7.2**).

Übersicht 7.2
Inhalte der Methoden nach Froeschels

- Kieferschütteln.
- Stumm- und Stimmkauen mit Kaugut.
- Vokalkauen.
- Kauen mit Wort- und Satzeinschüben.
- Lesen und Freisprechen mit umrahmender Kauphonation und Kauerinnerungshilfen.
- Stoßübungen mit Phonation von Plosiv-Vokalverbindungen.

Anwendbarkeit ► Die **Kauphonation** findet Anwendung unabhängig von Art und Ausprägung des Störungsbildes und ist gut geeignet zum Einstieg in **Resonanzübungen**. Als Voraussetzung gilt die intakte Funktion der Artikulationsorgane. **Stoßübungen** können bedingt bei der Therapie von **Stimmlippenlähmungen** oder **hypofunktionellen Dysphonien** eingesetzt werden.

Bemerkungen ► Das Kauen an sich ist fast immer gut in die logopädische Therapie zu integrieren, allerdings heilt die Kaumethode allein keine Stimmstörung. Bei der Anwendung muss nicht zwangsläufig der vorgegebenen Hierarchie gefolgt werden. Sofern der Patient in der Lage ist, weiche und weite Kaubewegungen durchzuführen, wird ein damit verbundener Summton zu guten Klangergebnissen führen. Lange Vorarbeit ist selten notwendig. Wird (nicht notwendigerweise) Kaugut eingesetzt, sollte das Richtige gewählt werden (z. B. kein Kaugummi bei Zahnprothesen). Es ist möglich, dass Patienten Kauübungen gegenüber ästhetische Vorbehalte haben.

Stoßübungen werden oft standardmäßig in Verbindung mit Reizstrombehandlung bei Stimmlippenlähmungen durchgeführt. Durch konsequente Anwendung wird unabhängig von der Grunderkrankung eine hyperfunktionelle Dysphonie bis hin zur Taschenfaltenstimme antrainiert, da durch Stoßübungen das Überdruckventil aktiviert wird.

Beachte ► Stoßübungen dürfen nur dosiert und unter strenger Kontrolle der klanglichen Veränderungen durchgeführt werden. Dabei gilt, dass an Kraft so viel wie nötig und so wenig wie möglich eingesetzt wird.

Atemwurf nach Fernau-Horn

Entwicklung, Literatur ► Als Stimmtherapeutin in Stuttgart tätig, veröffentlichte Helene Fernau-Horn 1955/56 ihren Konzeptentwurf, der auf den Erfahrungen in ihrer eigenen Arbeit basiert.

Ansatz ► Atemfunktion und Artikulation.

Grundgedanke ► Durch Aktivierung der Bauchmuskulatur und Weitung des Kehlraumes soll eine Tiefstellung und Entspannung des Kehlkopfes erzeugt werden (**Übersicht 7.3**).

Anwendbarkeit ► Eingeschränkt bei **Stimmlippenlähmungen** und **funktionellen Dysphonien**.

Übersicht 7.3
Inhalte des Konzeptes nach Fernau-Horn

- Atemwurf: Übung der aktiven Einziehung der Bauchdecke bei der Ausatmung, Kombination mit der Artikulation von Plosiven.
- Flankenstütze: Trainieren der Ausatmung ohne Absenkung des Brustkorbes.
- Mechanische Weitung des Kehlraumes durch Gähn-, Pleuel- und Schlürfübungen.
- Erarbeiten der Kehlfederung mittels Artikulation und Atemwurf.
- Übung unterschiedlicher Stimmeinsätze.
- Übung von Vokalformen.

Bemerkungen ► Nach heutigen Erkenntnissen ist die Wirksamkeit dieser Therapiemethode infrage zu stellen. Eine Einziehung der Bauchdecke sowie das Artikulieren von gehaltenen Plosiven verstärkt die muskuläre Spannung des Kehlkopfes und kann damit zu einer vorübergehenden Verbesserung der Stimmqualität führen, auf Dauer jedoch zur Überbelastung des Stimmorgans. Gleiches gilt für die Flankenstütze. Die **Vokaleinsatzübungen** können dagegen dosiert bei **Stimmlippenlähmungen** eingesetzt werden, auch das stimmhafte Gähnen (mit geöffnetem Mund) und Schlürfen können bedenkenlos in Stimmtherapien integriert werden.

Nasalierungsmethode nach Pahn und Pahn

Entwicklung, Literatur ► Die Nasalierungsmethode wurde seit etwa 1960 von Johannes und Elke Pahn entwickelt. Eine ausführliche Beschreibung der Methode findet sich in Pahn u. Pahn (2000).

Ansatz ► Artikulationsorgane.

Grundgedanke ► Durch Inaktivierung des Gaumensegels während der Phonation sollen die kehlkopfhebenden Kräfte ausgeschaltet werden. Auf diese Weise wird zum einen das Ansatzrohr als Resonator vergrößert, zum anderen gelangt der Kehlkopf in eine Tiefstellung, die gute Voraussetzungen für eine Stimmgebung mit geringem Kraftaufwand schafft (vgl. Wirth 1995, S. 213ff.; **Übersicht 7.4**).

Übersicht 7.4
Inhalte der Methode nach Pahn und Pahn

- Erarbeiten der kostoabdominalen Sprechatmung durch aktive Kontraktion der Bauchdecke.
- Phonation nasalierter Vokale mit Kontrolle der Nasalität durch Andrücken der Nasenflügel.
- Zwischenschaltung von Nasalen und Ausdehnung des nasalierten Stimmklanges im gesamten Bereich des Brustregisters.
- Kauübungen nach Froeschels.
- Lippenvibrationsübungen (Lippenflattern), Kieferschütteln, Trink- und Stauübungen.
- Artikulationsübungen: Wortketten mit nasalierter Stimme.
- Übungen im Bereich der Singstimme: Atemstütze, durch Nasalierung Glättung des Registerwechsels, Glissandoübungen, Intervallsprünge.

Anwendbarkeit ► Die Nasalierungsmethode kann unabhängig vom Störungsbild zur **Erweiterung der Resonanz** angewendet werden.

Bemerkungen ► Die Nasalierungsmethode fällt eher in den Bereich Stimmtechnik als Stimmtherapiemethode. Das Nasalieren führt zu einer Erweiterung der Stimmresonanz, ein dauerhaft geöffnetes Gaumensegel entspricht aber nicht der physiologischen Artikulation. Die aktive Kontraktion der Bauchdecke während der Atmung führt zu unphysiologischen Phonationsabläufen. Mögliche Ursachen für eine Stimmerkrankung und Faktoren, die sie aufrechterhalten, werden in der Methode nicht berücksichtigt.

7.2.2 Weiterführende Verfahren

Atemrhythmisch Angepasste Phonation (AAP) nach Coblenzer und Muhar

Entwicklung, Literatur ► Horst Coblenzer und Franz Muhar haben in dem 1976 erschienenen Buch »Atem und Stimme« ihre Erfahrungen zehnjähriger Arbeit und wissenschaftlicher Forschung an der Hochschule für Musik und darstellende Kunst in Wien erläutert. Der Folgeband »Erfolgreich sprechen« von Horst Coblenzer erschien 1987.

Ansatz ► Ausrichtung auf den Sprechpartner; Intention und Kontakt.

Grundgedanke ► Die eindeutige Intention beim Sprechakt bedingt die physiologische Koordination von Atmung und Stimme. Störungen der Intention machen sich sowohl im Kontakt zum Gesprächspartner als auch in der Atemführung und im Stimmklang bemerkbar. Das bewusste Erlernen des **Abspannens** als Grundlage der Atemrhythmisch Angepassten Phonation soll einer ökonomischen Atem- und Stimmführung dienen und somit einen ungezwungenen Kontakt zum Gesprächspartner ermöglichen (**Übersicht 7.5**).

Anwendbarkeit ► Unabhängig von Art und Ausprägung des Störungsbildes. Gut geeignet zum Einstieg in die Therapie.

Bemerkungen ► Es handelt sich bei der AAP um einen stimmpädagogischen und somit rein übenden Ansatz. Viele der Übungen sind aber in ein ganzheitliches Therapiekonzept integrierbar und gehören zum Teil in das logopädische Standardrepertoire (z. B.: Korkensprechen, Bärensitz, Gähnübungen, Beckenschaukel etc.). Das Anbahnen der Atemrhythmisch Angepassten Phonation gelingt bei der überwiegenden Zahl der Stimmpatienten und führt zu unmittelbaren Verbesserungen von Stimmklang, Stimmsitz und Stimmlage. Es eignet sich hervorragend zur Anbahnung von Resonanzübungen, zum Üben von Wörtern, Sätzen und Textgliederung. Zum Transfer in die Spontansprache werden keine Hilfen gegeben. Dieser gestaltet sich allerdings ohnehin schwer, da die konsequente Anwendung des atemrhythmisch angepassten Sprechens künstlich klingt. Einzelne Übungen erfordern so viel Vorstellungsvermögen und schauspielerischen Einsatzwillen, dass sie nicht für jeden Patienten (und Therapeuten) einsetzbar sind. Die Individualität des Klienten in Person und Geschichte wird nicht direkt berücksichtigt.

Übersicht 7.5
Inhalte der Konzeption nach Coblenzer und Muhar

- Wahrnehmungsübungen zu den Bereichen Atmung, Tonus und Stimme.
- Übungen zur Haltungsverbesserung.
- Rhythmisierung von Bewegung, Atmung und Ton.
- Muskuläres Training für die Stimmatmung.
- Verlängerung der Ausatmung.
- Intentionale Übungen zur Ökonomisierung von Bewegung, Atmung und Stimme.
- Erarbeiten des Abspannens und der Atemrhythmisch Angepassten Phonation über Intention, Artikulation und Bewegung.
- Plastisches Artikulieren.
- Stimmeinsatzübungen.
- Finden der Indifferenzlage.
- Stimmanpassung an räumliche Gegebenheiten.

Akzentmethode nach Smith

Entwicklung, Literatur ► Die Methode wurde in Eigenerfahrung zwischen 1935 und 1970 von Svend Smith entwickelt, die Weiterentwicklung erfolgte mit Kirsten Thyme-Frøkjær bis 1980. Im Jahr 1980 veröffentlichten Smith und Thyme das Buch »Die Akzentmethode«. Von Kirsten Thyme findet sich eine Zusammenfassung der Methode in Böhme (1998) »Stimm- und Sprechtherapie nach der Akzentmethode«.

Ansatz ► Ganzheitlich auf die Funktion bezogen, Rhythmus.

Grundgedanken ► Im Wesentlichen durch Imitation des Stimmvorbildes der Therapeutin soll eine indirekte und scheinbar unbewusste Veränderung der Stimme vollzogen werden. Ganzheitlichkeit wird gewährleistet durch Einbeziehen von Atmung, Phonation, Artikulation, Körperbewegung (Rhythmus) und Prosodie. Ziel ist die Verbesserung der individuellen Kommunikationsfähigkeit durch das optimale Zusammenspiel von Atmung, Stimmgebung, Artikulation, Körperbewegungen und Sprache (vgl. Böhme 1998, S. 168; **Übersicht 7.6**).

Übersicht 7.6
Inhalte der Therapie nach Smith

- Erarbeiten der abdominalen Atmung und der Atempause in Ruhe. Im Stehen Kombination von Einatmung mit Bewegung des Körpers nach vorne, Ausatmung nach hinten.
- Stimmübungen in drei verschiedenen Tempi auf Vokale mit unterschiedlicher Akzentuierung je nach Tempo. Hierbei rhythmische Bewegungen des gesamten Körpers, Tempovorgabe mit Trommel möglich.
- Entsprechend der Stimmübungen Akzentuierung auf Wort-, Satz und Textebene.
- Nach Automatisierung Übergang zum freien Sprechen.

Anwendbarkeit ► Alle Formen funktioneller und organischer Stimmstörungen, Stottern.

Bemerkungen ► Bezogen auf die physiologischen Abläufe ist die Wirksamkeit der Akzentmethode bislang unumstritten, sie findet bis heute als Gesamtkonzeption noch häufig Anwendung. Sie ist aufgrund genauer Angaben zur Vorgehensweise besonders für Berufseinsteiger gut in mehrdimensionale Therapiekonzepte integrierbar. Der rhythmische und nahezu spielerische Aspekt ermöglicht einen lebendigen Therapieverlauf. Die besondere Problematik eines Patienten kann in vielen Fällen jedoch eine andere Vorgehensweise verlangen. Eine Orientierung am Stimmvorbild der Therapeutin kann die individuelle Stimmentfaltung blockieren und ist daher in Einzelfällen nicht angezeigt. Auf die Begleitung im Transfer wird unzureichend eingegangen.

7.2.3 Neuere ganzheitliche Verfahren

Personale Stimmtherapie nach Stengel und Strauch

Entwicklung, Literatur ► Das Konzept wurde in langjähriger Arbeit mit Stimmpatienten von Ingeborg Stengel entwickelt und gemeinsam mit Theo Strauch (Lehrlogopäde in Köln) erweitert. 1996 veröffentlichten sie das Buch »Personale Stimmtherapie«.

Ansatz ► Personzentriert.

Grundgedanken ► Die Stimme gilt als Ausdruck der Person. Stimmarbeit muss daher als Arbeit an der gesamten Person verstanden werden. Aspekte der Person und der Stimme beeinflussen sich wechselseitig. Als Wege zur gesunden Stimme gelten die Auslösung eines Prozesses der Selbsterkenntnis, das Symptom Stimmstörung verstehen zu lernen und Eigenverantwortung für den Therapieverlauf zu übernehmen (**Übersicht 7.7**).

Übersicht 7.7
Inhalte der Personalen Stimmtherapie

- Integration konzentrativer Körperarbeit (Feldenkrais, Eutonie etc.), mit den Schwerpunkten Propriozeption, Tonusregulierung und Zentrierung.
- Experimentieren mit der Stimme.
- Arbeit über Imagination.
- Differenzierung der funktionalen und der personalen Ebene in jeder Übung.
- Besprechung von Reaktionen auf die jeweilige Übung, Thematisierung von Beobachtungen der Stimmtherapeutin.
- Unterstützung bei der Transferleistung von Beginn der Therapie an.

Anwendbarkeit ► Die Thematisierung der personalen Ebene ist besonders bei **funktionalen Stimmstörungen** angezeigt, lässt sich aber auch auf organische Stimmstörungen ausweiten, sofern **funktionale Symptome** bei der Stimmgebung zu beobachten sind.

Bemerkungen ► Da die Personale Stimmtherapie auf die Behandlung oder Heilung der gesamten Person zielt, sollte das Arbeiten nach diesem Verfahren immer unter Supervision stattfinden, um in der Lage zu sein, mit möglichen heftigen Reaktionen der Patienten oder tiefgreifenden Prozessen adäquat umgehen zu können. Die **Grenzen** der Personalen Stimmtherapie **zu psychotherapeutischer Intervention** können nicht eindeutig definiert werden.

Konzept einer Interaktionalen und Integrativen Stimmtherapie nach Spiecker-Henke (KIIST)

Entwicklung, Literatur ► Im Rahmen ihrer praktischen Arbeit entwickelte Marianne Spiecker-Henke, Logopädin und Gesangspädagogin an der Hochschule für Künste in Bremen das Konzept der Interaktionalen und Integrativen Stimmtherapie und veröffentlichte es 1997 unter dem Titel »Leitlinien der Stimmtherapie«.

Ansatz ► Ganzheitlich, person-, funktions- und kommunikationszentriert.

Grundgedanken ► Eine Stimmtherapie kann nur dann erfolgreich verlaufen, wenn »alle im Zusammenhang mit der Stimmerkrankung wesentlichen Faktoren ihrer Bedeutung gemäß im Rahmen einer übergreifenden Betrachtungsweise berücksichtigt werden« (Böhme 1998, S. 159). Das Therapiekonzept stützt sich auf Erkenntnisse der phänomenologischen Anthropologie und Psychologie sowie der anthropologischen Medizin. Als Ziel der Behandlung wird auch die Wandlung des Selbstbildes des Patienten genannt (**Übersicht 7.8**).

Anwendbarkeit ► Das Konzept wurde entwickelt zur Anwendung bei Stimmstörungen jeder Ursache.

Bemerkungen ► Es handelt sich um ein komplexes und umfassendes Therapieverfahren. Das Arbeiten nach den dargestellten Gesichtspunkten setzt jedoch eine intensive praktische und theoretische Ausbildung voraus und sprengt in mancher Hinsicht die Grenzen der eigentlichen stimmtherapeutischen Arbeit. Das KIIST kann daher nur von erfahrenen Therapeutinnen mit entsprechender Zusatzausbildung kompetent eingesetzt werden.

Integrative Stimmtherapie nach Haupt

Entwicklung, Literatur ► Das dem Therapieansatz zugrunde liegende Modell hat Eva Maria Haupt im Laufe von 15 Jahren Unterricht an der staatlichen Berufsfachschule für Logopädie in München entwickelt. Im Jahr 2000 veröffentlichte sie mit dem Buch »Stimmt's?« eine Beschreibung des Therapiekonzeptes.

Grundgedanke ► Als Basis gilt der Stimmfunktionskreis, in dem die Bereiche Stimme, Sprechen, Wahr-

Übersicht 7.8
Inhalte des Konzeptes einer Interaktionalen und Integrativen Stimmtherapie

- Entwicklung einer »inneren Achtsamkeit« für emotionale Vorgänge und psychische Prozesse.
- Analyse der Kommunikations- und Interaktionsstrukturen des Patienten.
- Wahrnehmungszentrierte Maßnahmen (Schulung der kinästhetischen Wahrnehmung, der taktilen, visuellen und auditiven Selbst- und Fremdwahrnehmung).
- Körperzentrierte Maßnahmen (Eutonisierung, Regulierung der Atemfunktion, Rhythmus und Bewegung).
- Emotions- und erlebniszentrierte Maßnahmen (Verbindung von Sprechabsicht, Bewegung, Atmung und Stimmgebung).
- Stimmfunktionszentrierte Maßnahmen (Resonanz, Leistungsfähigkeit).
- Sprechzentrierte Maßnahmen (Textarbeit, Rhetorik).
- Interaktionszentrierte Maßnahmen (Vorbereiten und Erproben spezifischer Kommunikationssituationen).
- Flankierende Maßnahmen (Stimmhygiene, interdisziplinäres Arbeiten, soziale Eingliederungshilfen).

nehmung, Intention, Haltung/Bewegung und Atmung in ihren wechselseitigen Beziehungen zueinander dargestellt sind. Die Stimmstörung wird als Ausdruck der gesamten Persönlichkeit betrachtet. Eine Stimmtherapie dient dem physischen und psychischen Gesundheitszustand des Patienten. Ziel ist der mündige Patient, der »zum Therapeuten für sich und (...) seine Umwelt wird« (Böhme 1998, S. 145; **Übersicht 7.9**).

Anwendbarkeit ► Für **alle Formen der Stimmerkrankung**, Schwerpunkte sollen entsprechend der Diagnose unterschiedlich gesetzt werden.

Übersicht 7.9
Inhalte der Integrativen Stimmtherapie

- Klärung der Frage: »Was drückt die Stimme wirklich aus?«
- Körperarbeit mit gymnastischen Übungen, Eutonie, Progressiver Muskelrelaxation und Qi-Gong.
- Manuelle Vibration zur Atemtherapie in Anlehnung an Schlaffhorst/Andersen.
- Artikulationsübungen, Kennenlernen des »Wesens der Sprachlaute«.
- Kombination mit psychologischer, pädagogischer oder künstlerischer Arbeit möglich.

Bemerkungen ► Es handelt sich um ein Therapiekonzept, das stark durch die Persönlichkeit der Entwicklerin geprägt ist. Die Behandlung des »personalen« Aspektes geschieht intuitiv, eine fundierte Grundlage zum Umgang mit diesem Therapiebereich wird nicht erörtert. Die Grenze dessen, was eine Stimmtherapie leisten sollte, wird in vielerlei Hinsicht überschritten.

7.2.4 Neuere funktionsbezogene Verfahren

Funktionales Stimmtraining

Entwicklung, Literatur ► Entstanden sind die Grundlagen des Funktionalen Stimmtrainings als Konzept zur Gesangsausbildung im Rahmen umfangreicher Forschungen am Institut für Arbeitswissenschaften in Darmstadt. Die Ergebnisse sind in dem Buch »Grundzüge des Funktionalen Stimmtrainings« von Walter Rohmert (1989) beschrieben. Unter anderem durch die Beiträge von Gisela Rohmert (»Funktionale Methode«), Eugen Rabine (»Funktionale Stimmpädagogik«), Michael Heptner (»Funktionale Stimmarbeit«), Peter Jacoby, Franziskus Rohmert und Eberhard Kruse hat sich das Konzept seither mit unterschiedlicher Schwerpunktsetzung weiterentwickelt. Über die »Funktionale Stimmpädagogik« schreibt E. Rabine in »Der Schlüssel zur Stimme. Die Doppelventilfunktion« (2003). Veröffentlichungen zur Funktionalen Stimmarbeit sind auf der Homepage von Michael Heptner (http://www.heptner.org) zu finden. Eine Beschreibung der »Funktionalen Methode« nach G. Rohmert kann bei U. Feuerstein (2000) »Stimmig sein« nachgelesen werden.

Ansatz ► Im Zentrum steht die Arbeit an der **Stimme in Verbindung mit Bewegung** (überwiegend der Extremitäten), basierend auf dem Zusammenwirken des gesamten muskulären Systems bei Haltung, Bewegung, Atmung und Phonation.

Grundgedanke ► Zugrunde gelegt wird die Doppelventilfunktion des Kehlkopfes. Dabei arbeitet die an der Ausatmung beteiligte Muskulatur mit dem Überdruck- oder Auslassventil, also den Taschenfalten, zusammen. Die Tätigkeit der Einatmungsmuskulatur aktiviert das Unterdruck- oder Einlassventil, die Stimmlippen. Daraus leiten sich die weiteren Gesetzmäßigkeiten über die Zusammenhänge von Bewegung und Stimmfunktion ab (**Übersicht 7.10**).

Anwendbarkeit ► Alle Formen **funktioneller** und **therapiebedürftiger organischer Stimmstörungen.**

Bemerkungen ► Aufgrund der vielfältigen Abspaltungen und Weiterentwicklungen lässt sich das Funktionale Stimmtraining nicht mehr einheitlich definieren. Da die Grundkonzeption für die Ausbildung der Gesangsstimme erstellt wurde, können Schwierigkeiten beim Transfer in die Sprechstimme auftreten. Diese Therapieform ermöglicht aber ein Arbeiten an differenziertesten Stimmleistungsmerkmalen. Da das Funktionale Stimmtraining nicht mit Stimmvorbildern oder Vorgaben zur »richtigen« Haltung oder Atmung arbeitet, ist es dem Patienten möglich, sein individuelles Stimmpotenzial zu entfalten. Auch wegen der zugrunde gelegten physiologischen Thesen ist ein hoher Grad an Effizienz gesichert.

Tonale Stimmtherapie nach Herrmann-Röttgen und Miethe

Entwicklung, Literatur ► In Zusammenarbeit der Praxis für Logopädie in Leonberg und der phoniatrischen Ambulanz des Katharinenhospitals in Stuttgart wurde das Stimmtherapeutische Übungsprogramm entwickelt. Es wurde als solches 1990

Übersicht 7.10
Inhalte des Funktionalen Stimmtrainings

- Ganzkörperliche Bewegungsübungen zur Aktivierung der Einatmungsmuskulatur Stimmübungen zur Organisation psychischer, dynamischer und kommunikativer Stimmaspekte. Funktionales Hören (u.a. Schwerpunkt Rabine).
- Verschiebung von Koordinationsdominanzen auf Glottisebene über Körperbewegungen und -berührungen sowie Atemmassage. Stimmarbeit unter Betrachtung globaler psychophysiologischer Zusammenhänge (u.a. Schwerpunkt Heptner).
- Differenzierung der Hörwahrnehmung, Selbstregulation der Stimmfunktion über das audiophonatorische Kontrollsystem. Ausbildung von Vibrato und Brillanz (u.a. Schwerpunkt G. Rohmert).
- Schulung der Körper- und Hörwahrnehmung, Einbeziehen von Inhalten der Feldenkrais-Lehre (u.a. Schwerpunkt F. Rohmert).
- Unterstützung durch Reizstromanwendung (Kruse)

von Marion Herrmann-Röttgen und Erhard Miethe veröffentlicht. Begleitend wurde eine Tonkassette mit Übungsanleitungen für Patienten herausgegeben.

Ansatz ► Stimmpädagogisch, eingebunden in eine ganzheitliche Konzeption.

Grundgedanken ► Um innerhalb einer ganzheitlichen Stimmtherapie den funktionalen Kern an Stimmübungen zu strukturieren, wurde ein stimmtherapeutisches Übungsprogramm als Basis der Stimmtherapie entwickelt. Es stützt sich auf die physiologischen Bedingungen der Stimmfunktion und sollte daher in jeder Therapie konstant durchgeführt werden (**Übersicht 7.11**).

Anwendbarkeit ► Alle Formen von Stimmerkrankungen.

Bemerkungen ► Die Arbeit nach der Tonalen Stimmtherapie ermöglicht Effizienz in der Arbeit und Struktur. Einzelne Übungen können und müssen zum Teil patientengerecht modifiziert werden. Trotzdem lässt der Therapieablauf wenig Kreativität von Therapeut und Patient zu. Das Konzept ist nur wirksam, wenn es in ein ganzheitliches Therapieverfahren eingebunden wird.

Übersicht 7.11
Inhalte der Tonalen Stimmtherapie

- Erarbeiten der kostoabdominalen Atmung als Grundvoraussetzung.
- Stimmübungen zu den Bereichen Zwerchfelltiefstellung, Hörkontrolle, Rhythmus, Ökonomisierung, Modulation, Stimmbandschluss, Indifferenzlage, Tonhöhe, Resonanz und Lautstärke.
- Variation aller Übungen auf unterschiedliche Lautgruppen (/m/ /n/ /l/, /w/ /s/ /sch/, /mo/ /nu/ /mü/ /ni/).
- Mit Stimmvorbild auf Tonkassette Weitergabe des Übungsprogramms an Patienten zum häuslichen Üben.

Typenpolare Atmung nach Alavi-Kia und Schulze-Schindler

Entwicklung, Literatur ► Die Stimmtherapeuten Romeo Alavi-Kia und Renate Schulze-Schindler entwickelten seit 1991 eine Theorie und Behandlungsmethode für zwei unterschiedliche Atemtypen. Grundlage ihrer Arbeit sind die Forschungsergebnisse des Violinisten Erich Wilk und der Medizinerin Charlotte Hagena aus den sechziger Jahren zur Atempolarität. Im Jahr 1996 wurde der therapeutische Ansatz von Alavi-Kia und Schulze-Schindler in dem Buch »Sonne, Mond und Stimme« veröffentlicht.

Grundgedanke ► Der Atemvorgang besteht aus dem Wechsel von zwei Phasen: Der Einatmung als Ausdehnungsphase, der Ausatmung als Verengungsphase. Entsprechend existieren zwei unterschiedliche Atemtypen: Der Einatmer (lunarer Typ) benutzt die Ausdehnung als führende Kraft und weitet während der Einatmung den gesamten Brustkorb, die Ausatmung ist passiv. Der Ausatmer (solarer Typ) nutzt die Verengung als führende Kraft und atmet mittels Kontraktion der Ausatmungsmuskulatur aktiv aus, die Einatmung geschieht passiv. Die Entstehung der Atemtypen steht im Zusammenhang mit dem kontraktiven Einfluss der Sonne und dem expansiven Einfluss des Mondes. Die Auswahl der Übungen während der Stimmtherapie richtet sich nach dem Atemtypus des Patienten (**Übersicht 7.12**).

Anwendbarkeit ► Die Atempolarität kann generell in jeder stimmtherapeutischen Behandlung berücksichtigt werden.

Bemerkungen ► Die Schwierigkeiten, die bei vielen Patienten in der Praxis auftreten, wenn sie lernen sollen, »richtig« zu atmen, lassen darauf schließen, dass die Erarbeitung der kostoabdominalen Atmung nicht für jede Stimme unterstützend ist. Die

Übersicht 7.12
Inhalte der Therapie unter Berücksichtigung typenpolarer Atmung

- Bestimmung des Atemtypus durch Ein- und Ausatemübungen sowie lunarer und solarer Phonation. Entscheidend sind die Reaktionen des Patienten auf die jeweilige Übung.
- Verstärkung der inspiratorischen Kräfte beim Einatmer durch Bewegung und Dehnung.
- Verstärkung der exspiratorischen Kräfte beim Ausatmer durch Ruhe und Entspannung.
- Alle Atem-, Körper- und Stimmübungen werden typentsprechend gewählt.

Grundannahme, dass die Atemtypen in Verbindung mit dem Sonnen- und Mondstand zum Zeitpunkt der Geburt zusammenhängen, ist umstritten. Dennoch unterstützt die Theorie der Atemtypen die Möglichkeit, den Patienten seinen persönlichen Voraussetzungen gemäß zu behandeln und nicht ausschließlich nach physiologischen Gesichtspunkten.

7.2.5 Sonstige Verfahren

Eutonie nach Alexander

Entwicklung, Literatur ► Seit den dreißiger Jahren entwickelte Gerda Alexander ihre Methode in der Arbeit und Ausbildung in Rhythmik und Bewegungserziehung. Im Jahr 1973 entstand ihr Buch »Eutonie – Ein Weg körperlicher Selbsterfahrung«. Eine Zusammenfassung der Methode mit praktischen Übungsanleitungen bietet Mariann Kjellrup (1998) mit dem Buch »Bewusst mit dem Körper leben: Spannungsausgleich durch Eutonie«.

Grundgedanke ► Die Eutonie zielt auf den »Zustand größtmöglicher Ausgeglichenheit, den ein Mensch erreichen kann und in dem er mit sich und seiner Umwelt leben sollte« (Kjellrup 1998, S. 11). Der Körpertonus unterliegt inneren und äußeren Einflüssen, das Spannungsgefüge der gesamten Muskulatur entsteht durch physische und psychische Prozesse. Die Methode der Eutonie soll einen Lernprozess anregen, um durch eine Vertiefung von Körperbewusstsein und Umweltwahrnehmung zu einem bestmöglichen Umgang mit sich und der Umwelt zu gelangen (**Übersicht 7.13**).

Übersicht 7.13
Inhalte der Eutonie nach Alexander

- Wahrnehmung von Kontakt und Berührung.
- Wahrnehmung von Innenräumen und anatomischen Strukturen (Skelett).
- Dehnen und Strecken der Muskulatur.
- Wahrnehmung des Körpers im Stehen, Gehen, Sitzen.
- Stimulation der Atmung durch Strecken und Dehnen.
- Konzentratives Sehen und Hören.

Ansatz ► Körpertonus, »psychophysische« Methode.

Anwendbarkeit ► Da es um die Findung des individuellen Gleichgewichtes geht, ist die Eutonie zur **Tonusregulation bei sämtlichen Formen von Stimmstörungen** angezeigt.

Bemerkungen ► Die Eutonie kann in die Stimmtherapie eingebunden werden, die Arbeit mit der Stimme aber nicht ersetzen. Da es sich um eine Methode handelt, die über den Weg der Körpererfahrung psychische Prozesse in Gang setzen soll, gilt als Voraussetzung für die Anwendung die Fähigkeit, mit möglichen Reaktionen des Patienten angemessen umgehen zu können.

Progressive Muskelentspannung nach Jacobson

Entwicklung, Literatur ► Die Progressive Muskelentspannung wurde zwischen 1908 und 1934 von dem Physiologen Edmund Jacobson entwickelt. Zu der Therapiemethode existiert eine Vielzahl von Literatur, unter anderem von Jacobson (1999) »Entspannung als Therapie« oder von Hofmann (1999) »Progressive Muskelentspannung«.

Ansatz ► Ganzkörperliches Entspannungsverfahren zur Senkung des Körpertonus.

Grundlagen ► Angst im Sinne eines Spannungsgefühls geht mit muskulärer Anspannung einher. Wird diese beseitigt, soll auch die Angst aufgehoben sein. Durch gezieltes Anspannen und Lösen einzelner Muskelgruppen soll es möglich sein, den Tonus der entsprechenden Muskulatur unter das Ausgangsniveau zu senken. Das Ziel ist die Wiederherstellung einer vegetativen Balance (**Übersicht 7.14**).

Anwendbarkeit ► Als Maßnahme zur Entspannung geeignet bei Patienten, deren Stimmstörung mit einer **allgemeinen oder spezifischen Erhöhung des Muskeltonus** einhergeht.

Bemerkungen ► Die Progressive Muskelentspannung ist schnell zu erlernen und kann vom Patienten in kurzer Zeit unabhängig von der Therapeutin eigenständig durchgeführt werden. Grundsätzlich besteht die Gefahr, durch dieses Vorgehen eine Erhöhung des Grundtonus zu provozieren, wenn der Schritt des Loslassens nicht gelingt.

Übersicht 7.14
Inhalte der Progressiven Muskelentspannung

- Die Übungen werden unter verbaler Anleitung der Therapeutin (oder mittels Tonbandaufnahme) durchgeführt.
- Beginn der An- und Entspannung im Bereich Arme und Hände, übergehend in den Bereich Gesicht/Schultern, später Beine und Rumpf.
- Halten einer maximalen Anspannung über etwa 5 Sekunden, anschließend abrupt maximales Lösen der Spannung.
- Wahrnehmung der sich vertiefenden Spannung.

Atemtherapie nach Middendorf

Entwicklung, Literatur ► Nach ihrer Arbeit am Institut für Musik und darstellende Kunst in Berlin gründete Ilse Middendorf 1965 das Institut für erfahrbaren Atem in Berlin. Ihre Methode ist nachzulesen in dem Buch »Der erfahrbare Atem« (1991).

Ansatz ► Atmung.

Grundgedanken ► Der Atem gilt als Verbindung zwischen dem Leiblichen und dem Seelischen. »Der Atem ist wesentlich am seelischen Erleben beteiligt, ... so ist es möglich, durch ein Üben am Atem seinen Leib besser wahrnehmen und kennen zu lernen.«(s. www.erfahrbarer-atem.de, 2002).

Die **Pneopädie** gilt als psychosomatisches Behandlungsverfahren und gehört zu den übenden Verfahren innerhalb psychotherapeutischer Methoden. Die Grundlage des Vorgehens besteht darin, den Atem zuzulassen, zu beobachten und darüber zu einem besseren Körperempfinden zu gelangen. Ziele sind die Förderung von Selbstheilungsprozessen, Entwicklung von Kreativität und der Ich-Kraft. Diese Prozesse kommen auch in Kraft, Klang, Resonanz und Elastizität der Stimme zum Ausdruck (vgl. Böhme 1998, S. 149; **Übersicht 7.15**).

Anwendbarkeit ► Die Atemarbeit kann bei **allen Formen der Stimmstörung** angewendet werden. Zu beachten sind dabei die Konstitution und die Fähigkeit des Patienten, sich auf entsprechende Übungen einzulassen, ebenso mögliche Reaktionen während der Übungen.

Bemerkungen ► Die Stimmgebung kann über Atemtherapie indirekt beeinflusst werden, sie ersetzt aber nicht das konkrete Arbeiten mit oder an der Stimme. Da es möglich ist, über Atemarbeit heftige vegetative und psychische Reaktionen auszulösen, erfordert die Atemarbeit entsprechende Ausbildung, Erfahrung und Vorsicht.

Übersicht 7.15
Inhalte der Atemtherapie nach Middendorf

- Dehnungen unterschiedlicher Leibgegenden.
- Einsatz von Druckpunkten.
- Vokal-Atemraum-Arbeit und »schweigendes Tönen«.
- Atemarbeit mit Konsonanten.
- Erfahrung von Atemräumen.
- Bewegungen aus dem Atem heraus, Atemtanz.
- Empfindung von Atemrichtungen.

Feldenkrais-Methode

Entwicklung, Literatur ► Moshé Feldenkrais, Doktor der Physik, begann 1968 seine erste Ausbildungsgruppe in Israel. Er lehrte dort seine eigenen Erfahrungen im Umgang mit Bewegung und eingeschränkten Bewegungsfunktionen. Seinen Ansatz der Körpertherapie beschrieb er unter anderem in dem Buch »Bewusstheit durch Bewegung« (1996).

Grundgedanke ► Die Feldenkrais-Lehre basiert auf einer Kombination der Grundlagen fernöstlicher Kampfkunst, Physik, Mechanik, Elektrotechnik, Anatomie und Verhaltenspsychologie. Sie baut unter anderem auf der von F. Mathias Alexander entwickelten Alexander-Technik auf. Bei der Feldenkrais-Methode handelt es sich um eine Methode zur Gestaltung von Lernprozessen. Ziel ist es, das eigene Lernen zu lenken, indem Bewegungsabläufe bewusst durchgeführt werden. Das Lernen soll von innen nach außen stattfinden: Der Zugang zum Selbstbild wird durch absichtsvolles Handeln ermöglicht. Nur wenn ein Mensch weiß, wie er eine Bewegung durchführt, ist er in der Lage, sie zu verändern (**Übersicht 7.16**).

Anwendbarkeit ► Geeignet für jede Stimmstörung, die im Rahmen **ineffizienter Bewegungsabläufe** entsteht.

Übersicht 7.16
Inhalte der Feldenkrais-Methode

- **Funktionale Integration:**
  Die Therapeutin berührt den sitzenden, stehenden oder liegenden Patienten mit den Händen und führt vorsichtige Bewegungen mit ihm durch, um sein »Bewegungskonzept« zu erfassen. Über das Bewegen kann sie den Patienten auch dabei unterstützen, neue, effizientere Bewegungsmuster zu entdecken.
- **Bewusstheit durch Bewegung:**
  Mittels verbaler Anleitung bekommt der Patient die Möglichkeit, mit Bewegungen zu experimentieren und so zu lernen, auf welche Weise Handlungsabläufe einfacher, befriedigender und zweckmäßiger durchgeführt werden können.

Bemerkungen ► Um diese Methode durchführen zu können, muss sie ausführlich unter fachlicher Anleitung erlernt und erprobt werden. Sie ermöglicht einen intensiven Kontakt zum Patienten und erhöht sowohl die diagnostischen als auch die therapeutischen Fähigkeiten erheblich, da über die Berührung besonders viele Informationen transportiert werden. Da durch den intensiven Kontakt starke emotionale Reaktionen hervorgerufen werden können, muss die Therapeutin in der Lage sein, damit angemessen umzugehen.

7.3 Zeitgemäße Konzeption: methodenübergreifender Therapieaufbau

Erfahrungen in der Praxis haben gezeigt, dass die klassischen und weiterführenden Methoden für sich alleine nicht auf jeden Patienten und jede Stimmstörung anwendbar sind. In der

Stimmtherapie sollte es in erster Linie darum gehen, Ansatzpunkte zu finden, die sowohl für den Patienten und sein Störungsbild als auch für die Therapeutin eine größtmögliche Effizienz bieten. Aus diesem Grund tendiert die Entwicklung der Stimmtherapie dahin, aus den unterschiedlichen Methoden **einzelne Elemente patienten- und therapeutinnengerecht auszuwählen** und in eine Therapiemaßnahme zu integrieren. Neuere Konzeptionen streben eine **ganzheitliche Behandlung** an. Neben den praktischen Übungen beinhalteten diese sowohl die **Ursachenforschung** als auch die **Begleitung beim Transfer** in die Alltagssituation.

7.3.1 Die zwei Ebenen der Stimmtherapie: Funktion und Person

Körperliche Veränderungen nehmen immer auch Einfluss auf den Gemütszustand, ebenso wie sich Persönlichkeit und »Stimmung« in Tonus, Körperhaltung und Stimmklang widerspiegeln. **Funktion und Person sind nicht wirklich voneinander trennbar.** Während sich die klassischen und weiterführenden stimmtherapeutischen Verfahren im Wesentlichen auf die körperliche Ebene beschränken, wird daher in den neueren Konzeptionen die Notwendigkeit der Beratung und der »Arbeit an der gesamten Person« in den Therapieaufbau mit einbezogen. Eine Stimmtherapie sollte sich also sowohl auf einer übenden/funktionellen als auch auf einer beratenden/personalen Ebene abspielen.

Die **funktionelle Ebene** in der Stimmtherapie umfasst praktische Übungen auf Ebene des Körpertonus, der Körperhaltung und -bewegung, der Atemfunktion, der Stimmgebung und der Artikulation.

Die **personale Ebene** umfasst die Forschung nach möglichen Ursachen der Stimmstörung und nach symptomfördernden und symptomreduzierenden Faktoren. Ein Hauptaspekt der personalen Ebene liegt zudem darin, die Bedeutung der Stimme im Alltag zu thematisieren. Dies beinhaltet auch eine Begleitung bei Transferleistungen und bei der Bewältigung einzelner Sprechsituationen im Alltag des Patienten.

Beachte ► Die Stimmtherapeutin muss auf der personalen Ebene einen Weg finden, den Patienten zu begleiten, ohne ihre Kompetenzen zu überschreiten. Diese Gratwanderung ist möglicherweise die schwierigste Anforderung an die Stimmtherapeutin (s. Kapitel 4.2.1 »Aufgaben der Stimmtherapeutin«).

7.3.2 Ziele der Stimmtherapie

Als Intention der Gesamtbehandlung gilt für jede Stimmtherapie die **Ökonomisierung der Stimmfunktion.** Dieses Ziel richtet sich im Einzelfall nicht nach objektiven Kriterien, sondern danach, die individuelle Leistungsfähigkeit der Stimme zu entfalten und so ihre Alltagstauglichkeit wiederherzustellen.

Die Leistungsfähigkeit einer Stimme zeigt sich auf der Ebene unterschiedlicher Stimmmodalitäten, sodass sich **mögliche Einzelziele** ergeben:
- Verminderung der Geräuschanteile im Stimmklang.
- Verstärkung der Resonanz.
- Erhöhung der Modulations- und Steigerungsfähigkeit.
- Einpendeln der mittleren Sprechstimmlage in der Indifferenzlage.
- Steigerung der Belastungsfähigkeit.

Um zu einer ökonomisierten Stimmfunktion zu gelangen, müssen auf **Ebene der Funktion** die folgenden **Veränderungen** erreicht werden:
- Eutonisierung der Kehlkopfmuskulatur.
- Regulierung von Atemdruck und glottischem Widerstand.
- Erarbeitung des Glottisschlusses.
- Weitung des Ansatzrohres.

Damit eine Stimmtherapie zu einem erfolgreichen Abschluss führt, ergeben sich auch für die **personale Ebene Therapieziele:**

- Erkennen möglicher Ursachen für die Stimmstörung.
- Ausschaltung aufrechterhaltender Faktoren.
- Klärung der Sprechabsicht.
- Transferleistung in die Alltagssituation.

Fazit ►

- Die Stimmtherapie orientiert sich an **fünf Grundbausteinen** (s. Kapitel 8).
- Die Stimmtherapeutin muss aus den bestehenden Übungskonzepten ein **individuelles Therapieprogramm** zusammenstellen, um effizient zu arbeiten.
- Eine Stimmtherapie spielt sich auf einer **funktionellen** und einer **personalen Ebene** ab.
- Neben praktischen Übungen muss die Stimmtherapeutin den Patienten bei der **Ursachenforschung** und bei **Transferleistungen** unterstützen.

7.3.3 Das Kernprinzip stimmtherapeutischer Arbeit

In der Stimmtherapie sollte es darum gehen, ungünstige und schädigende Stimmgewohnheiten abzubauen. Unabhängig von der Methodenwahl hat eine Stimmtherapie nicht das Vermitteln einer **Stimmtechnik** oder die Orientierung an Stimmvorbildern zum Inhalt. Der Sinn einer Stimmtherapie ist, das **ursprüngliche Potenzial einer Stimme** zur Entfaltung zu bringen. Stimmkontrolle, im wörtlichen Sinne des Begriffes, läuft diesem Prinzip zuwider.

Beachte ► Eine Stimmtherapie hat nicht zum Ziel, dass der Patient seine Stimme in jeder Situation kontrollieren kann. Im Gegenteil: Durch **Wahrnehmungsübungen** und das **Experimentieren mit der Stimme** wird der Patient in die Lage versetzt, seine Stimme entsprechend seiner Befindlichkeit **situationsspezifisch klingen zu lassen**.

Zur Entfaltung des individuellen Stimmpotenzials muss der Patient lernen, seine Stimme differenziert wahrzunehmen, ohne den Zwang zu verspüren, sie verändern zu müssen. Damit aus Stimmarbeit keine Stimmkontrolle wird, sollte während der Stimmübungen die **Konzentration auf der Wahrnehmung** und nicht auf der aktiven Veränderung der Stimme liegen. Nur über das »Klingenlassen« der Stimme ist die Entfaltung des Potenzials möglich. Die Stimmübungen lassen den Patienten erkennen, wie seine Stimme funktioniert und was er selbst dazu beiträgt, um sie auf diese spezifische Art und Weise klingen zu lassen. Über das Wahrnehmen und Experimentieren erschließen sich dem Patienten so die Möglichkeiten, Alternativen zum gewohnten Gebrauch auszuprobieren.

Beachte ► Das »Klingenwollen«, das sich an Stimmvorbildern oder bestimmten Klangzielen orientiert, setzt eine Kette von Kontrollmechanismen in Gang. Diese Mechanismen führen auf der funktionellen Ebene zu Verspannungen oder Inaktivität der Muskulatur, die eine individuelle und freie Klangentstehung blockieren.

Fazit ►

- Das Kernprinzip der Stimmtherapie basiert auf der **Entfaltung des individuellen Stimmpotenzials**.
- **Konkrete Klangziele** (z.B. Stimmvorbilder) **blockieren** die Entfaltung der eigenen Stimme.
- Über Wahrnehmungsübungen und Stimmexperimente lernt der Patient, seine **Stimme »klingen zu lassen«**.

7.3.4 Die Wahrnehmung als Basis der Stimmtherapie

Die Sinne, über die Wahrnehmung geschieht, nehmen, entsprechend der Funktionstüchtigkeit des jeweiligen Organs, Reize auf. Über Nerven wird ein Reiz an das zentrale Nervensystem weitergeleitet und dort verarbeitet. Dann folgt entweder eine Reaktion, oder der Reiz wird bewusst oder unbewusst gespeichert. Da der Mensch über seine Sinnesorgane ständig einer Vielzahl von Reizen ausgesetzt ist, werden alle Reize zentral selektiert, und nur wenige gelangen in das Bewusstsein. Reize, die außerhalb der Wahrnehmungsbereiche liegen, können weder aufgenommen werden noch ins Bewusstsein gelangen.

Bei der **Schulung der Wahrnehmung** geht es darum, das **Bewusstsein auf einzelne Reize zu konzentrieren** und sie so in das Zentrum der Aufmerksamkeit zu rücken. Korrekterweise müsste eine Wahrnehmungsübung also »**Bewusstseinsübung**« genannt werden. (Der Terminus »Wahrnehmung« hat sich allerdings etabliert und wird daher im Folgenden beibehalten.)

Beispiel ► Beim Hören von Musik werden alle Klänge, die in den Frequenzbereichen liegen, die das Gehör aufnehmen kann, an das zentrale Nervensystem weitergeleitet. Dort werden die Einzelreize zusammengefasst, sodass ein »Gesamthöreindruck« entsteht. (Treten währenddessen andere, stärkere Reize auf – jemand hustet, es klingelt an der Tür o.Ä. – wird die Aufmerksamkeit von der Musik weggelenkt.) Eine Wahrnehmungsschulung für das Gehör, beispielsweise beim Hören von Musik, kann darin bestehen, die Einzelreize, aus denen sich die Musik zusammensetzt, zu unterscheiden.

Beachte ► Wahrnehmungsübungen zielen darauf, aus einer Vielzahl von Reizen einzelne herauszufiltern und so das Bewusstsein für die Wahrnehmung zu differenzieren. Das Gleiche gilt für die Wahrnehmung von Reaktionen, Denk- und Verhaltensmustern.

Warum Wahrnehmungsübungen?

Grundlage zur Veränderung ► Eine Stimmstörung verursacht in den meisten Fällen ein diffuses Beschwerdebild. Sie entsteht selten unmittelbar durch Einwirkungen von außen, sondern durch ein **aktives ungünstiges Stimmverhalten** des Patienten. Entsprechend aktiv muss der Patient die Veränderungen vornehmen, die seine Stimmfunktion günstig beeinflussen. Grundvoraussetzung für eine absichtsvolle Veränderung ist immer, den Ist-Zustand zu kennen. Je differenzierter das Bewusstsein dafür ist, wie sich beispielsweise eine kranke Stimme anhört und anfühlt, umso leichter kann eine Veränderung vorgenommen werden.

Motivation ► Für den Stimmpatienten kann eine Übung nur dann sinnvoll erscheinen, wenn er in der Lage ist, die Veränderungen, die erzielt werden, bewusst zu registrieren. Eine geschulte Wahrnehmung dient dabei einerseits der **Transparenz**, andererseits der **Motivation**. Verbesserungen im Stimmklang sind oft so fein, dass der Patient nur dann ein Erfolgserlebnis hat, wenn er in der Lage ist, auch minimale Veränderungen wahrzunehmen.

Verantwortung übernehmen ► Erst wenn der Patient die eigene Symptomatik genau kennt, kann er Ziele für sich formulieren. Eigenverantwortung im Therapieprozess zu übernehmen gelingt nur dann, wenn er selbst entscheidet, was genau sich an der Stimme ändern und wie sie beim Abschluss der Therapie klingen soll.

Eine verantwortungsvolle Umsetzung neuer stimmlicher Muster setzt die entsprechende Wahrnehmung für die eigene Stimme voraus. Dies betrifft auch das **Durchführen von Stimmübungen zu Hause**. Der Patient kann nur sinnvoll und ohne seiner Stimme zu schaden üben, wenn er in der Lage ist, das Ergebnis auditiv oder kinästhetisch zu beurteilen.

Entspannung ► In einer Wahrnehmungsübung im funktionellen Bereich wird die Aufmerksamkeit auf den Körper gerichtet und auf den wahrzunehmenden Bereich zentriert. Durch die Konzentration der Gedanken auf einen körperlichen Vorgang oder Zustand tritt in den meisten Fällen der Effekt der Entspannung ein. Das Prinzip vieler Entspannungsübungen beruht nicht darauf, an nichts zu denken, sondern die **Konzentration auf Wahrnehmungsreize** zu lenken. Auf diese Weise können aufregende, beängstigende oder sonstige störende Gedanken ausgeschaltet werden. Was dadurch erzielt werden soll, ist Beruhigung auf gedanklicher und auf körperlicher Ebene. Es kommt zu Veränderungen der Atmung und des Muskeltonus.

Das Prinzip von Wahrnehmungsübungen

Wichtig ist bei allen Wahrnehmungsübungen, dass dem Patienten im Vorhinein kein Bild vermittelt wird, welcher Atemablauf, welche Haltung oder welche Stimme richtig und welche falsch ist. Es darf nicht darum gehen, wahrzunehmen »Was mache ich falsch?«, sondern nur um Fragen wie »Wie halte ich mich?« oder »Wie klingt meine Stimme?« usw. Daran anschließen kann sich die Frage »Fühlt es sich für mich gut an oder nicht und möchte ich daran etwas ändern?«

Beachte ► Die Schulung der Wahrnehmung verhindert, dass dem Patienten eine Vorstellung über eine gesunde Stimme vermittelt wird, die mit seiner eigenen Vorstellung und seinen eigenen Möglichkeiten nicht übereinstimmt!

Als »Fachfrau« wäre die Stimmtherapeutin in der Lage, Ziele für den Patienten vorzuformulieren (z.B. : »Ihre Stimme muss klarer und resonanter werden!«). Diese würde der Patient übernehmen in dem Glauben, für seine Stimme damit das Richtige zu tun. Wie der Impuls zur Veränderung müssen aber auch die Ziele in allen Details vom Patienten selbst entworfen werden. Die realistische Zieleinschätzung ist dabei nur möglich, wenn der Patient über die Schulung seiner Wahrnehmung zum »Fachmann für seine eigene Stimme« wird.

Wahrnehmung auf funktioneller Ebene

Am Beginn der Arbeit in allen funktionellen Therapiebereichen (Atmung, Körpertonus, Haltung/Bewegung, Artikulation und Stimme) stehen Wahrnehmungsübungen. Oft werden allein durch die Schärfung der Wahrnehmung bereits Veränderungen erzielt.

Tipp ►

- Wahrnehmungsübungen werden meistens **verbal angeleitet**. Während der Patient eine Übung oder Bewegung durchführt, stellt die Therapeutin die entsprechenden Fragen. (Bei Stimmübungen gibt sie die Anleitung zur Wahrnehmung vorher.) Erst im Anschluss wird über die Wahrnehmungen des Patienten gesprochen. Auch hier wird kein Vergleich gezogen von richtig und falsch, der Patient formuliert lediglich seine subjektive Wahrnehmung. Die Stimmtherapeutin kann wertfrei schildern, was sie selbst dabei am Patienten wahrgenommen hat.
- Hilfreich ist bei Wahrnehmungsübungen das **Ausschalten weiterer Sinnesreize**: Wichtig ist das Vermeiden von störendem Umgebungslärm, es empfiehlt sich, die Augen während einzelner Übungen zu schließen.
- Nahezu alle Wahrnehmungsübungen können unmittelbar **mit Stimmwahrnehmung verknüpft werden**. So wird der direkte Bezug hergestellt beispielsweise zwischen Körpertonus und Stimmresultat!

Wahrnehmung auf personaler Ebene

Neben der Verbesserung der funktionsbezogenen Wahrnehmung müssen auch das Stimmverhalten und der Umgang mit dem Stimmorgan untersucht werden. Die Therapiesituation bietet Raum zur Klärung von Fragen wie »Wie viel und wie laut spreche ich, verändert sich meine Stimme in Abhängigkeit von Gesprächssituationen, Tageszeit?« usw. Über **Selbstbeobachtung** und **Auseinandersetzung mit dem eigenen Stimmverhalten** ist es möglich, Ursachen für eine Stimmstörung herauszufinden und zu erkennen, wodurch eine Stimmstörung aufrechterhalten wird. In der Stimmtherapie besteht die Arbeit auf der personalen Ebene **im Wesentlichen** aus der Förderung der Selbstwahrnehmung. Das Vorgehen wird detailliert im Kapitel 8.5 »Therapiebaustein Person« besprochen.

Tipp ►

Weiterführende Literatur und Übungsmaterial

Konzepte, die besonders ausführlich mit und über die Wahrnehmung arbeiten, sind

- die **Feldenkrais-Methode** (Feldenkrais 1996), bei der Bewegungsvorgänge bewusst gemacht werden,
- die **Eutonie** (Kjellrup 1995), mit dem Ziel des Körperbewusstseins und der Umweltwahrnehmung,
- die **funktionale Methode (funktionales Stimmtraining)** nach G. Rohmert (1996), in der überwie-

gend über Differenzierung der Hörwahrnehmung und das audiophonatorische Kontrollsystem gearbeitet wird.
- In den Übungssammlungen von Brügge u. Mohs (1998), Stengel u. Strauch (1996) und Bergauer (1998) sind bei der Behandlung anderer Therapiebereiche Wahrnehmungsübungen integriert.

Fazit ►
- Nur, wenn der Patient seine Stimme **differenziert wahrnimmt**, ist er in der Lage, klare Therapieziele zu formulieren.
- Dem Patienten wird das Vorgehen in der Stimmtherapie nur dann transparent, wenn er die **Zusammenhänge von Stimme, Körper und Person selbst wahrnimmt**.
- Die Wahrnehmungsfähigkeit des Patienten ermöglicht ihm ein aktives **Mitgestalten der Therapie** und die **Übernahme von Verantwortung** für den Therapieprozess.

7.3.5 Inhaltlicher Aufbau einer Stimmtherapie

Die Stimmtherapie kann formal in fünf Grundbausteine gegliedert werden (**Übersicht 7.17**). Diese Bereiche ergeben sich aus den allgemeinen Einflussfaktoren, denen die Stimme unterliegt. Mit diesen Bausteinen wird die übende, funktionelle Ebene ebenso abgedeckt wie die beratende, personale. In der Vorgehensweise lassen sich jedoch weder die beiden Therapieebenen noch die fünf Grundbausteine eindeutig voneinander trennen.

Grundlage aller fünf Therapiebereiche ist die **Schulung der Wahrnehmungsfähigkeit** des Patienten. Besonders wichtig ist auf der funktionellen Ebene die Verbesserung der Hörwahrnehmung und der Wahrnehmung des eigenen Körpers (kinästhetische Wahrnehmung). Der Wahrnehmungsbereich auf personaler Ebene besteht aus der Beobachtung des eigenen Stimmverhaltens und stimmverändernden Einflüssen.

Beachte ► Durch die Wahrnehmung ergeben sich bereits Veränderungen. Wahrnehmungsübungen finden sich in allen Therapiebausteinen.

Übersicht 7.17
Die fünf Therapiebausteine

- Tonus, Haltung, Bewegung.
- Atmung.
- Artikulation.
- Phonation.
- Person.

Zur Gewichtung und Hierarchie der Therapiebausteine

Innerhalb **einzelner Therapiemethoden** werden hierarchisch gegliederte Vorgehensweisen beschrieben. Sie gehen vom Erarbeiten von Grundfunktionen aus, die die Voraussetzung für das weitere Vorgehen bilden (beispielsweise eine kostoabdominale Atemfunktion). Weiterhin gliedern sich die Methoden in einzelne Lernschritte, die nacheinander erarbeitet werden.

Beachte ► Grundsätzlich hängt die Struktur der Therapie vom **Einzelfall** ab und kann daher nicht allgemein gültig festgelegt werden. Dazu kommt, dass funktionelle wie personale Therapiebereiche ineinander greifen und sich **parallele Entwicklungen** im Therapieprozess ergeben.

Allgemein können für eine **Strukturierung der Stimmtherapie** daher lediglich folgende Aussagen getroffen werden:
- Fremd- und Selbstwahrnehmung stehen immer an erster Stelle, damit bewusste Veränderungen erzielt werden können.
- Um die Arbeit mit der Stimme zu erleichtern, hat es sich als hilfreich erwiesen, günstige körperliche Voraussetzungen durch Arbeit an Haltung, Tonus und Atmung zu schaffen.

- Da die Stimme im Zentrum der Therapie stehen muss, sollten Stimmübungen von Beginn an einbezogen werden bzw. bei jeder Übung ein direkter Bezug zur Stimmfunktion hergestellt werden.
- Die Ursachenforschung und Eruierung stimmbeeinflussender Faktoren ist ein Prozess, der sich über den gesamten Verlauf der Stimmtherapie zieht und nicht mit der Anamnese abgeschlossen ist.
- Auch Transferleistungen müssen vom Beginn der Therapie an begleitet werden.

Fazit ►

- Die Stimmtherapie lässt sich in eine **funktionelle** und eine **personale Ebene** gliedern.
- Grundlage für beide Therapieebenen bildet die **Wahrnehmung**.
- Die **fünf Therapiebereiche greifen ineinander** und können in der Praxis weder streng hierarchisch gegliedert noch voneinander getrennt betrachtet werden.

8 Die 5 Therapiebausteine

Übersicht

8.1 Therapiebaustein Tonus, Haltung und Bewegung

In der Stimmtherapie findet der **Zustand des gesamten Bewegungsapparates** Berücksichtigung. Besonders wichtig sind dabei die Muskelgruppen, die in unmittelbarer Nähe zum Kehlkopf liegen, das heißt, **Hals-/Nacken- und Schultermuskulatur**. Die Arbeit an Haltung, Bewegung und Tonus fließt ineinander, da für das Verharren in einer Haltung bestimmte Verhältnisse von Muskelspannung zuständig sind und Bewegungen durch Muskelkontraktionen bzw. durch einen Wechsel von An- und Entspannung zustande kommen.

8.1.1 Tonusregulation

Gesamtkörperliche Spannungszustände stehen in Verbindung zur Stimmfunktion. Die optimale Voraussetzung für die Stimmgebung ist ein **gesamtkörperlicher Eutonus**, d.h. die angemessene und gleichmäßige Verteilung von Aktivität auf alle an der jeweiligen Bewegung oder Haltung beteiligten Muskelgruppen. Ein Ungleichgewicht von Muskelaktivität beeinträchtigt die Funktion des Phonationsapparates.

Muskuläre Hyperfunktion ► Das häufigste Symptom einer relativen Überfunktion ist die **Verspannung**, die sich oft in der Muskulatur des Hals- und Nackenbereiches findet. Ein verspannter Muskel ist quasi blockiert: Er kann seine eigentliche Bewegungsfunktion nicht mehr optimal erfüllen. Die Folge einer Muskelverspannung ist neben dem möglichen Schmerz eine verminderte Beweglichkeit.

Muskuläre Hypofunktion ► Muskuläre Unterfunktionen treten häufig als **schwache Rückenmuskulatur** oder **erschlaffte Bauchmuskeln** auf. Für die physiologisch optimale Körperhaltung ist eine **gleichmäßige Aktivität der Haltemuskeln von Bauch und Rücken** erforderlich. Fällt diese aus, müssen andere Muskeln die mangelnde Aufrichtung kompensieren. In diesen Bereichen kommt es dann zur muskulären Überfunktion.

Beachte ► Muskelhyper- und -hypofunktion sind eigentlich Begriffe, die einen pathologischen Muskelzustand beschreiben wie Spastik oder Muskelatrophie. **Eine solche muskuläre Dysfunktion kann nur im Rahmen einer Physiotherapie behandelt werden.** Wird in der Stimmtherapie von Hyper- oder Hypofunktion einzelner Muskelgruppen gesprochen, geht es lediglich um eine **funktionelle Unter- oder Überfunktion**.

Ziele

Ziel der Arbeit am Körpertonus ist die **Eutonisierung**, d.h. ein **Spannungsausgleich** zwischen allen beteiligten Muskelgruppen und das Einpendeln des gesamtkörperlichen Tonus in eine **flexible Grund- oder Nutzspannung**. Dazu gehören:

- die Wahrnehmung körperlicher Tonuszustände,
- die Reduzierung eines gesamtkörperlichen Hypertonus,
- der Abbau manifester Verspannungen (besonders im Bereich Schulter/Hals/Nacken),
- der Aufbau eines gesamtkörperlichen Eutonus.

Praktisches Vorgehen

Beachte ► Die Tonusregulierung folgt dem Prinzip, zunächst vorhandene **Überspannungen abzubauen**, um dann eine **physiologische Grundspannung (Eutonus) aufzubauen**.

Wahrnehmung des Körpertonus

Die Wahrnehmung gesamtkörperlicher Spannungszustände oder der Aktivität einzelner Muskelgruppen gelingt am besten in Verbindung mit Körperarbeit. Eine Aktivität von Muskulatur, die fortwährend besteht – beispielsweise das Halten des Körpers gegen die Schwerkraft – wird subjektiv nicht mehr als Aktivität wahrgenommen, sondern als

»Normalzustand«. So verhält es sich auch mit ständigen Verspannungen, die oft z.B. im Nackenbereich auftreten. Um dort den Ist-Zustand wahrzunehmen, hilft ein Vergleich, der durch Veränderung entsteht, beispielsweise durch das gezielte Anspannen und Lösen bestimmter Muskelgruppen bei der Progressiven Muskelentspannung. Eine mögliche Variante ist auch, dass der Patient jeweils vor und nach einer Entspannungs- oder Bewegungsübung den Muskeltonus vergleicht.

Tipp ►

Übungsbeispiele zum Abbau von gesamtkörperlichem Hypertonus

- Entspannungsübungen wie Autogenes Training oder Progressive Muskelrelaxation.
- Passives Bewegen bei der Funktionalen Integration nach Feldenkrais.
- Wahrnehmungsübungen, Fantasiereisen.
- Massage oder Ausstreichen von Muskulatur.
- Dehnungsübungen.

Übungsbeispiele zur gezielten Lockerung von Hals/Nacken/Schultergürtel

- Massagen, auch mit Medien wie Tennisball, Igelball u.Ä.
- Wärmebehandlung.
- Lockernde Bewegungsübungen für Hals und Schultern.
- Passives Lockern, passive Bewegungsübungen (Funktionale Integration).

Übungsbeispiele zu gesamtkörperlicher Eutonisierung

- Schwingende, kreisende Bewegungen um den Körperschwerpunkt.
- Klopf- oder Vibrationsmassagen.
- Gymnastische Übungen.
- Ausschütteln der Extremitäten.
- Vorstellungshilfen (gerichtete Aufmerksamkeit).
- Balancieren (auf Wippe oder Balken, Buch auf dem Kopf balancieren).
- Kontaktübungen (Druck oder Berührung durch Hände, Bälle etc.).

Hinweise zur Durchführung

Übungsposition

Entscheidend für den Erfolg einer Tonusregulation ist die patientengemäße Übungsauswahl. An erster Stelle steht die Frage, ob die Übungen **im Sitzen, Liegen, Stehen oder in Bewegung** durchgeführt werden. Eine erfahrene Stimmtherapeutin ist in der Lage abzuschätzen, welche Position am geeignetsten erscheint, andernfalls kann der Patient direkt gefragt werden, was ihm grundsätzlich oder momentan am angenehmsten wäre.

Nicht jeder Patient ist in der Lage oder bereit dazu, sich während der Therapie **auf den Boden zu legen**, auch wenn im Liegen Entspannung allgemein am effektivsten ist. Um sich im Liegen wohl zu fühlen, ist meist eine **vertraute Situation** hilfreich, daher empfiehlt es sich, den Patienten erst im späteren Verlauf der Therapie auf den Boden zu legen. Zu beachten ist dabei, dass der Patient **bequem und warm** liegt. Bei Entspannungsübungen

- sollte der Patient zugedeckt werden,
- die Unterlage nach Möglichkeit weich sein,
- ein Kissen unter den Kopf und unter die Kniekehlen gelegt werden.

Einzelne Wahrnehmungs- oder Bewegungsübungen erfordern jedoch eine flache und harte Unterlage. Es muss mit dem Patienten abgeklärt werden, ob er für die Dauer der Übung so liegen kann.

Tipp ► Tonusregulation muss nicht grundsätzlich in Rückenlage stattfinden! Viele Übungen lassen sich so verändern, dass sie **bei Bedarf auch in Seit- oder Bauchlage** durchgeführt werden können!

Besonders im Liegen kann das Gefühl, beobachtet zu werden, für den Patienten unangenehm sein und verhindern, dass er sich bestmöglich auf die Übung einlässt. Das ist vor allem bei der Anwesenheit von Angehörigen, Praktikanten oder Supervisoren zu beachten. Die Therapeutin und Beisitzer der Therapie sollten sich daher ebenfalls auf den Boden setzen oder legen.

Entspannungsübungen im **Sitzen** sollten ebenfalls möglichst bequem für den Patienten sein. Optimal sind dafür gepolsterte Liegestühle, deren Lehne und Liegefläche für Beine und Füße höhenverstellbar sind.

Bei Übungen im **Stehen** ist stets guter Bodenkontakt wichtig, aus diesem Grund immer ohne Schuhwerk arbeiten. (Im Winter dicke Socken mitbringen lassen!)

Zugangswege

Die Zugangsmöglichkeit des Patienten zu unterschiedlichen Verfahrensweisen lässt sich teilweise aus seinen **eigenen Erfahrungen** ableiten.

- Bei Patienten, die sich z.B. gewohnheitsmäßig am besten durch sportliche Aktivität entspannen, zeigt Tonusregulierung durch Aktivität (Progressive Muskelentspannung [PME], Gymnastik, Bewegungsübungen) meist die besseren Erfolge.
- Besonders rationale Gemüter tun sich schwer, über Imagination zu arbeiten (Fantasiereisen und ähnliche Vorstellungshilfen).

Beachte ► Der **Prozess des Loslassens** fällt erfahrungsgemäß weitaus schwerer als das Anspannen. Gerade gewohnheitsmäßige, manifeste Spannungen werden nach gewisser Zeit nicht mehr als solche wahrgenommen. Entsprechend schwierig ist die Aufgabe, diesen Krafteinsatz zu reduzieren. Ein wesentlicher Aspekt der Tonusregulierung besteht also darin, **Spannungszustände bewusst zu machen**.

Lösen ist ein **passiver** Vorgang. Anweisungen an den Patienten wie: »Entspannen Sie sich!«, oder: »Lassen Sie locker!«, funktionieren deshalb nicht. Es bedarf der geschilderten »Umwege«, um zur Entspannung zu gelangen (Vorstellungshilfen, Bewegungen usw.). Besonders effektiv sind immer passive Entspannungsübungen, bei denen die Therapeutin mit dem Körper des Patienten arbeitet (z.B. Funktionale Integration).

8.1.2 Haltungsarbeit

Auf der Grundlage der Eutonisierung kann eine physiologische Haltung im Stehen oder Sitzen erarbeitet werden. Das Grundprinzip besteht auch hier darin, die Kraft, die eingesetzt werden muss, um sich gegen die Schwerkraft aufrecht zu halten, möglichst gleichmäßig auf die Körpermuskulatur zu verteilen.

Ziele

Arbeit an der Körperhaltung zielt einerseits darauf, situativ eine **günstige körperliche »Ausgangslage«** für Stimmübungen zu schaffen. Ein weiteres Ziel ist eine **dauerhafte Veränderung** der Haltung in Richtung Ökonomie und Eutonie. Die **Einzelziele** sind:

- Wahrnehmung der »persönlichen« Haltungsgewohnheiten,
- Erarbeitung einer eutonen Sitzhaltung,
- Erarbeitung des eutonen Standes.

Konflikte bei der »Verbesserung« der Körperhaltung

Eine physiologische Aufrichtung der Wirbelsäule erfordert hauptsächlich Aktivität im Bereich von Rücken- und Bauchmuskulatur. Bei einer Unterfunktion dieser Muskelgruppen sollte konsequenterweise ein gezieltes Muskelaufbautraining durchgeführt werden. Die Kräftigung eines Muskels ist allerdings ineffektiv, wenn dieser **im Alltag** nicht **seiner Funktion gemäß** eingesetzt wird, d.h., wenn eine unphysiologische Haltung beibehalten wird. Eine Körperhaltung allein durch Aufbau von Muskelkraft zu verändern ist außerdem schwer möglich, da eine Haltung in erster Linie der Persönlichkeit und der »inneren« Haltung entspricht. Daher ist in der Stimmtherapie oft zu beobachten, dass Patienten, die ihre gewohnte Haltung aufgeben und während der Therapie eine Zeit lang in der sog. physiologischen Haltung verharren, sich nach kurzer Dauer unwohl fühlen und über Schmerzen oder Atembeschwerden klagen.

Beachte ► Eine gewohnte Körperhaltung durch »äußerliche« Korrekturen dauerhaft zu verändern gelingt selten.

Für die Arbeit in der Stimmtherapie ergibt sich daraus, dass das Therapieziel nicht im Aufbau einer »allgemein gültig physiologischen« Haltung bestehen kann. Es muss eine **Körperhaltung** erarbeitet werden,

- die zwar physiologischen Gesichtspunkten weitgehend entspricht,
- in der sich der jeweilige Patient aber auch wohl fühlen kann.

Praktisches Vorgehen

Der Patient führt bei der Haltungsarbeit verschiedene haltungsverändernde Übungen durch (Veränderungen der Körperhaltung sind häufig schon nach tonusregulierenden Maßnahmen zu beobachten, s. Kapitel 8.1.1 »Tonusregulation«). Ist seine Wahrnehmung entsprechend geschult, wird er in der Lage sein, Veränderungen zu registrieren und zu beurteilen, ob er sich auf Dauer in einer »neuen« Haltung wohl fühlt oder nicht.

Beachte ► Bei aller Arbeit an der Haltung ist zu beachten, dass keine Körperhaltung, ob im Sitzen oder Stehen, auf Dauer unanstrengend ist. Die bessere Alternative zur Haltung ist immer die Bewegung.

Dem Patienten, der im Alltag viel sitzen oder stehen muss, hilft meist eher der Hinweis, darauf zu achten, sich zwischendurch immer wieder zu bewegen, als die Anleitung zum »korrekten« Sitzen oder Stehen. Auch dabei ist der erste Schritt oft schon allein durch die Schulung der Wahrnehmung getan: Kann der Patient rechtzeitig spüren, dass sich Verkrampfungen oder Schmerzen anbahnen, kann er frühzeitig durch Bewegung vorbeugen.

Wahrnehmung der Körperhaltung

Die Wahrnehmungsübungen zielen darauf, ein möglichst genaues Bild zu erhalten von der eigenen Art und Weise, sich zu halten. Differenzierter gesehen, geht es auch darum festzustellen, welche Muskeln aktiv sein müssen, um in einer bestimmten Haltung zu verharren. Die Übungen werden nach folgenden Gesichtspunkten durchgeführt:

- **Wahrnehmung des Stehens:** Kontakt der Füße zum Boden, Stellung der Füße/Arme zueinander oder zum Körper. Welche Muskulatur ist aktiv, um das Stehen zu ermöglichen, wo entstehen auf Dauer Schmerzen usw.? Die eigene Haltung im Spiegel betrachten.
- **Wahrnehmung des Gehens:** Wie setzen die Füße auf, wie groß sind die Schritte, wie bewegen sich Becken, Wirbelsäule, Schultern, wohin geht der Blick, wo ist Muskelaktivität spürbar usw.?
- **Wahrnehmung des Sitzens:** Welche Körperteile haben Kontakt zum Boden, zur Sitzfläche oder zueinander? Wie verteilt sich das Gewicht auf die Kontaktflächen, welche Muskeln halten den Oberkörper aufrecht usw.?
- **Schulung des taktil-kinästhetischen Empfindens:** Kinästhetische Wahrnehmung bedeutet die Empfindung für Bewegungen und Muskulatur, d.h. für die Lage des Körpers im Raum und die Stellung der Gelenke zueinander. Über die Schulung der Kinästhetik und das taktile Empfinden wird das Körperbewusstsein intensiviert, um eine Grundlage zur Veränderung zu schaffen. Dabei wird wahrgenommen:
  - der Kontakt des Körpers zum Boden,
  - der Kontakt der Kleidung zum Körper,
  - der Kontakt zu unterschiedlichen Gegenständen oder Materialien,
  - die Position einzelner Körperteile in Relation zueinander (beispielsweise wie weit die Beine auseinander liegen),
  - die Lage im Raum, der Abstand zu anderen Personen.

Tipp ►

Übungsbeispiele zum Erarbeiten einer eutonen Sitzhaltung

- Die Sitzhöcker erspüren, Vorstellung von einer Verbindung des Scheitelpunktes zur Decke.
- Marionettengriff, Farnblattübung.

- Beckenkippen durch Abrollen über die Sitzhöcker.
- Buch auf dem Kopf balancieren.
- Auf einem Gymnastikball sitzen.

Übungsbeispiele zum Erreichen eines eutonen Standes

- Durch Schwingen und Kreisen einpendeln auf den Körperschwerpunkt.
- Farnblattübung, Buch auf dem Kopf balancieren.
- Bodenkontakt herstellen durch Abrollen der Füße über einen Tennisball o.Ä.
- Sensibilisierung der Fußsohlen durch unterschiedliche taktile Reize.
- Diverse Vorstellungshilfen (z.B. Wurzeln in den Boden schlagen, durch Fäden an Brust und Hinterkopf an der Decke befestigt sein).

Hinweise zur Durchführung

Wichtig ist beim Erarbeiten einer möglichst anstrengungsfreien Sitzhaltung die **Sitzhöhe**: Sie muss eine Aufrichtung des Beckens gewährleisten, ohne dass das Becken nach vorne gedrückt wird. Als Anhaltspunkt gilt: Der Winkel zwischen Oberkörper und Oberschenkel sollte mehr als 90 Grad betragen.

Um eine **Anstrengung durch Haltung zu vermeiden**, sollte in der Stimmtherapie entweder in Bewegung gearbeitet oder eine Haltung häufig durch Bewegung unterbrochen werden. Innerhalb einer Therapiestunde kann die Übungsposition generell mehrfach gewechselt werden, sodass nicht länger als etwa 15 Minuten in einer Haltung (besonders im Sitzen) gearbeitet wird.

Fazit ►

- Eine **physiologische Körperhaltung** begünstigt die Stimmfunktion, sofern der Patient sich darin wohl fühlt.
- Bei der Haltungsarbeit werden dem Patienten **Alternativen zur gewohnten Haltung** angeboten. Er selbst entscheidet, welche Veränderungen er situativ oder dauerhaft vornimmt.

8.1.3 Bewegung

Bewegungen werden in der Stimmtherapie einerseits zur Körperarbeit eingesetzt, andererseits werden Stimmübungen direkt mit bestimmten Bewegungen verbunden. Beides fließt ineinander, **der Einsatz von Bewegungen während der Stimmübung** wird aber nochmals gesondert in Kapitel 8.4.11 »Spezieller Teil zum Therapiebereich Stimme« erläutert.

Ziele

Bewegungen können eingesetzt werden, um den **Kreislauf anzuregen** und die nötige Wachheit für die Therapiestunde zu wecken, z.B. durch gymnastische Übungen. Sie dienen auch dem Erhalt oder der Verbesserung der allgemeinen Beweglichkeit. Durch den Einsatz der für die Bewegung erforderlichen Muskelkraft wird Muskulatur durchblutet. So können **Verspannungen abgebaut** und **ermüdete Muskeln aktiviert** werden. Langsame und gleichmäßige Bewegungen sorgen für eine **Entspannung des gesamten Körpers.**

Beachte ► Bewegungen dienen sowohl dem Abbau von Spannung als auch dem Tonusaufbau.

Bewegungsübungen werden weiterhin zur **Intensivierung des Körperbewusstseins** genutzt. Langsame Bewegungsübungen unter therapeutischer Anleitung ermöglichen die Bewusstmachung von Bewegungsabläufen. Diese **Kombination von Bewegungs- und Wahrnehmungsübung** führt dazu, dass Kraft willentlich und gezielt eingesetzt werden kann. Es ermöglicht eine Ökonomisierung und eine verbesserte Koordination von Bewegungen. Dabei wird

- zu viel Kraft bei der Bewegung abgebaut bzw. der Krafteinsatz auf ein Minimum von Muskelgruppen reduziert, sodass unwillkürliche Mitbewegungen ausgeschaltet werden, oder
- die eingesetzte Kraft wird besser verteilt, indem ungenutzte Muskulatur mit beansprucht wird, oder

- der allgemeine Kraftaufwand wird erhöht, um zu dem beabsichtigten Bewegungsresultat zu gelangen.

Die **Einzelziele** von Bewegungsübungen sind:

- Anregung zu Wachheit, Aktivität,
- Erhalt und Verbesserung der allgemeinen Beweglichkeit und Koordinationsfähigkeit,
- Entspannung und Eutonisierung,
- Verbesserung des Körperbewusstseins.

Praktisches Vorgehen

Wahrnehmung unterschiedlicher Bewegungen

Damit der Patient herausfindet, welche Formen von Bewegungen **spannungsreduzierend oder spannungsfördernd** sind, sich positiv oder negativ auf die Stimme auswirken, kann er verschiedenste Bewegungen ausprobieren und genau wahrnehmen. Im Zentrum stehen dabei die Fragen:

- Wie führe ich normalerweise bestimmte Bewegungen durch?
- Gibt es andere, leichtere Möglichkeiten?
- Wie wirken sich Bewegungen unmittelbar auf die Stimme aus? (Siehe auch Kapitel 8.4.1 »Differenzierung der Stimmwahrnehmung«.)

Tipp ►

Beispiele zum Einsatz von Bewegungen in der Stimmtherapie

- Gymnastische Übungen.
- Räkeln, Strecken, Dehnen.
- Gehen, Seilspringen, Hüpfen, Tanzen, Balancieren.
- Kreisen, Schwingen, Schaukeln.
- Beckenkreisen, Beckenkippen.
- Bewegungsabläufe aus Tai-Chi, Qui-Gong, Yoga usw.
- Funktionale Integration und Bewegungsübungen nach der Feldenkrais-Methode.

Hinweise zur Durchführung

Bewegungsübungen bieten sich als **Einstimmung** in die Übungssituation an oder zur **Unterbrechung und Auflockerung** zwischen einzelnen Übungen. Durch eine Erhöhung der Beweglichkeit kann eine Regulierung von Atmung und Tonuszuständen erarbeitet werden. Die Erweiterung des Körperbewusstseins durch Bewegung erfordert Zeit sowie **ein schrittweises und detailliertes Vorgehen.**

Fazit ►

- **Bewegungsübungen** dienen in der Stimmtherapie
  - zur **Aktivierung und Entspannung von Muskulatur**,
  - zur **Verbesserung der körperlichen Beweglichkeit und Koordinationsfähigkeit** und
  - zur **Erhöhung des Körperbewusstseins**.
- Bewegungen **können mit Stimmübungen verbunden werden**.

Tipp ►

Weiterführende Literatur und Übungsmaterial

- Kjellrup (1998): Grundlagen zur Eutonie.
- Brügge u. Mohs (1998): Übungen zu Tonus/Haltung und Bewegung.
- Hofmann (1999) und Jacobson (1999): Beschreibung der Progressiven Muskelentspannung mit praktischen Übungen.
- Feldenkrais (1996): Wesentliche Grundlagen und praktische Übungen zur Funktionalen Integration.
- Stengel u. Strauch (1996): In Anlehnung an Feldenkrais Beschreibung einzelner Bewegungsübungen.
- Nollmeyer (1998): Praktische Übung zur Wahrnehmung und Durchführung von Bewegung und Haltung.

8.2 Therapiebaustein Atmung

Aufgrund der unmittelbaren funktionellen Verbindung zwischen Atmung und Stimmgebung stellt die Atemfunktion einen wichtigen Teilbereich der Stimmtherapie dar. Eine "unphysiologische" Atmung kann dabei Symptom oder Mitverursacher einer Stimmstörung sein. In der Stimmtherapie wird je nach Methode entweder **unmittelbar**, das heißt durch absichtsvolle Veränderung (z.B. »in den Bauch atmen«) oder **mittelbar**, z.B. über Körperübungen, **an der Atmung gearbeitet**.

Die **primäre Aufgabe** der Atmung ist es, den Körper in jeder Situation mit der erforderlichen Menge an Sauerstoff zu versorgen und entsprechend überschüssiges Kohlendioxid abzutransportieren. Da es sich um einen lebenswichtigen Vorgang handelt, wird die Atmung überwiegend vegetativ, also **unwillkürlich**, gesteuert.

Die **sekundären Funktionen** der Atmung, also die Unterstützung von Bewegungsabläufen und die Beteiligung an der Stimmgebung, erfordern einen absichtsvollen Einsatz der Atmung, da Bewegungen und Sprechen/Singen überwiegend **willkürlich** erfolgen. Eine willentliche Veränderung der Atmung ist also möglich, soweit die primäre Atemfunktion dabei nicht gestört wird.

Gefahren der Atemarbeit

Über die Atmung ist eine **direkte Manipulation** des vegetativen Nervensystems möglich. Das wird deutlich, wenn beispielsweise die Luft für einen längeren Zeitraum angehalten wird oder die Atemfrequenz absichtlich erhöht wird (Hyperventilation). Die Folge können ein erhöhter Herzschlag, Schwindel, Veränderungen der Durchblutung, Nervosität, Angstzustände usw. sein.

Auch wenn in der Stimmtherapie atembeeinflussende Übungen lediglich darauf zielen, die Atmung zu vertiefen, zu verlangsamen, zu verlängern oder einfach nur bewusst zu machen, kann jede Veränderung einen **Eingriff in das autonome Nervensystem** bedeuten. In der Praxis geschieht es, dass einzelne Patienten bereits bei der Beobachtung ihrer Atmung beginnen, unruhig zu werden und über Atemlosigkeit, Schwindelgefühle oder Herzklopfen klagen.

Es ist einerseits möglich, über die **direkte, willentliche Veränderung** der Atmung eine **gesamtkörperliche Entspannung zu erzeugen** und auch die Atmung auf Dauer zu ökonomisieren. Andererseits ist davon auszugehen, dass die Atmung **unwillkürlich stets situationsgerecht** abläuft, sodass sich isolierte Atemübungen in den meisten Fällen erübrigen.

Fazit ►

- **Gezielte Atemmanipulation** kann in einzelnen Fällen zum beabsichtigten Resultat führen.
- Es besteht jedoch immer die Gefahr, **unerwünschte vegetative Reaktionen** auszulösen.

Prinzipien der Atemtherapie

Für die Atemtherapie ergibt sich daraus, dass atemverändernde Maßnahmen überwiegend **mittelbar** erfolgen sollten, d.h. über Körperübungen, Haltungsveränderungen, Vorstellungshilfen usw. Die Atmung stellt sich dabei unbewusst auf den veränderten Körperzustand ein. Die Hauptaufgabe für den Patienten liegt dann darin, **Atmungsvorgänge und Veränderungen zu beobachten.**

Beachte ► Das absichtsvolle Eingreifen in unwillkürliche Abläufe muss vermieden werden.

Hinter diesem Ansatz steht die Annahme, dass auch unwillkürlich veränderte Atemvorgänge dem Patienten als Alternative zum Gewohnten zur Verfügung stehen, wenn er sie **bewusst wahrnimmt**.

Ziele

Das **Gesamtziel** für den Therapiebereich Atmung ist eine **patientengerechte Ökonomisierung der Atemfunktion.** Die physiologisch optimale Voraussetzung für eine gesunde Stimmfunktion besteht in einer kostoabdominalen Atmung, die aber nicht in jedem Fall patientengerecht sein muss! Atemübungen setzen zunächst bei der Ruheatmung, später bei der Stimm- und Sprechatmung an.

Mögliche **Einzelziele für die Ruheatmung** sind
- das Atmen durch die Nase,
- die Erarbeitung einer kostoabdominalen Atmung,
- das Einhalten einer Atempause nach der Ausatmung,
- die Verlängerung der Ausatemphase,
- die Einhaltung der Atemmittellage.

Mögliche **Einzelziele für die Sprechatmung** sind
- eine kostoabdominale Atmung während der Phonation,

- das Einhalten der Atemmittellage beim Sprechen,
- die Dosierung der Phonationsluft durch Zwerchfellaktivität,
- der Einsatz der Atemrhythmisch Angepassten Phonation.

Praktisches Vorgehen

An erster Stelle der Atemtherapie steht die **Atemwahrnehmung**, die ohnehin den Großteil atmungsverändernder Maßnahmen darstellt.

Der erste Schritt liegt darin, die **Ruheatmung in ihrem Ist-Zustand** wahrzunehmen, ohne Veränderungen herbeizuführen. Wichtig ist dabei, dass der Patient sein ihm **eigenes Atemmuster** möglichst genau kennen lernt. Anschließend ist er in der Lage, die Veränderungen wahrzunehmen, die sich aus einer Änderung der Körperhaltung, der Körperaktivität usw. ergeben.

Die Wahrnehmung der **Sprechatmung** ist durch den parallel ablaufenden Sprechvorgang erschwert. Ist der Patient in der Lage, die Ruheatmung detailliert zu beobachten, kann zu Atemwahrnehmungsübungen auf Stimm-, später auf Sprachebene übergegangen werden.

Beachte ► Veränderungen der Atmung sind nur insoweit anzustreben, als sie sich positiv auf die Stimmgebung auswirken. **Atemarbeit sollte nicht zum Selbstzweck werden**. Eine kostoabdominale Atmung hilft einem Patienten nicht weiter, wenn sich dadurch nicht auch die Stimme verbessert.

Das heißt für die Praxis: Ergeben sich bei der Erarbeitung einer kostoabdominalen Atmung Schwierigkeiten, macht es wenig Sinn, auf diesem Therapieziel zu beharren. Die Zeit sollte dann besser für Übungen genutzt werden, die Erfolg versprechender sind. Wie in der gesamten Stimmtherapie kann es vor allem bei der Atmung nicht darum gehen, einen Patienten nach allgemeinen physiologischen Gesichtspunkten umzutrainieren. Vielmehr sollen Patienten angeleitet werden, verschiedene Atemformen zu erfahren und mögliche sinnvolle Veränderungen **geschehen zu lassen**.

Wahrnehmung der Atmung

Die Wahrnehmung der Atmung ist grundsätzlich nicht einfach. Wird die Aufmerksamkeit auf unbewusste Atemvorgänge gelenkt, ergeben sich fast automatisch Veränderungen. Aber auch darin besteht ein Lernprozess: Das Ziel kann darin liegen, die Atmung trotz Aufmerksamkeit geschehen zu lassen, ohne willentlich in den Atmungsprozess einzugreifen. Die Atmung kann unter den folgenden Aspekten beobachtet werden:

- **Atemrhythmus:** Einatmung – Ausatmung – Atempause, das Verhältnis der drei Phasen in der Länge zueinander.
- **Atemweg:** Mund/Nase, Rachenraum, Kehlkopf, Luftröhre, Lungen.
- **Atembewegungen:** in Brustkorb, Bauch, Schultern, Rücken, Flanken, Becken.
- **Atemräume:** Brust-, Bauch-, Beckenraum.
- Vorstellung über die ein- und ausgeatmete **Luftmenge**, beispielsweise in Form einer Luftblase.
- Atembeobachtung in unterschiedlichen Körperhaltungen oder -positionen, nach Aktivität usw.
- Situationsbedingte Atemveränderungen.

Tipp ►

Übungsbeispiele zur Atemarbeit

- Die Atmung in verschiedenen Körperpositionen wahrnehmen, nach Aktivität, in Abhängigkeit von Gedanken/Emotionen/Situationen.
- Atembewegungen durch Auflegen der Hände erspüren.
- Die Auswirkung von Kontakt/Berührung auf die Atmung wahrnehmen.
- Atemveränderungen durch Lautfunktionen und Phonation wahrnehmen.
- Dehnungsübungen für Rücken, Brustkorb und Flanken.
- Die Atemräume durch Berührung, Vibration usw. stimulieren.
- Übungen zur Angleichung von Bewegungen und Atemablauf (z.B. Schwingen/Kreisen, Bewegungen der Extremitäten).
- Vorstellungshilfen: Schnüffeln, Riechen, Schnuppern, Atmung=Wellen, die an den Strand gespült werden u.Ä.

- Dosierung der Ausatmung mittels Lautfunktionen (Hemmstellen durch Frikative).
- Die Reflektorische Atemergänzung (Abspannen) erarbeiten.
- Die Atemrhythmisch Angepasste Phonation erarbeiten.

Fazit ►

- Atemtherapie bedeutet nicht absichtsvolles Eingreifen in Atemabläufe, sondern die **Wahrnehmung von Atemveränderungen**, die sich mittelbar, d.h. aus einer Körperhaltung, Aktivität, Vorstellungshilfe u.Ä. ergeben.
- Veränderungen der Atmung sind nur sinnvoll, wenn sie einen **günstigen Einfluss auf die Stimmfunktion** nehmen.

8.2.1 Spezieller Teil zum Therapiebereich Atmung

Abspannen und Atemrhythmisch Angepasste Phonation

Das Erarbeiten der Atemrhythmisch Angepassten Phonation wurde von Coblenzer und Muhar als Therapieinhalt beschrieben. Grundlage dieses Vorgangs bildet das Abspannen bzw. die Reflektorische Atemergänzung. Coblenzer und Muhar gehen davon aus, dass das Abspannen eine angeborene Fähigkeit ist, die die Koordination von Atmung und Stimmgebung optimiert. Sie führen an, dass ein schreiender Säugling in der Lage ist, nach jedem einzelnen Schrei reflektorisch zu neuer Atemluft zu gelangen, ohne aktiv einatmen zu müssen. Das Verlernen des Abspannens im Laufe der Zeit wird als ein Faktor zur Verursachung einer Stimmstörung betrachtet (vgl. Coblenzer u. Muhar 1976).

Die Reflektorische Atemergänzung (Abspannen) ► Während der Ausatmung kontrahieren sich Flanken und Bauchdecke, das Zwerchfell wölbt sich dadurch teils passiv, teils durch aktive Kontraktion nach oben. Der in der Lunge entstehende Überdruck führt dazu, dass die Luft aus den Lungen herausströmt. Zum Ende der Ausatmung werden die Kontraktionen von Bauchdecke, Flanken und Zwerchfell impulsartig gelöst, sodass das Zwerchfell in seine Ausgangslage zurückfedert. Die Luft strömt ohne Einsatz von Muskelkraft in kurzer Zeit wieder in die Lungen ein. Ein aktives, Kraft erforderndes Einatmen erübrigt sich auf diese Weise.

Beachte ► Wird auf Phonationsebene, also während des Sprechens, abgespannt, spricht man von der Atemrhythmisch Angepassten Phonation.

Erarbeitung der Atemrhythmisch Angepassten Phonation ► Mittels einer Kombination von Vorstellungshilfen (Intention), Bewegungen und Lautfunktionen (beispielsweise das Aufpumpen einer Luftmatratze auf »fft« mit entsprechender Fußbewegung) wird zunächst das Abspannen angebahnt. Die Kontraktion der entsprechenden Muskulatur sollte dabei nicht willentlich unterstützt werden, sondern sich von selbst aus Bewegung, Intention und Artikulation ergeben. Unterschiedliche Medien wie Softball, Impander (»Bali-Gerät«) oder Deuser-Band kommen dabei zum Einsatz. Ist das Abspannen auf stimmloser Ebene automatisiert, wird es übertragen auf stimmhafte Laute, Wörter, später auf Sätze, Gedichte, Texte und in die freie Rede. Der Vorgang des Abspannens in Kombination mit Phonation wird als Atemrhythmisch Angepasste Phonation bezeichnet.

Tipp ►

Übungsbeispiele zum Erarbeiten des Abspannens und der Atemrhythmisch Angepassten Phonation

Vorstellungshilfen in Verbindung mit Bewegung:

- Luftmatratze aufpumpen (»fft«).
- Softball drücken/lösen mit der Vorstellung, eine Blutdruckmanschette aufzupumpen (»fft«).
- Ping-Pong spielen (»sipp–sapp«).
- Rudern (»Hol weg!«), Ziehen (»Hau ruck!«).
- Wespen vom Pflaumenkuchen verjagen (»Weg!«, »Kscht!«).
- Jemanden im Theater zur Ruhe mahnen (»Psst!«, » Scht!«) usw.

Fazit ►

- Das **Abspannen** bildet die Grundlage für die Atemrhythmisch Angepasste Phonation.
- Die Atemrhythmisch Angepasste Phonation gilt als eine effiziente und ökonomische Form der **Koordination von Atmung und Phonation**.

Tipp ►

Weiterführende Literatur und Übungsbeispiele zur Atemarbeit

- Coblenzer u. Muhar (1976), Coblenzer (1987): Übungen zum Abspannen, zur Atemrhythmisch Angepassten Phonation und zur Atemwahrnehmung.
- Brügge u. Mohs (1998): Umfangreiche Übungsanleitungen zur Wahrnehmung der Atmung.
- Stengel u. Strauch (1996): Verknüpfung von Körper- und Stimmübungen mit Atemwahrnehmung.
- Middendorf (1991): Diverse Übungen zur Atmung und Atemwahrnehmung.

8.3 Therapiebaustein Artikulation

Artikuliert wird mit den **Organen des Ansatzrohres**. Entsprechenden Einfluss nimmt die Artikulation auf die **Resonanzbildung**. Weiterhin wirkt sich die Formung des Vokaltraktes auf Kehlkopfstand und -spannung aus. Auch Rückwirkungen auf die Atemfunktion ergeben sich. So gelingt z.B. die Reflektorische Atemergänzung bei deutlicher Artikulation leichter. Eine **präzise Artikulation** erhöht die Verständlichkeit des Sprechers und entlastet damit die Stimme.

Ziele

Neben der Erhöhung der Artikulationsprägnanz gilt als **Hauptziel**, trotz der Artikulationsbewegungen eine **relative Weite im Ansatzrohr** aufrechtzuerhalten, um die **Resonanzentwicklung** günstig zu beeinflussen. Um dorthin zu gelangen, müssen die folgenden **Einzelziele** erarbeitet werden:

- Erhöhung oder Reduzierung des Tonus der Artikulationsorgane (Zunge, Lippen, Unterkiefer, Gaumensegel, Rachenhinterwand),
- verbesserte Beweglichkeit der Artikulationsorgane, Ausschaltung unökonomischer Mitbewegungen,
- Erarbeiten korrekter Artikulationsmuster,
- präzise und resonanzfördernde Ausformung der Vokale,
- Verbesserung der Koordination von Lautkombinationen.

Praktisches Vorgehen

Auch bei der Artikulation steht an erster Stelle die **Wahrnehmung**. Um eine **Eutonisierung der Artikulationsorgane** zu erreichen, bietet es sich an, zunächst **spannungsreduzierende**, später **tonisierende Übungen** durchzuführen. Hilfreich ist bei allen mundmotorischen Übungen die **visuelle Kontrolle durch den Spiegel**. Auf diese Weise können besonders unwillkürliche Mitbewegungen wie Grimassieren ausgeschaltet werden.

Wahrnehmung der Artikulation

Bei der Wahrnehmung der Artikulation geht es darum, einerseits den Raum Ansatzrohr, andererseits lautabhängige Veränderungen des Ansatzrohres bewusst zu machen. Das heißt, die Stellung von Lippen, Unterkiefer, Zunge, Gaumensegel und Rachenhinterwand werden während der Bildung einzelner Laute beobachtet. Form und Größe des supraglottischen Raumes, der Spannungszustand einzelner Muskelgruppen und die Position der Artikulationsorgane werden wahrgenommen.

Tipp ►

Übungsbeispiele zur Wahrnehmung

- Das Ansatzrohr wahrnehmen mit dem Ziel einer Vorstellung über die anatomischen Verhältnisse durch Bewusstmachung des »Raumes« Ansatzrohr über Atemluft.
- Den Mundraum mit der Zunge abtasten.

- Über Spannen/Lösen (PME), z.B. das Drücken der Zunge gegen den Gaumen, **Tonuszustände** bewusst machen.
- Wahrnehmungen der **Raumveränderung** und **Bewegungen** der Artikulationsorgane während des Gleitens von einem Vokal in den anderen.
- Die jeweiligen **Artikulationsstellung** bei einzelnen Lauten bewusst machen: Sind die Lippen geöffnet oder geschlossen? Wie weit sind obere und untere Zahnreihe auseinander? Welche Form hat die Zunge? usw.
- Artikulationsabhängige Veränderungen von Resonanz und Stimmklang beobachten.
- Atemveränderungen durch die Artikulation bestimmter Laute oder Wörter beobachten.

Übungsbeispiele zur Spannungsreduzierung

- Das Gesicht ausstreichen, besonders die Lippen und den Unterkiefer.
- PME (Progressive Muskelentspannung) für Zunge, Kiefer und Lippen.
- Den Zungengrund und das Kiefergelenk massieren.
- Den Unterkiefer ausschütteln.
- Autosuggestive Übungen (z.B. »die Zunge dehnt sich aus«, »der Unterkiefer wird schwer«).

Übungsbeispiele zur Tonisierung

- Bewegungsübungen für Kiefer, Zunge, Lippen unter Ausschaltung überflüssiger Mitbewegungen.
- Artikulation von Plosiv- und Frikativketten oder Kombinationen.
- Sätze oder Texte mit Häufung von Plosiven oder Frikativen sprechen.
- Korkensprechen.
- (Siehe auch »Lautfunktionen« in Kapitel 8.3.1: »Spezielle Aspekte des Therapiebereiches Artikulation«.)

Übungsbeispiele zur Weitung des Ansatzrohres

- Gähnen, Schlürfen, Pleueln.
- Einatmen auf Vokalformen.

Fazit ►

- Eine **präzise Artikulation** und eine angemessene, aber lockere Kieferöffnung unterstützen die Stimmfunktion.
- Das Beibehalten einer **entspannten Weite des Ansatzrohres** während des Sprechens fördert die Resonanzbildung.

8.3.1 Spezielle Aspekte des Therapiebereichs Artikulation

Stimmübungen werden überwiegend **auf Lautebene** durchgeführt. Die Laute der deutschen Sprache nehmen unterschiedlichen Einfluss auf die Atmung und die Kehlkopffunktion. Wichtig ist, dass die Stimmtherapeutin neben der adäquaten Übungswahl auch den Laut oder die Lautkombinationen auswählt, die das beabsichtigte Stimmziel am besten unterstützen. Daher ist es wichtig, die Funktionen der einzelnen Laute zu kennen (**Tabelle 8.1**).

Lautfunktionen

Unter Lautfunktionen versteht man in der Stimmtherapie die Auswirkung, die ein Laut auf die Stimme und die Atmung ausübt. Entsprechend ihrer Funktion und dem beabsichtigten Stimmresultat werden in Stimmübungen einzelne Laute eingesetzt.

Vokale

Bei den Vokalen ist die einzige Hemmstelle, die die Atemluft passieren muss, die Glottis. Deshalb erfordern Vokale eine besonders genaue Dosierung des Luftstromes. Auffälligkeiten der Stimme sind bei Vokalen am deutlichsten zu hören, weil der Klang direkt von den Stimmlippen nach außen getragen wird und durch die Artikulation kein Geräusch entsteht. Ein **Ungleichgewicht von Anblasedruck und glottischem Widerstand** macht sich besonders beim **Vokaleinsatz** bemerkbar (durch Hauch, Knarren, Anächzen etc.).

- **»a«:** Die Mundöffnung beim »a« ist weit, die Zunge ist leicht rückverlagert mit Anspannung im Zungengrund. Diese Position entspricht (von allen Kardinalvokalen der deutschen Sprache) am ehesten einer entspannten Weite des Ansatzrohres, der Kehlkopf steht weder hoch noch tief.

Tabelle 8.1. Einsatz von Lautfunktionen: Übersicht

Stimmparameter	Ziel	Laut
Kopfig	Vollschwingung, Brustregister, Brustresonanz	stimmhafte Frikative, Kombination mit »e«, »a«. »o«
Knarrend	weiche Stimmeinsätze und weiche Stimmführung, Reduzierung des glottischen Widerstandes	Nasale, »o«, »u«, »l«, »h«
Verhaucht	klarer Stimmklang durch vollständigen Glottisschluss, Zwerchfellaktivität	stimmhafte Frikative, »i«, »e«, »o«, stimmhafte Plosive
Dünn	Verstärkung von Brust- und Kopfresonanzen	Nasale, »o«, »a«
Dumpf	Verstärkung besonders heller Resonanzen	»i«, »e«, »n«, »l«
Brüchig	Stabilisierung und Koordination von Zwerchfell- und Kehlkopfaktivität	stimmhafte Frikative

Diese Ausgangslage bedingt daher ein nur wenig durch Lautformung beeinflusstes/verfälschtes Stimmresultat. Deshalb gibt die Phonation eines »a« den deutlichsten akustischen Aufschluss über den Zustand der Stimmlippenschwingung. Hauptsächlich aufgrund der Öffnungsweite von Unterkiefer und Lippen sitzt die Stimme relativ weit vorne, sodass der Bruststimmklang durch die Artikulationsstellung unterstützt wird.

Tipp ► **Einsatz:** Bei physiologisch optimaler Phonation des »a« Vorverlagerung des Stimmsitzes, Unterstützung der Bruststimme.

Cave ► Das »a« weist aufgrund der Zungengrundspannung eine erhöhte Störungsanfälligkeit auf: Drückt die Zunge zu weit nach unten/hinten, wird der Stimmsitz rückverlagert.

► **»e«:** Die Mundöffnung ist geringer als beim »a«, die Zunge liegt weiter oben (näher am Gaumen), der Kehlkopf steht höher. Das Hochziehen des Kehlkopfes verstärkt die Spannung der Stimmlippen, sodass sich der Anblasedruck erhöhen muss. Unterstützt wird durch den erhöhten Kraftaufwand die Vollschwingung der Stimmlippen (Bruststimmqualität). Der zweite Formant liegt beim »e« aufgrund der hohen Zungenlage relativ hoch, sodass das »e« heller klingt als das »a«. Durch den erhöhten Anblasedruck kann eine Lautstärkesteigerung unterstützt und der Registerwechsel nach oben verschoben werden.

Tipp ► **Einsatz:** Vorverlagerung des Stimmsitzes, Erarbeitung von Helligkeit/Brillanz, Lautstärkesteigerung.

► **»i«:** Beim »i« werden die Parameter des »e« weiter verstärkt: Die Zunge liegt noch höher, der Kehlkopf wird weiter nach oben gezogen, der Anblasedruck wiederum erhöht. Beim »i« ist der zweite Formant am höchsten, sodass die Stimme besonders hell klingt.

Tipp ► **Einsatz:** Kräftigung der Stimme und Erhöhung der Lautstärke, Verstärkung der hellen Klanganteile, Treffen hoher Töne im Brustregister, Verstärkung von Kopfresonanzen.

► **»o«:** Das Tiefersinken des Kehlkopfes und die Verringerung der Mundöffnung (in Relation zum »a«) verlagert den Stimmsitz nach hinten. Die Stimmlippenspannung wird durch die Tiefstellung des Kehlkopfes reduziert, sodass die Randschwingung mit größerer Amplitude erfolgen kann. Damit wird die Stimme weicher und die Kopfstimmqualität erhöht. Der relative Kehlkopftiefstand erleichtert die Produktion tiefer Töne. Der vergrößerte Abstand zwischen Gaumen und Zunge führt zu der dunkleren Klangqualität des »o«.

Tipp ► **Einsatz:** Weiche Stimmgebung, Erhöhung der Körperresonanz, Unterstützung der Kopfstimmqualität, Abbau von übermäßigem Krafteinsatz.

► **»u«:** Der Kehlkopf sinkt noch tiefer als beim »o«, die Mundöffnung ist geringer, die Zunge liegt tiefer. Erster wie zweiter Formant sind tief, sodass das »u« bei geringem Kraftaufwand eine besonders dunkle Klangqualität besitzt.

Tipp ► **Einsatz:** Unterstützung von Kopfstimmqualität, Erleichterung des Registerwechsels (Glissandoübungen), Erweiterung der Körperresonanz, weicher Stimmklang, Produktion leiser Töne (in Kopfstimmqualität), Erweiterung des Stimmumfanges nach unten.

Der Einsatz von Diphtongen (»ä«, »ö«, »ü«) ermöglicht die Kombination zweier Vokalqualitäten.

Plosive (Verschlusslaute)

Die **stimmlosen Verschlusslaute** (»p«, »t«, »k«) entstehen durch Sprengung der Artikulationsstellung und provozieren eine hohe Zwerchfellspannung, die mit der Lautproduktion impulshaft gelöst wird. Der Luftstau, der durch den Verschluss entsteht, erzeugt einen vom Zwerchfell ausgehenden Druck auf den Kehlkopf und provoziert einen Kehlkopfhochstand. Klinger, die auf einen stimmlosen Verschlusslaut folgen, werden mit entsprechend hohem Anblasedruck gebildet. Dies führt im Normalfall zur Kräftigung der Stimme. Da der Kraftaufwand insgesamt aber sehr hoch ist, **entsteht wenig Resonanz**. Die isolierte Phonation von stimmlosen Plosiven oder der Einsatz am Wortende (»Hopp«/«Weg«/usw.) kann zur Anbahnung des Abspannens eingesetzt werden.

Cave ► Der durch Plosive erzeugte Kraftaufwand überträgt sich auf das Überdruckventil (Taschenfalten), sodass die Gefahr eines unphysiologischen Schwingungsverhaltens der Stimmlippen groß ist.

(Der Kehlkopf federt nicht unmittelbar nach dem Plosiv nach unten, wie von Saatweber 1998, S. 186 beschrieben. Die Spannung bleibt vielmehr auch bei nachfolgenden Lauten erhalten.)

Tipp ► **Einsatz:** Zwerchfellaktivität, Kräftigung der Stimme (in Kombination mit stimmhaften Lauten), Atem- und Artikulationsmuskulatur, Vorverlagerung des Stimmsitzes, Erhöhung der medialen Kompression, Erarbeiten des Abspannens.

Stimmhafte Plosive (»b«, »d«, »g«) setzen einen leichten Zwerchfellimpuls, kräftigen die Stimme dosiert, der Stimmsitz wird vorverlagert. Die Verschlusslautbildung erfolgt parallel zum Einsatz der Phonation. Der Stimmeinsatz kann weicher gebildet werden als bei den Vokalen.

Tipp ► **Einsatz:** Verbindung/Bewusstmachung von Phonation und Zwerchfellaktivität, Vollschwingung der Stimmlippen, Tonusaufbau bei Atem-, Kehlkopf und Artikulationsmuskulatur.

Nasale (Nasallaute)

Den Nasalen ist gemeinsam, dass die Atemluft ganz oder zum Großteil durch die Nase geführt wird und so die nasalen Resonanzen im Stimmklang verstärkt werden. Dabei entsteht keine artikulatorische Hemmstelle für den Luftstrom, sodass die Atemluft wie bei den Vokalen ausschließlich über das Zwerchfell dosiert werden muss. Der Stimmeinsatz bei Nasalen ist weich, da die Stimmlippen mit Beginn des Atemstromes nach und nach in die Schwingungsbewegung versetzt werden.

- **»m«:** Die lockere Artikulationsstellung ermöglicht eine relative Weite im Ansatzrohr. Liegen die Lippen weich aufeinander, werden sie in Vibration versetzt. So gelangt der Stimmklang nach vorne, Brustresonanzen werden verstärkt. Der Klang beim »m« breitet sich einerseits im Körper und durch die Nasalität auch im Kopf aus. Das »m« ist der Laut, der in der Regel zum weichsten Stimmklang führt und der am entspanntesten gebildet wird. Durch die Phonation von »m« kann sich die Atmung vertiefen, die Muskulatur des Kehlkopfes und des Oberkörpers kann entspannen.
- **»n«:** Beim »n« ist das Ansatzrohr enger als beim »m«. Das »n« klingt dadurch heller, sitzt aber durch das Anlegen der Zungenspitze an den Gaumen tendenziell weiter vorne. Kopf- und Brustresonanzen werden unterstützt. Auch das »n« führt zum weichen Stimmklang. Es ermöglicht eine größere Kieferöffnungsweite als das »m«, sodass es sich besonders zur Kombination mit Vokalen eignet.
- **»ng«:** Durch das Anlegen der hinteren Zunge an den Gaumen wird das Resonanzrohr verkleinert, andererseits kann der Kiefer beim »ng« maximal geöffnet werden. Die Resonanz breitet sich in Kopf und Brustkorb aus, der Stimmsitz wird jedoch – im Vergleich zum »m« – leicht rückverlagert.

Tipp ► **Einsatz:** Verstärkung von Brustresonanz, Vorverlagerung des Stimmsitzes, Entspannung von Körper und Artikulationsmuskulatur, Ausnutzung nasaler Resonanzen, weicher Stimmklang. Nasale eignen sich insbesondere zum Aufbau von Kopf- und Körperresonanz. Übungen auf Nasale können sowohl im Kopf- als auch im Brustregister durchgeführt werden.

Frikative und Vibranten (Reibe- und Zitterlaute)

Bei den Reibe- und Zitterlauten (»f«, »s«, »sch«, »ch«, »r«) wird im Ansatzrohr eine Engstelle gebildet, durch die die Atemluft strömt, sodass ein Geräusch entsteht. Auf diese Weise ist eine anhaltende Dosierung des Atemstromes möglich. Das Zwerchfell reagiert auf die Artikulationsspannung mit einer Gegenspannung, die Stützfunktion wird aktiviert. So ist durch die Regulierung der Artikulationsspannung eine Kontrolle der Zwerchfellaktivität möglich.

Die **stimmlosen** Frikative ermöglichen (isoliert eingesetzt) eine Aktivierung der Ausatmungsmuskulatur ohne direkte Auswirkung auf den Kehlkopf. Über diese Laute kann eine zwerchfellgesteuerte Luftabgabe ohne Phonation erarbeitet werden. Das »f« erfordert dabei die größte Zwerchfellaktivität, das »s« verlangt einen fein dosierten Luftstrom und gibt einen besonders deutlichen Impuls auf die untere Rumpfmuskulatur bis hin zum Beckenboden.

Eine intermittierende Artikulation der Frikative (»f-f-f«) setzt deutlich spürbare Zwerchfellimpulse.

Wird parallel zum Geräusch phoniert, entstehen die **stimmhaften** Frikative. Korrekt gebildet, müssen Geräusch und Stimmklang in ihrer Intensität genau gleich sein. Stimmhafte Frikative ermöglichen so eine präzise akustische Kontrolle über die Koordination von Anblasedruck und glottischem Widerstand.

Beachte ► Ist der Geräuschanteil zu hoch, ist von einem zu geringen Glottiswiderstand auszugehen, ist der Geräuschanteil geringer als der Stimmanteil, lässt dies auf einen zu hohen Glottiswiderstand schließen.

»F«, »s« und »sch« provozieren aufgrund der Position der Engstelle (weit vorne im Ansatzrohr) einen vorderen Stimmsitz und begünstigen die Vollschwingung der Stimmlippen.

Beachte ► Über stimmhafte Frikative gelingt es am leichtesten, die Koordination von Atemdruck und

Stimmklang zu kontrollieren und die Stimme nach vorne zu führen.

Tipp ▶ Einsatz: Zwerchfellaktivierung und -kontrolle, Dosierung der Ausatmungsluft, Verlängerung der Luftabgabe- und Phonationsdauer, Vorverlagerung des Stimmsitzes, Erarbeiten der Bruststimme, Kräftigung des M. vocalis.

Lateral (Lateralengelaut)

Ähnlich wie bei den Nasalen setzt die Stimme beim »l« weich ein. Die Luft wird überwiegend durch den Mundraum, teils auch durch die Nase geführt, sodass dem Stimmklang nasale Resonanzen beigemischt werden. Der Kiefer kann beim »l« locker geöffnet werden, dadurch werden die hellen Anteile im Stimmklang verstärkt. Die erhöhte Zungenspannung reduziert die Körperresonanz (dunkle Klanganteile), die Position der Zungenspitze am Gaumen unterstützt einen geführten, klaren Klang. Die Resonanz breitet sich vorwiegend im Kopf aus, die Stimme sitzt in der Mitte.

Tipp ▶ Einsatz: Erarbeiten von hellen Resonanzen und weichem Stimmeinsatz.

Hauchlaut

Der Laut »h« entsteht durch eine Annäherung der Stimmlippen, ohne dass sie in Schwingung versetzt werden. Die hindurchströmende Luft erzeugt das Hauchgeräusch. Für die Stimmtherapie hat das »h« nur einen Nutzen, wenn es einem Vokal vorangestellt wird. Es ermöglicht dann einerseits, genau wahrzunehmen, wie die Stimmlippen allmählich in Schwingung versetzt werden. Weiterhin lässt sich auf diese Weise ein harter Stimmeinsatz vermeiden. In der Praxis ist es auch möglich, durch ein »imaginäres« Voranstellen eines »h« Weite und einen weichen Stimmeinsatz herzustellen.

Tipp ▶ Einsatz: Reduzierung des glottischen Widerstandes, weiche Stimmführung.

Der Einsatz von Lautfunktionen in der Praxis

Das **Prinzip zur Nutzung von Lautfunktionen** besteht zunächst darin, einzelne Klangqualitäten, die durch einen Laut unterstützt werden, wahrzunehmen. In Stimmübungen kommen dann vorzugsweise die Laute zum Einsatz, die diejenigen Funktionen unterstützen, die einer Stimme fehlen oder zu gering ausgeprägt sind.

Beispiel ▶ Beispielsweise kann bei einer dumpfen Stimme durch die Laute »i«, »e«, »n« oder »l« eine Aufhellung des Stimmklanges erarbeitet werden, eine kopfige Stimme kann am ehesten durch stimmhafte Frikative in das Brustregister geführt werden.

Sinn der Nutzung von Lautfunktionen ist es dann, die Qualität einzelner Laute auf andere zu übertragen. Das gelingt in gezielten Gleitübungen von einem Laut in den anderen oder durch die Phonation von Lautkombinationen, beispielsweise Nasal-Vokal-Ketten (»mammammamm«, »nonnonnonn« etc.).

Die Lautfunktionen, wie sie oben beschrieben sind, gründen sich auf **Erfahrungen aus der Praxis.** Die Praxis zeigt aber auch, dass sich einzelne Stimmen bei bestimmten Lauten **ganz unterschiedlich verhalten können.** Bei der Anwendung von Lautfunktionen muss also immer überprüft werden, wie sich die Stimme des Einzelnen durch welchen Laut verändert.

Tipp ▶

Weiterführende Literatur und Übungsmaterial

- Coblenzer u. Muhar (1976): Übungen zum »Plastischen Artikulieren«.
- Bergauer (1998): Wortlisten und Übungstexte.
- Hey (1997): Übungen, Wortlisten, Textsammlungen.
- Brügge u. Mohs (1998): Übungsanleitungen und Textmaterial.
- Balser-Eberle (2002): Wortlisten, Texte und Übungen zur Lautbildung.

8.4 Therapiebaustein Phonation

Da die Stimme stets im Mittelpunkt der Therapie stehen sollte, gilt letztendlich jede Übung in der Therapie als Stimmübung, zumindest kann sie auf ihren **Einfluss auf die Stimme** hin überprüft werden. Im Folgenden wird beschrieben, wie das Arbeiten auf Phonationsebene stattfindet und welche Übungen zum Erarbeiten einzelner Ziele eingesetzt werden können.

Die unterschiedlichen Bereiche für die Stimmarbeit ergeben sich anhand einzelner Stimmmodalitäten, zu welchen sich konkrete Übungen anbieten. Tatsächlich fließen aber auch hier verschiedene Einzelbereiche ineinander: Eine Übung führt in den meisten Fällen **zur Verbesserung verschiedener Parameter** (wie Resonanz, Tonhaltedauer, Modulation). Als Grundlage der Stimmarbeit gilt die Wahrnehmung fremder Stimmen und der eigenen Stimme. Anschließend oder in Kombination mit der Wahrnehmung werden Stimmübungen durchgeführt, die anhand der **zu erarbeitenden Modalitäten** (**Übersicht 8.1**) eingeteilt sind.

Die **Ziele** orientieren sich an der physiologischen Stimmfunktion. Auf diese Weise können sie allgemein gültig für jede Stimmstörung formuliert werden, unabhängig davon, welche Ursache und welche Art von Stimmstörung vorliegt. Im Einzelfall werden bestimmte Schwerpunkte gesetzt, inhaltlich hängt die Wahl der einzelnen Übungen vom Patienten und vom Erscheinungsbild der Störung ab.

Fazit ►
- Die Stimme steht im Zentrum der Therapie, daher sollten alle Übungen in der Stimmtherapie einen **eindeutigen Bezug zur Stimmfunktion** aufweisen.
- Eine Stimmübung, die an einer bestimmten Modalität (z.B. Volumen) ansetzt, führt immer auch zu Veränderungen anderer Modalitäten (z.B. Resonanz, Tragfähigkeit).

8.4.1 Differenzierung der Stimmwahrnehmung

Die **Basis** des Therapiebereiches Stimme bildet, ähnlich wie bei allen anderen Therapiebereichen, das **Bewusstmachen der Stimmwahrnehmung.** Die eigene Stimme wird über das Gehör und das taktil-kinästhetische Empfinden wahrgenommen. Neben dem Klang sind während der Phonation auch Vibrationen und andere taktile Empfindungen im Kehlkopfbereich bemerkbar. Übungen zur Stimmwahrnehmung gehen also der Frage nach: »Wie hört es sich an?«, und: »Wie fühlt es sich an?« Die Wahrnehmung der eigenen Stimme muss derart geschult werden, dass es dem Patienten möglich ist, im Verlauf der Therapie während jeder Stimmübung die eigene Stimme genau zu beobachten.

Übersicht 8.1
Ziele der Stimmarbeit

- Differenzierung der Stimmwahrnehmung.
- Finden und Festigen der Indifferenzlage.
- Aufbau von Brust- und Kopfresonanz.
- Vorverlagerung des Stimmsitzes.
- Stabilisieren der Stimmführung (Tragfähigkeit, Stimmstabilität).
- Erweiterung des Stimmumfanges.
- Kräftigung des Stimmvolumens.
- Verbesserung der Modulationsfähigkeit und prosodischer Elemente (auch: Glissando, Schwelltonvermögen).
- Verlängerung der Phonationsdauer.
- Arbeit an Stimmeinsätzen.
- Übertrag auf Wort-, Satz- und Textebene.

Ziele

Die eigene Stimme akzeptieren ► Der erste Schritt bei der Arbeit an der Stimme besteht darin, dass der Patient seine Stimme so sein lassen kann, wie sie ist. Unangenehmen Empfindungen oder Hörerlebnissen die eigene Stimme betreffend wird meist mit dem Versuch begegnet, die Stimme zu verändern. Ohne Stimmschulung setzen dabei unphysiologische Muster ein. Oft wird der Kraftaufwand verstärkt, sodass sich auch mögliche Symptome verstärken.

Beachte ► Wird versucht, die Stimme anders klingen zu lassen, als es der momentanen Befindlichkeit entspricht, wird das natürliche Zusammenspiel der stimmgebenden Organe gestört.

Einschätzung der Stimme in der Alltagssituation, Nutzen der Stimme als Indikator für körperliche Zustände und Gemütsverfassung ► Liegt eine Stimmerkrankung vor, ist davon auszugehen, dass die Stimmfunktion eine **Schwachstelle im Gesamtorganismus** ist, an der sich eine Form von Überlastung symptomatisiert. Ebenso schlagen sich **situativ bedingte Emotionen** oder **Verhaltensweisen** im Stimmklang nieder. Ist die Schulung der Wahrnehmung so weit fortgeschritten, dass im Alltag eine Selbstbeobachtung der Stimme möglich ist, kann der Betreffende über den Klang seiner Stimme eine Information darüber erhalten, ob eine Situation oder sein eigenes Verhalten Unwohlsein, Belastung, Entspannung usw. auslöst.

Grundlage zur bewussten Herbeiführung von Veränderungen ► Über die Selbstwahrnehmung der Stimme im Zusammenhang mit dem gesamtkörperlichen Geschehen erfährt der Patient, dass er selbst derjenige ist, der die Stimme produziert, und dass er somit einen Einfluss auf das Klangresultat ausüben kann. Die Selbstwahrnehmung verhilft ihm zu der Erkenntnis, dass er nicht Opfer, sondern letztendlich Verursacher seiner Stimmstörung ist und dass es ausschließlich an ihm liegt, Veränderungen vorzunehmen.

Die Selbstregulation über das phonatorische Kontrollsystem auslösen ► Konzentrative Stimmübungen, wie beispielsweise das ständige Wiederholen eines Klanges mit der vollen Konzentration auf die Klangwahrnehmung, kann den Selbstregulierungsmechanismus über das phonatorische Kontrollsystem in Gang setzen. Das funktioniert dann, wenn der Klang dem momentanen Allgemeinzustand entspricht und so produziert wird, dass er weitgehend frei von Nebengeräuschen oder Missempfindungen ist. Umgekehrt kann ein störender Klang sich mehr und mehr verstärken, wenn Geräusch oder Missempfindung deutlich ins Bewusstsein rücken.

Beachte ► Die Wahrnehmung der eigenen Stimme kann im Sinne eines Selbstregulierungsmechanismus über das phonatorische Kontrollsystem bereits Veränderungen auslösen (s. Feuerstein 2000, S. 17ff).

Im Therapieverlauf erfahrene Fortschritte ► Stimmliche Veränderungen spielen sich im Bereich von Nuancen ab, Fortschritte zeigen sich in teils minimalen Klangveränderungen. Je differenzierter das Bewusstsein des Patienten geschult ist, desto besser kann er die Unterschiede wahrnehmen und erfährt durch entsprechende Erfolgserlebnisse Unterstützung und Motivation für die Therapie.

»Kontrolle« beim häuslichen Üben ► Ohne die Fähigkeit, den eigenen Stimmklang genau zu beurteilen, kann kein effizientes oder »richtiges« Üben gewährleistet werden. Kontrolle heißt in diesem Zusammenhang nicht, die Stimme kontrolliert einzusetzen, sondern bedeutet, dass der Patient anhand des Stimmresultates **selbst beurteilen können muss**, ob eine Übung hilfreich oder ggf. symptomverstärkend ist. Dabei kommt es nicht immer darauf an, welche Übung durchgeführt wird, sondern wie das Üben zum jeweiligen Zeitpunkt gelingt. Ein und dieselbe Übung kann dabei an einem Tag zum Erfolg führen, am anderen Tag nicht.

Praktisches Vorgehen

Nach der Schulung der Fremdhörwahrnehmung beginnt die **stimmliche Eigenwahrnehmung auf Klangebene.** Dazu werden bestenfalls Vokale gewählt, auf die der Patient wiederholt phonieren soll. Empfehlenswert sind die Laute »a« oder »o«, weil hier die Stimme am wenigsten durch die Artikulationsstellung beeinflusst wird. Der Patient wird vor der Übung angeleitet, konkrete Parameter des Klanges wahrzunehmen wie Lautstärke, Klarheit, Klangraum, Klanggefühl usw. Diese Form der Stimmwahrnehmung kann mit Körper-, Atem- oder Artikulationsübungen kombiniert werden. Dabei wird entweder jeweils vor und nach der Übung phoniert, um Unterschiede festzustellen, oder die Phonation findet während der Übung statt. Die Beobachtungen des Patienten werden nach Abschluss der Übung besprochen.

Tipp ► Besonders geeignet für Phonation während einer Körperübung ist die Funktionale Integration nach Feldenkrais, weil hier keine weiteren verbalen Anleitungen gegeben werden müssen.

Die Stimmwahrnehmung auf Klangebene ermöglicht es dem Patienten, sich ausschließlich auf die Klangempfindung zu konzentrieren. Stimmwahrnehmung auf **Wort- oder Textebene** bedeutet einen höheren Schwierigkeitsgrad, weil die Stimme durch die Artikulation verändert und die Aufmerksamkeit durch mögliche Inhalte abgelenkt wird. Entsprechend steigert sich die Schwierigkeit bei der Stimmbeobachtung in der **freien Rede.** Auch Tonbandaufnahmen von gelesenen Texten oder Spontansprache können eingesetzt werden.

Unter den Bereich Stimmwahrnehmung fällt auch das Führen eines **Stimmtagebuchs.** Der Patient lernt darüber einerseits, seine Stimme im Alltag zu beobachten. Andererseits kann er so herausfinden, welche Situationen, welche Tageszeit, welche Gesprächspartner usw. die Stimme günstig oder ungünstig beeinflussen (s. Kapitel 8.5.8 »Stimmtagebuch«).

Anleitung zur Stimmwahrnehmung

Differenziert werden sollen die Hörwahrnehmung und das Körperempfinden, das durch den Klang entsteht. Eine mögliche Alternative ist auch, den Patienten ein Bild beschreiben zu lassen, das vor dem »inneren Auge« entsteht. Vor einer Übung sollten einzelne Parameter ausgewählt werden, die der Patient beobachten soll. Folgende **Beobachtungsaufgaben** können gestellt werden (der Fantasie von Therapeutin und Patient sind dabei jedoch keine Grenzen gesetzt):

- Ist der Klang laut/leise, hoch/tief, hell/dunkel, dünn/voll, klar/rau/verhaucht/kratzig, lang/kurz, stabil/zittrig/brüchig ...?
- Wo sind durch den Klang erzeugte Vibrationen im Körper spürbar (auch durch Auflegen der Hände zu überprüfen)?
- Welchen Raum füllt der Klang im Körper aus (Kopf/Brust/Rücken/Bauch)?
- Wo sitzt der Klang, wo ist das Zentrum des Klanges, wohin dehnt er sich aus?
- Welchen Raum außerhalb des Körpers füllt der Klang aus, und bis wohin dringt er?
- Welche Form hat der Klang (rund, breit, schmal, oval, spitz, kegel- oder zylinderförmig ...)?
- Wie ist die Raumakustik, welche Veränderungen des Raumechos ergeben sich beim Umhergehen? etc.

Tipp ► Hilfreich ist bei der Klangbeschreibung eine gemeinsame Sprache. Wichtiger ist allerdings, dass der Patient einen für ihn selbst nachvollziehbaren Weg findet, seine Stimme zu beschreiben. Er sollte ermuntert werden, alles zu äußern, was ihm dazu einfällt.

Als **Vorarbeit** zur Hörwahrnehmung bietet sich die sog. **Akupädie** an. Das heißt, bevor die eigene Stimme beschrieben werden kann, besprechen Stimmtherapeutin und Patient gemeinsam Aufnahmen anderer Stimmen, Klänge oder Musik. Darüber kann der Patient eine differenzierte Hörwahrnehmung erlernen und Begrifflichkeiten einem bestimmten Höreindruck zuzuordnen (Beispiel: Wie klingt eine kehlige oder eine brüchige Stimme? Was ist der klangliche Unterschied zwischen resonanzreicher und resonanzarmer Stimme? usw.)

Tipp ►
Übungsbeispiele zur Stimmwahrnehmung

- Vibrationsempfinden durch das Auflegen der Hände auf Brustkorb/Bauch/Gesicht/Kopf.
- Den stimmlichen **Ist-Zustand** wahrnehmen durch spontane Phonation auf selbst gewählte Laute oder mittels Tonbandaufnahme.
- Stimmveränderungen in Abhängigkeit von der **Kopfhaltung**.
- Veränderung der Stimme in unterschiedlicher **Haltung**, d.h. beim Stehen, im Sitzen, Gehen oder Liegen.
- Klangunterschiede durch **Veränderungen des Ansatzrohres**, z.B. bei Verengung (Zähne aufeinander, Zunge dicht am Gaumen) oder Weitung (Kieferöffnung, entspannte Zunge). Konzentration auf Klangveränderungen während einer Kaubewegung.
- Veränderungen der Stimme durch Kontakt/Berührung.
- Selbsterarbeitung von **Lautqualitäten** bei stimmhaften Lauten.
- Veränderungen des Klanges durch die **Raumakustik**, bei unterschiedlichen Positionen im Raum.
- Ein Vergleich der Stimme **vorher/nachher** ist bei fast allen tonusregulierenden Übungen und Körperarbeit (auch Haltungsaufbau) möglich.
- Stimmklang auf den Ebenen Text und Spontansprache, Einsatz von Tonbandaufnahmen.
- Ein Stimmtagebuch führen.

Um die **Selbstregulation der Stimme über die Hörwahrnehmung** anzuregen, kann der Patient auch ohne weitere begleitende Übungen zur Phonation aufgefordert und dabei angewiesen werden, sich auf bestimmte Aspekte des Klanges zu konzentrieren (s. oben) und seine Wahrnehmung zu formulieren.

Tipp ► Das Funktionieren des Selbstregulierungsmechanismus wird eindrucksvoll deutlich, wenn die Eigenwahrnehmung der Stimme beispielsweise durch einen formbaren Plastikschlauch verstärkt wird. (Dabei singt der Patient in das eine Ende des Schlauches, das andere hält er direkt an sein Ohr.) Ohne weitere Arbeitsanleitung werden sich nach mehrfacher Wiederholung des Klanges deutliche Veränderungen einstellen. Meist wird die Stimme leiser, klarer, anstrengungsfreier produziert und resonanzreicher.

Hinweise zur Durchführung

Zu Beginn der Therapie verfügt der Patient normalerweise über eine wenig differenzierte Fähigkeit, seine Stimme wahrzunehmen, und über ein geringes Begriffsinventar, um Wahrnehmungen zu beschreiben. Aus diesem Grund bietet sich das Erarbeiten von Parametern über die **Fremdwahrnehmung** an. Dabei kann die Stimmtherapeutin dem Patienten erklären, welche klanglichen Auffälligkeiten bei einzelnen Stimmen zu hören sind.

Beachte ► Bei der Eigenwahrnehmung ist es dann besonders wichtig, nicht lenkend einzugreifen.

Der Patient kann in der **Formulierung und Differenzierung seiner Wahrnehmung** unterstützt werden, indem ihm verschiedene Begrifflichkeiten angeboten werden. Diese sollten aber möglichst allgemein formuliert werden, damit seine Einschätzung nicht durch die Vorauswahl bestimmter Begriffe beeinflusst wird.

Wichtig ist bei der Stimmwahrnehmung einerseits, sich um eine **wertfreie Wahrnehmung des Ist-Zustandes** zu bemühen, um das Bewusstsein für die eigene Stimme zu schulen. Dabei soll der Patient lernen, **auch »unschöne« Klänge** zuzulassen. Weiterhin liegt der Erfolg von Wahrnehmungsübungen darin, dem Patienten **angenehme Klangerlebnisse** zu ermöglichen und so über das audiophonatorische Kontrollsystem den **heilenden Selbstregulationsmechanismus** in Gang zu setzen. Dieser wichtige Aspekt von Wahrnehmungsübungen gewinnt besonders im Verlauf oder gegen Ende der Therapie an Bedeutung, wenn der Patient bereits in der Lage ist, entsprechende Klangqualitäten zu produzieren.

Beachte ► Aufgabe der Therapeutin ist zu entscheiden, an welcher Stelle es wichtig ist, unangenehme Klangerlebnisse zuzulassen, und wann die Wahrnehmung vertieft werden sollte, um einen »guten« Stimmklang zu festigen.

Besonders bei der Selbstwahrnehmung kann es sehr hilfreich sein, wenn der Patient über **keine Vorkenntnisse zum Thema Stimme** verfügt. Andernfalls geschieht es häufig, dass der Patient Wahrnehmungen formuliert, von denen er glaubt, dass sie in diesem Moment »richtig« sind. Beispielsweise dann, wenn er eine bestimmte Vorstellung davon hat, welche Sitzhaltung als besonders »gut« oder »physiologisch« gilt. Der Glaube daran, dass die Stimme in dieser Haltung besonders gut sein müsse, kann die Eigenwahrnehmung verfälschen. Umgekehrt kann dieses Wissen auch Ursache für Zweifel sein: »Jetzt sitze ich richtig, aber die Stimme hört sich trotzdem nicht gut an!«

Beachte ► Sinn der Wahrnehmungsschulung ist immer, rein **subjektive Erfahrungen zu sammeln**, die unabhängig von allgemein gültigen Vorgaben entstehen. Ein Therapieziel kann beispielsweise für einen Sänger sein, sich von erlernten Vorstellungen zu verabschieden und sie mit einer Beurteilung durch eigenes Empfinden zu ersetzen.

Fazit ►

- Die **Stimmwahrnehmung** ist die **Basis aller Stimmarbeit** und Grundlage für jede einzelne Übung.
- Mit der Fähigkeit, die **eigene Stimme differenziert wahrzunehmen**, lernt der Patient, seine Stimme zu akzeptieren und eigenverantwortlich Entscheidungen über Veränderungen zu treffen.
- Über das phonatorische Kontrollsystem setzt durch Schulung der Hörwahrnehmung eine **Selbstregulierung der Stimme** ein.

8.4.2 Finden und Festigen der Indifferenzlage

Wird die Stimme zu hoch oder zu tief geführt, muss die Sprechstimmlage korrigiert werden. Nur im Bereich der Indifferenzlage ist es möglich, dass die Stimme effizient eingesetzt wird, d.h. das **bestmögliche Stimmergebnis** mit dem **geringstmöglichen Kraftaufwand** erzielt wird. Das Finden der Indifferenzlage sollte dabei am Beginn der Stimmtherapie stehen, die Stimme pendelt sich jedoch erst allmählich im Laufe der Therapie dauerhaft auf die Indifferenzlage ein.

Sowohl die erhöhte als auch die zu tiefe Sprechstimmlage wird durch einen **überhöhten Kraftaufwand** erzeugt, sodass Übungen zur Entspannung der Kehlkopfmuskulatur die Phonation in der Indifferenzlage begünstigen.

Tipp ►
Übungsbeispiele zum Finden (und Beibehalten) der Indifferenzlage

- Auditiver Eindruck beim Singen einzelner Töne im Brustregister.
- Kausummen.
- Abspannen auf stimmhafte Laute.
- Phonation nach oder während Entspannungsübungen.
- Stimmgleitübungen nach vorne/unten (bei überhöhter Stimmlage).

Hinweise zur Durchführung

Das Finden und Beibehalten der Indifferenzlage kann durch das Stimmvorbild der Stimmtherapeutin gestört werden, da viele Patienten in der Übungssituation automatisch die Stimmlage der Therapeutin übernehmen. Sofern es sich nicht vermeiden lässt, dass die Stimmtherapeutin ein Stimmvorbild gibt (wie z.B. bei der Akzentmethode), sollte sie die **Stimmlage des Patienten übernehmen** (bei männlichen Patienten genau 1 Oktave höher). Weicht die Therapeutin dabei weit von ihrer eigenen Indifferenzlage ab, besteht die Gefahr, dass sie damit sowohl ihre eigene Stimme überanstrengt, als auch diese Anstrengung auf die Stimme des Patienten überträgt (s. auch Kapitel 9.2.4 »Allgemeine Hinweise zur Arbeit an der Stimme«).

Beachte ► Die Stimmtherapeutin sollte ihre eigene Stimme als Vorbild nur dosiert einsetzen und währenddessen den Effekt auf die Stimme des Patienten überprüfen.

Fazit ►

- Die Indifferenzlage wird über den Klang der Stimme **in unterschiedlichen Tonlagen** gefunden.
- Das Einpendeln der Stimme in der Indifferenzlage wird durch alle Übungen **zur Ökonomisierung der Stimmfunktion** unterstützt.
- Ein **Stimmvorbild der Therapeutin** kann dazu führen, dass der Patient von seiner Indifferenzlage abweicht.

8.4.3 Resonanzaufbau und -erweiterung

Die Resonanzerarbeitung stellt den **Kern** der Stimmarbeit dar. Über die Resonanzarbeit werden fast alle weiteren Modalitäten mit verbessert. Eine resonanzreiche Stimme entsteht durch ein physiologisches Schwingungsverhalten im Zusammenhang mit dem angemessenen Atemdruck und durch optimales Ausformen des Klanges im Ansatzrohr. Die Voraussetzung dafür ist ein gesamtkörperlicher eutoner Spannungszustand.

Beachte ► Resonanzaufbau ist mit der Vorstellung von **Ausdehnung und Weite** von Räumen **im Körper** verbunden.

Ziele

Um die Resonanz einer Stimme zu erhöhen, müssen die **Resonanzräume von Körper (Rumpf) und Kopf erschlossen** werden.

Verstärkung der Körperresonanz durch Erschließen der Resonanzräume Brust, Bauch und Becken ► Eine Ausweitung der Körperresonanz gibt der Stimme Volumen und Tragfähigkeit, die Grundfrequenz des Stimmklanges wird verstärkt.

Verstärkung von Kopfresonanz durch Erschließen der Resonanzräume »Maske« (Mundraum, Nasenräume) und »Kuppel« (Schädel) ► Die Verstärkung der Kopfresonanzen erhöht das Spektrum an Teiltönen, die Stimme gewinnt an Helligkeit und Brillanz.

Praktisches Vorgehen

Über folgende Maßnahmen kann eine Erschließung der Resonanzräume gelingen:

Ganzkörperliche tonusregulierende Maßnahmen, physiologische Körperhaltung ► Eine eutone Körperspannung ermöglicht eine physiologische Nutzung der Atemräume, und damit sind die Voraussetzungen für eine Nutzspannung in Kehlkopf und Ansatzrohr gegeben. Eine locker tonisierte Muskulatur ist schwingungsfähig, sodass sich der Klang im Gewebe ausbreiten kann (s. Kapitel 8.1 »Therapiebaustein Tonus, Haltung und Bewegung«). Besondere Bedeutung bei der Stimmarbeit kommt der Durchlässigkeit des Oberkörpers bis in den Beckenraum zu. Durchlässigkeit bedeutet dabei, dass der Oberkörper möglichst beweglich und flexibel ist.

Tipp ►

Übungsbeispiele

- Siehe Kapitel 8.1.1 »Tonusregulation«.

Es bietet sich an, jeweils vor und nach einer Körperübung zu phonieren, um den Einfluss der Übung auf die Stimme festzustellen. **Phonation während der Körperübung** ist in den meisten Fällen möglich.

Übungen **zur Beweglichkeit der Wirbelsäule** machen den unteren Rumpfbereich durchlässig, vertiefen die Atmung in diesem Bereich und ermöglichen so die Ausbreitung der Resonanz im Körper. Günstig dafür sind Bewegungen, die vom Becken ausgehen und sich in der Wirbelsäule bis zum Kopf fortsetzen (Beckenkreisen, Beckenkippen).

Tipp ►

Gezielte Übungen zur Durchlässigkeit des Oberkörpers und der Wirbelsäulenbeweglichkeit

- Abrollen der Sitzhöcker.
- Beckenkreisen im Stehen oder Sitzen (auch gut auf Gymnastikball möglich).

- Im Liegen die Wirbelsäule und das Kreuzbein in verschiedene Richtungen abrollen.

Atemräume erschließen ► Die Ausdehnung der Atmung in alle möglichen Richtungen führt zur Erweiterung des Raumgefühls für den Körper. Wo Atembewegungen stattfinden, kann auch Resonanz entstehen. Im Sinne einer physiologischen Atmung ist eine Dehnung in die unteren Bereiche (Bauch, Flanken, Becken) besonders wichtig.

Tipp ►
Übungsbeispiele
- Siehe Kapitel 8.2 »Therapiebaustein Atmung«, Abschnitt »Wahrnehmung der Atmung«.
- Dehnungsübungen.

Weitung des Ansatzrohres, Kehlkopftiefstellung ► Je weiter das Ansatzrohr, umso stärker kann sich der Primärklang entfalten und umso voluminöser wird er. Von der Intensität der im Ansatzrohr entstehenden Resonanz hängt es ab, wie weit sich der Klang im Körper ausdehnen kann. Auch hier ist es möglich, Phonation vor und nach Artikulationsübungen zum Vergleich einzusetzen (s. Kapitel 8.3 »Therapiebaustein Artikulation«).

Tipp ►
Übungsbeispiele
- Kausummen, tönendes Gähnen.
- Autosuggestive Übungen (Ausdehnung, Weite, Entspannung).
- Einatmung auf Vokalform, bei Phonation Beibehalten der entstandenen Weite im Ansatzrohr.

Lautfunktionen nutzen ► Die Verformung des Ansatzrohres zur Produktion unterschiedlicher Laute verstärkt einzelne Frequenzen des Stimmklanges. Außerdem wird durch die Artikulation die Spannung von Kehlkopf und Atemmuskulatur beeinflusst. Entsprechend lassen sich einzelne Laute zur Unterstützung bestimmter Resonanzbereiche nutzen (s. Kapitel 8.3.1 »Spezielle Aspekte des Therapiebereichs Artikulation«).

Resonanzräume durch Berührung, Vibration, Abklopfen, Massagen stimulieren ► Durch taktile Reize, z. B. das Auflegen der Hände auf Brustkorb oder Kopf, können Resonanzbereiche stimuliert und bewusst gemacht werden. Berührungen können außerdem für den entsprechenden Bereich entspannend oder aktivierend wirken. Die »Tiefenwirkung« der Berührung kann durch Vibration, Massage oder Abklopfen intensiviert werden. Es besteht also die Möglichkeit, die Resonanzbildung durch Kontakt gezielt zu steuern.

Tipp ►
Übungsbeispiele
- Auflegen der Hände während der Phonation auf Brustkorb, Rücken, Flanken, Bauch oder Gesicht/Kopf, währenddessen Druck- oder Vibrationsimpulse setzen.
- Abklopfen des Brustkorbes, Klopfen mit den Fingerkuppen auf Kopf und Gesicht.
- Gesichts- und Rückenmassagen, Abrollen des Körpers mit Bällen u.Ä.

Die Einatmungstendenz durch die Einatmung unterstützende Bewegungen aufrechterhalten ► Bewegungen der Extremitäten nach oben und zum Körper hin aktivieren die Einatmungsmuskulatur und stehen darüber in Verbindung mit dem Einlassventil, den Stimmlippen. Bewegungen wie Ziehen oder Schwingen von Armen und Beinen ermöglichen eine physiologische Atemstütze und führen zu einer direkten Kräftigung auf Stimmlippenebene ohne Beteiligung umliegender Strukturen (z. B. Taschenfalten).

Tipp ►
Übungsbeispiele
- Schwingen von Keulen, Ball o.Ä. nach vorne/oben werfen.
- Beinschwingen vor/zurück und seitlich.
- Nach vorne oder nach oben greifen und geschlossene Hände zum Körper ziehen.
- Klimmzüge, »Äpfel pflücken« u.a.

Rhythmische Bewegungen ▶ Durch den Rhythmus werden Bewegungsabläufe erleichtert. Das rhythmische Wiederholen ermöglicht das Einspielen ökonomischer Bewegungsabläufe. Der stete Wechsel von An- und Entspannung hält die Funktionsfähigkeit der Muskulatur über einen langen Zeitraum aufrecht. Der Atemrhythmus spielt sich ein, ebenfalls das Zusammenwirken von Phonations- und Atemmuskulatur.

Tipp ▶
Übungsbeispiele
- Ruderbewegung.
- Rhythmisches Schwingen oder Kreisen (Svend Smith).
- Rhythmisches Keulenschwingen usw.

Zwerchfellaktivierung ▶ Das Zwerchfell steht in funktionaler Verbindung mit dem Kehlkopf. Wird es aktiviert, reagieren die Stimmlippen mit Muskelkontraktion, wobei der Kehlkopf nicht nach oben gezogen wird. Nur über das Zwerchfell ist eine dosierte Luftabgabe zur bestmöglichen Angleichung von Atemdruck und glottischem Widerstand möglich.

Tipp ▶
Übungsbeispiele
- Abspannen, Lautfunktionen (»kst« o.Ä.).
- Zugbewegungen zum Körper hin mit Widerstand (z.B. Deuser-Band): Korrekt durchgeführt, wird die Kraft für diese Bewegung aus dem Bauch/Beckenbereich genommen. Während der kräftigen Zugbewegung wird die Kraft für die Phonation aus den unteren Rumpfbereichen geholt, sodass eine Hochatmung vermieden wird. Die Zwerchfellaktivität wird bewusst gemacht und unterstützt.

Intentionale Hilfen ▶ Die Verbindung der Phonation mit einer Intention oder Vorstellungshilfe führt dazu, dass sich die Funktionen des gesamten Phonationssystems – Atmung, Haltung/Tonus, Artikulation und Stimme – entsprechend der Vorstellung verändern. Je realitätsnäher und genauer die Vorstellung ist, desto größer sind die körperlichen Veränderungen.

Beachte ▶ Zur Verstärkung der Resonanz sind Vorstellungshilfen mit dem Inhalt **Ausdehnung, Weite** und **körperliches Raumgefühl** zu wählen.

Intentionale Hilfen werden intensiv vor der Phonation erarbeitet. Sie können auch während einer Stimmübung eingesetzt werden, um das erwünschte Stimmergebnis zu verbessern.

Beachte ▶ Für intentionale Hilfen gilt wie für Bewegungen:
- Korrigiert wird nur die Vorstellung oder die Bewegung, niemals die Stimme direkt.
- Je präziser die Bewegung oder die Intention, desto besser das Stimmergebnis!

Tipp ▶
Beispiele für einsetzbare Intentionen und Vorstellungshilfen zur Resonanzerweiterung
- Der Oberkörper ist ein Ballon, der sich bei der Einatmung vollständig mit Luft füllt. Während der Ausatmung wird phoniert, der entstehende Klang füllt den Luftraum aus.
- Das Becken ist eine Schale, die während der Einatmung mit Luft gefüllt wird.
- Die Hände bilden vor dem Gesicht eine Schale, die mit Klang gefüllt wird.
- Der Schädel ist eine hohe Kuppel, ähnlich einer Kirchenkuppel, in der sich der Klang ausbreitet.

Kopfresonanz
Die bisher beschriebenen Übungsbeispiele sind überwiegend dazu geeignet, **Körperresonanz** aufzubauen, in den meisten Fällen werden die **Kopfresonanzen zugleich** angesprochen. Der Vollständigkeit halber sollen an dieser Stelle nochmals Übungsbeispiele angeführt werden, die gezielt zur Verstärkung von Masken- und Kuppelresonanz eingesetzt werden können:

Tipp ▶
Übungsbeispiele zur Erarbeitung der Maskenresonanz
- Summen, dabei Vibrationen im Gesicht erfühlen.

- Hände wie eine Maske vor das Gesicht legen, hineinsummen.
- Während der Phonation von Nasalen Massieren der Nase, Stirn, Wangen und Lippen.
- Gesicht während der Phonation abklopfen.
- Luftballon vor das Gesicht halten und durch Phonation in Vibration versetzen.
- Stimmhaftes Lippenflattern.

Übungsbeispiele zur Erarbeitung der Kuppelresonanz

- Vibration, die durch die Phonation entsteht, mit den Handflächen am Kopf erspüren.
- Während der Phonation die Hand auf das Schädeldach legen, ggf. Klang in die Hand »schicken«.
- Den Kopf abklopfen oder massieren.
- Vorstellungshilfe: Kuppel.

Fazit ►

- Zur Erarbeitung von Stimmresonanz dienen alle Übungen, die eine **Entspannung und Eutonisierung des Körpers** bewirken.
- **Die Resonanz wird weiterhin unterstützt** durch eine Tiefstellung des Kehlkopfes, eine Aktivierung des Zwerchfells und das Ausdehnen von Atemräumen.

8.4.4 Vorverlagerung des Stimmsitzes

Beim rückverlagerten Stimmansatz dringt die Stimme nicht nach vorne, die Stimme klingt leiser, das Sprechen ist schwerer verständlich. Um einen rückverlagerten Stimmsitz zu kompensieren, wird meist die Lautstärke erhöht, sodass das Sprechen insgesamt anstrengend wird. Folglich ist das **Ziel** einer Stimmtherapie, **den Stimmsitz nach vorne zu verlagern**, um eine ökonomische Phonation zu gewährleisten.

Ein vorderer Stimmansatz kann in der Sprechstimme nur im **Brustregister** erzielt werden, das heißt, dass die Stimme nur dann vorne sitzen kann, wenn eine Vollschwingung auf Stimmlippenebene stattfindet. Ein vorderer Stimmsitz bedarf weiterhin einer **zwerchfellgestützten Phonation** und einer **präzisen Lautausformung im Ansatzrohr.**

Praktisches Vorgehen

Um die Stimme nach vorne zu bringen, bieten sich **Übungen zur Aktivierung des Zwerchfells** und **zur Artikulation** an. Einen besonderen Einfluss auf den Stimmsitz nehmen **intentionale Hilfen,** die ein zielgerichtetes Sprechen erfordern, sowie **unterstützende Bewegungen nach vorne.**

Cave ► Bewegungen zum Körper hin unterstützen das Unterdruckventil und so die physiologische Stimmgebung. Um den Stimmsitz nach vorne zu bringen, können aber auch Bewegungen vom Körper weg eingesetzt werden. Sie dürfen dabei nicht gegen einen tatsächlichen oder imaginären Widerstand durchgeführt werden, sondern im Sinne von »den Klang nach vorne schicken oder ziehen«.

Beachte ► Der vordere Stimmsitz ist verbunden mit **Zielgerichtetheit** und der Absicht, beim Gesprächspartner »anzukommen«.

Tipp ►

Übungsbeispiele zur Unterstützung der zwerchfellgesteuerten Phonation

- Abspannen, besonders auf Plosive/Frikative.
- Bewegungen der Extremitäten auf den Körper zu.
- Stimmgleitübungen abwärts auf stimmhafte Frikative mit Bewegung der Arme nach vorne/unten.

Übungsbeispiele aus dem Bereich Artikulation

- Korkensprechen, Lippenflattern.
- Intermittierende Phonation von Plosiven/Frikativen.
- Nasalierungsübungen.
- Mundmotorische Übungen.

Übungsbeispiele zu Vorstellungshilfen/Intention (mit unterstützender Bewegung)

- Klang »aus der Nase ziehen«, Klang nach vorne ziehen.
- »Rutschbahn« (Stimmgleiten nach vorne/unten).

- Klang nach vorne schicken mit Zielfixierung.
- Blickkontakt zum Gesprächspartner, imaginäres Publikum.

Fazit ►

- **Ein vorderer Stimmsitz** entsteht durch zwerchfellgesteuerten Atemdruck, Vollschwingung der Stimmlippen und präzise Lautausformung.
- Er wird durch **intentionale Hilfen, Artikulations-** und **Bewegungsübungen** unterstützt.

8.4.5 Stabilisieren der Stimmführung

Eine stabile Stimmführung erfordert Kraft. Stabilität im Phonationssystem kann nur entstehen, wenn ein **Ausgleich** der eingesetzten Kräfte stattfindet. (Jedes System, das mittels Kraft aufrechterhalten wird, wird destabilisiert, wenn an einer Stelle die Kraft nachlässt oder zunimmt.)

Praktisches Vorgehen

Der für die Tragfähigkeit benötigte Kraftaufwand stellt sich in der Regel durch allgemeine Tonusregulierung ein, d.h. während entsprechender Körper- oder Stimmübungen.

Beachte ► Die Stabilisierung der Stimme gelingt gut in Verbindung mit der Intention **Führen (»Stimmführung«), Sammlung, Kraft, Ausgeglichenheit**.

Tipp ►

Übungsbeispiele

- Bewegungen auf den Körper zu (s. Kapitel 8.4.3 »Resonanzaufbau und -erweiterung«).
- Gerade, gleichmäßige Klänge mit genauer Hörkontrolle.
- Klänge nach vorne führen oder ziehen.
- Phonation in Verbindung mit eutonisierenden Körperübungen (Balancieren u.Ä.).

Hinweise zur Durchführung

Da die Stabilisierung der Stimme mit der Vorstellung von Kräftigung verbunden ist, sollten Stabilisierungsübungen erst dann zur Anwendung kommen, wenn bereits Lösen und Entspannung möglich sind.

Fazit ►

- **Eine stabile Stimmführung** erfordert einen konstanten Anblasedruck und das Ausbalancieren der Kräfte von Zwerchfell und Kehlkopf.

8.4.6 Erweiterung des Stimmumfangs

Eine Erweiterung des Stimmumfangs ist hauptsächlich für die Therapie der **Gesangsstimme** interessant, wenn es darum geht, den musikalischen Stimmumfang so weit wie möglich nach oben und unten auszunutzen. Ein erweiterter Stimmumfang ist aber auch für die **Sprechstimme** im Bereich des Brustregisters anzustreben, um die Modulationsfähigkeit während des Sprechens zu erhöhen (s. Kapitel 8.4.9 »Verbesserung der Modulationsfähigkeit und prosodischer Elemente«)

Ziele

Für die Erweiterung des Stimmumfanges gelten demnach als **Einzelziele:**

- Die Erweiterung des musikalischen Stimmumfangs nach oben und unten,
- die Erweiterung des Sprechstimmumfangs auf 1 Quint bis 1 Oktave.

Praktisches Vorgehen

Beachte ► Die Vorstellung von **Leichtigkeit** und **Schwung** unterstützt die Ausdehnung des Stimmumfangs nach oben und unten, **Lockerheit** und **Fallenlassen** nach unten.

Tipp ►

Übungsbeispiele für die Ausdehnung des Stimmumfangs nach oben (unten)

- Singen von Tonleitern, Intervallen oder Gleittönen mit ausgedehnter Schwingungsbewegung der Arme oder Beine.

- Geführte Bewegungen der Arme nach oben, ggf. mit fixiertem Zielpunkt.

Übungsbeispiele zur Erweiterung des Stimmumfangs nach unten

- Ausschütteln der Extremitäten und des Körpers (Federn in den Fußgelenken).
- Schüttelbewegungen des Körpers (Ausschütteln der Beine/Arme. Die Schüttelbewegung dehnt sich auf den Kehlkopf aus, Unterkiefer und Zunge können gelockert werden.)
- Seufzen.

8.4.7 Kräftigung des Stimmvolumens

Der Begriff »Lautstärke« wird gemeinhin mit dem Einsatz von **Kraft** verbunden. Daraus resultiert ein üblicher Effekt bei gestörten Stimmen: Wird die Stimme subjektiv als zu leise empfunden oder klagt der Zuhörer über Verständnisschwierigkeiten, versucht der Betroffene, Lautstärke zu forcieren und steigert damit den ohnehin erhöhten Kraftaufwand. Das Resultat kann eine messbar lautere Stimme sein, dabei geht jedoch Resonanz verloren. Pathologische Klanganteile verstärken sich, und das Sprechen wird noch anstrengender.

Die Kräftigung des Stimmvolumens bedeutet, dass die Stimme durch **Resonanzreichtum** voluminöser und voll tönender wird, ohne dass sich der Kraftaufwand wesentlich erhöht. Eine voluminöse Stimme trägt weiter als eine dünne oder gepresste Stimme, sodass sich eine enorme Steigerung der Lautstärke in den meisten Situationen erübrigt.

Cave ► Eine schrille, hohe Stimme kann durchaus durchdringend sein und aus einer Gruppe von Sprechenden deutlich herausgehört werden. Hinter einer solchen Stimme steht jedoch in jedem Fall ein zu hoher Kraftaufwand, sodass diese Stimmen nicht auf Dauer belastbar sind.

Praktisches Vorgehen

Eine Steigerung der Stimmlautstärke sollte zunächst über die Erweiterung der Parameter Resonanz und Tragfähigkeit erarbeitet werden.

Wird die Erhöhung der Lautstärke, z.B. beim Rufen, erforderlich, muss die Fähigkeit erarbeitet werden, die Stimme laut werden zu lassen, **ohne Kraftaufwand und Stimmfrequenz übermäßig zu erhöhen.**

Entsprechend werden Übungen zur Lautstärkesteigerung mit Bewegungen und Intentionen zu Ausdehnung, Weite und Klangfülle im Raum (Umgebung) erarbeitet. Hilfreich ist die Vorstellung, die Stimme wird laut, dehnt sich aus (also passiv). Damit wird ein Forcieren der Stimme weitestgehend vermieden.

Beachte ► Intentionale Hilfen sind nicht Kraft, sondern **Ausdehnung im Raum, Klangfülle, Weite im Raum** (weniger im Körper), **Passivität.**

Tipp ►

Übungsbeispiele zur Steigerung der Lautstärke

- Vorstellung, ein Klang (Ballon) dehnt sich aus, unterstützt mit ausbreitender Armbewegung.
- Summen in die Maske oder Führen der Hände nach vorne, dadurch Ausweitung des Klanges.
- Luftballon durch Klang in Vibration versetzen, nach vorne führen.

Hinweise zur Durchführung

Für die Erarbeitung von Lautstärke kann die Begrenzung durch das Übungszimmer ein Hemmnis darstellen. Gefordert ist dann eine besondere Vorstellungskraft des Patienten (»die Stimme trägt über den Raum hinaus«). Möglich ist es auch, das Fenster zu öffnen oder den Raum zu verlassen. Die Wahrscheinlichkeit, dass mögliche Zuhörer den Impuls zur Lautstärke behindern, ist hoch. Ein kraftvoll tönendes Rufen ist nur möglich, wenn alle Hemmungen diesbezüglich abgebaut sind. Helfen kann da auch das Vorbild der Therapeutin.

Fazit ►

- Das Stimmvolumen wird durch eine **Verbesserung von Tragfähigkeit und Resonanz** erweitert.
- Eine Steigerung der Lautstärke muss so erarbeitet werden, dass der **Kraftaufwand relativ gering gehalten** wird und sich die Stimmlage nicht übermäßig erhöht.

8.4.8 Verlängerung der Phonationsdauer

Eine verlängerte Phonationsdauer entspricht dem Prinzip der Ökonomie: Je geringer der Kraftaufwand bei der Atmung und der Kehlkopfaktivität ist, desto weniger Luft wird zur Produktion eines Klanges benötigt. Die Dauer der Phonation hängt also weniger von der Lungenkapazität ab als vielmehr von der **Dosierung der Phonationsluft.**

Der dosierte Luftverbrauch kann in der Regel nicht willentlich oder gezielt erarbeitet werden, sondern ergibt sich im Rahmen von **allgemeinen tonusregulierenden und resonanzerweiternden Übungen.** Die Phonationsdauer kann als ein Parameter zur Messung physiologischer Stimmleistung betrachtet werden. Über den Vergleich von der Tonhaltedauer zu Beginn und zum Abschluss der Therapie kann ein Therapieerfolg nachgewiesen werden.

Fazit ►

- Eine verlängerte Phonationsdauer ergibt sich im Rahmen einer Ökonomisierung der Stimmfunktion und **sollte nicht unmittelbar trainiert werden**.

8.4.9 Verbesserung der Modulationsfähigkeit und prosodischer Elemente

Die Stimme wird überwiegend **durch Variationen von Lautstärke und Tonhöhe** moduliert, zur Modulation des Sprechens gehören auch **Änderungen des Sprechtempos.** Bezüglich der **Tonhöhe** sollte die Stimme beim Sprechen um etwa **eine Quint** innerhalb des Brustregisters modulieren. Bei Veränderungen der **Lautstärke** ist für die Sprechstimme besonders wichtig, dass sich bei Erhöhung der Lautstärke nicht auch die Stimmlage unwillkürlich erhöht.

Neben der Fähigkeit zur anstrengungsfreien Lautstärke- und Tonhöhenmodulation **auf Klangebene** wird die Sprachmelodie auch auf Textebene, später **in der freien Rede** beobachtet und ggf. erweitert.

Praktisches Vorgehen

Wichtig ist zunächst, anhand der mittleren Sprechstimmlage den **Bereich an Tönen** festzulegen, die zur Modulation des Sprechens zur Verfügung stehen sollten. Die untere Grenze der **»Sprechstimmquint«** bildet die **ungespannte mittlere Sprechstimmlage.** Auf Klangebene wird das Modulieren durch Stimmgleit- (Glissando-) und Intonationsübungen innerhalb dieses Bereiches vorbereitet. Das An- und Abschwellen der Lautstärke wird im gleichen Frequenzbereich mittels Übungen zum Stimmvolumen gefestigt.

Zum Übergang in die Spontansprache wird zunächst die richtige Betonung mehrsilbiger Wörter und kurzer Sätze geübt. Der Einstieg in die Textebene bietet sich über Gedichte an. Der Transfer kann beispielsweise durch Rollenspiele unterstützt werden (s. Kapitel 8.5.7 »Transfer veränderter Phonationsmuster in die Alltagssituation«).

Beachte ► Übungen zur Modulation können mit der Vorstellung von Gleiten/Schwingen/Bewegung verbunden werden.

Tipp ►

Übungsbeispiele auf Klangebene

- Vorstellungshilfen: Sirene, Auto fährt vorbei, Fenster putzen, Fliege summt im Zimmer herum (jeweils mit unterstützender Bewegung).
- Modulation auf stimmhafte Frikative oder Lippenflattern.

Übungsbeispiele auf Wort-/Textebene

- Kurze Gedichte oder Texte zunächst unartikuliert (z.B. auf Lippenflattern) inhaltsentsprechend modulieren.

- Betonungszeichen vorher setzen, klären, ob Stimme hoch oder runter geht, das jeweils durch Führen des Arms/der Hand unterstützen.
- Betonungen hervorheben durch Ballprellen.

Fazit ►
- Sprache wird mittels **Variationen von Tonhöhe, Lautstärke und Sprechtempo** moduliert.
- Die Modulation von Tonhöhe und Lautstärke wird zunächst **auf Klangebene**, später auf **Ebene der Sprechstimme** erarbeitet.

8.4.10 Arbeit an Stimmeinsätzen

Bei den Stimmeinsätzen geht es im Wesentlichen um die Erarbeitung physiologischer **Vokaleinsätze.** Der Sprengeinsatz wird physiologisch fest gebildet und erfordert ein so präzises Zusammenspiel von Atmung und Glottisfunktion, dass sich leichte Störungen klanglich schnell bemerkbar machen. Zu viel Krafteinsatz beim Vokaleinsatz führt außerdem zur Reizung der Stimmlippenschleimhaut, wodurch eine unphysiologische Phonation verstärkt wird.

Cave ► Der Kraftaufwand ist beim harten Stimmeinsatz ohnehin erhöht, sodass physiologische Vokaleinsätze nur dosiert geübt werden sollten.

Praktisches Vorgehen

An erster Stelle steht die Bewusstmachung des Momentes der Glottissprengung, z.B. über die Produktion des sog. »**Ventiltönchens**« (nach Fernau-Horn). Dabei wird die Glottis stimmlos gesprengt, das Vorbild der Therapeutin ersetzt die Arbeitsanleitung. Anschließend werden Vokaleinsätze erst auf Silben-, dann auf Wortebene in Verbindung mit Medieneinsatz, Bewegung und Vorstellungshilfen geübt.

Beachte ► Das Üben von Vokaleinsätzen sollte mit der Vorstellung von **Lösen/Fallenlassen** und **Passivität** verbunden werden.

Tipp ►
Übungsbeispiele
- Bildung des Vokaleinsatzes mit der Vorstellung, ein Tropfen löst sich (vom Wasserhahn/einem Blatt usw.) und fällt nach unten.
- Einen kleinen Ball von einer Hand in die andere fallen lassen und im Moment des Loslassens »Vokal fallen lassen«.
- Bewegung rhythmischen Dirigierens, der Vokal entsteht beim Impuls des Luftholens (Bewegung der Arme nach oben).

Beim Übergang auf Textebene ist es möglich, einerseits zur Bewusstmachung der Vokaleinsätze, andererseits um einen harten Stimmklang zu vermeiden, die Vokaleinsätze zunächst durch Voranstellen eines /h/ oder eines /m/ zu ersetzen.

Fazit ►
- Vokaleinsätze verlangen eine besonders **präzise Koordination**, sie sollten aber nur **dosiert geübt** werden, weil die Stimme dabei stark beansprucht wird.

8.4.11 Spezieller Teil zum Therapiebereich Stimme

Nachfolgend werden einzelne bereits angesprochene Themen intensiviert, die für die Arbeit an der Stimme relevant sind. Es werden allgemeine Hinweise zum Einsatz von **Vorstellungshilfen** und **Bewegungen** bei der Stimmarbeit gegeben. **Das Prinzip des mentalen Trainings** wird erläutert und das Für und Wider der **Reizstrombehandlung** diskutiert.

Allgemeines zum Einsatz von Vorstellungshilfen

Der Einsatz von Intention erfordert ein gewisses Maß an schauspielerischem Talent. Einfache Vorstellungshilfen sind jedoch bei fast allen Patienten einsetzbar.

Beachte ► Nur, wenn es dem Patienten gelingt, sich ganz in eine Vorstellung hineinzuversetzen, kann sich das Phonationssystem so koordinieren, dass das angestrebte Stimmziel erreicht wird.

Leichte Vorstellungshilfen sind eher abstrakter Natur. Sich vorzustellen, einen Klang nach vorne zu ziehen oder einen Luftballon mit Stimmklang zu füllen, ist für fast jeden zu bewältigen. Schwieriger wird es bereits mit dem Vertonen eines vorbeifahrenden Autos oder Motorbootes. Sich in **Rollenspielen** bestimmte Gesprächs- oder Gefühlssituationen vorzustellen kann schwer sein und verlangt zumindest den Willen des Patienten und Vertrauen in die Therapeutin. Um Vorstellungshilfen geht es auch bei **Fantasiereisen**. Diese haben aber nur einen Nutzen, wenn der Patient in der Lage ist, konkrete Bilder vor dem inneren Auge entstehen zu lassen. Auch dafür ist nicht jeder Patient zugänglich.

Korrigiert werden sollte während der Übung immer nur die Intention.

Beachte ► Es ist davon auszugehen, dass die Stimme absolut adäquat einsetzt, sofern die Vorstellung konkret genug ist.

Fazit ►

- Vorstellungshilfen müssen **patientengerecht** ausgewählt werden.
- Sie haben nur dann einen starken Effekt, wenn das **Hineinversetzen in die Vorstellung** gelingt.

Allgemeines zum Einsatz von Bewegungen

Werden Bewegungen in Stimmübungen eingesetzt, sind allgemeine Prinzipien zu beachten, die sich aus der funktionellen Verbindung von Bewegungsapparat und Phonationsapparat ergeben. Im Folgenden werden **die wichtigsten Prinzipien** dargestellt.

- Im Vergleich zur Haltung bleibt die **Muskelkraft in Bewegung länger erhalten.**
- **Physiologische Bewegungsabläufe** wirken sich eutonisierend auf die beanspruchte Muskulatur aus, sofern kein überhöhter Kraftaufwand nötig ist.
- Eine eutone Grundspannung kann auch als **Nutzspannung** bezeichnet werden: Sie bietet eine optimale Ausgangslage für Aktivität.
- Nahezu alle Bewegungen, die mit einer **Spannungsveränderung im oberen Rumpfbereich** einhergehen, nehmen unmittelbar Einfluss auf die Stimmqualität.
- Eine **Entspannung von Muskulatur** macht einerseits Gewebe flexibel und schwingungsfähig (zur Ausbreitung von Resonanz), andererseits ermöglicht eine **reduzierte Grundspannung der Oberkörpermuskulatur** ausgedehnte Atembewegungen (und schafft so Raum zur Resonanz).
- Bewegungen, die den **Sauerstoffbedarf des Körpers deutlich erhöhen,** führen zur Vertiefung der Atmung und verstärkter Durchblutung von Muskelgewebe. Dies kann zur Vorbereitung auf Stimmübungen genutzt werden.
- Bewegungsabläufe, die **zur Unterstützung der Stimmfunktion** genutzt werden, sollten **möglichst ökonomisch** sein, d.h.:
  - Fließende oder rhythmische Bewegungen.
  - Dosierter Kraftaufwand, gleichmäßige Verteilung von Kraft.
  - Geschwindigkeit der Bewegung u. U. reduzieren.
- Kreisende/schwingende Bewegungen um den Körperschwerpunkt können **zur Eutonisierung der Muskulatur** des gesamten Bewegungsapparates beitragen.
- Bewegungen der Extremitäten **zum Körper hin** unterstützen die Einatmung und die Funktion des Einlassventils (Stimmlippen). Bewegungen **vom Körper weg** unterstützen die Ausatmung und die Aktivität des Auslassventils (Taschenfalten).
- **Seitliche Bewegungen der Extremitäten** unterstützen die Randschwingung, also die Entstehung hellerer Anteile im Stimmklang.
- **Bewegungen der Arme** erzeugen eine **Verformung des Brustkorbes.** Bewegungen der Arme nach vorne/oben weiten den Brustkorb und dehnen die Zwischenrippenmuskeln. Die Einatmung wird dadurch unterstützt.

- Einer Sprechabsicht kann durch **Gestik** Nachdruck verliehen werden. Das Führen der Arme nach vorne kann den Stimmsitz vorverlagern, eine Betonung kann durch impulshafte Bewegungen nach unten unterstützt werden.

Mentales Training

Das mentale Training wird im funktionalen Stimmtraining eingesetzt und wurde im Gesangstraining bei Zwillingen auf seine Wirkung hin untersucht (Rabine et al. 1989, S. 146ff, Feuerstein 2000, S. 86).

Theoretisch und praktisch ist es möglich, **alle Stimmübungen**, insbesondere die zur Resonanz, **in Gedanken durchzuführen.** Dabei helfen konkrete Arbeitsanleitungen zu Stimmübungen, wobei **Phonation lediglich in der Vorstellung** stattfindet. Es ist davon auszugehen, dass sich das Phonationssystem in seiner Funktion ähnlich verändert, als würde die Übung tatsächlich durchgeführt. Es finden zwar weder ein Glottisschluss noch eine Schwingungsbewegung statt, die Atmung stellt sich jedoch auf den Phonationsablauf um. »Beim Vorstellen von Muskeltätigkeit wird eine antizipatorische (vorwegnehmende) Kontraktion des Muskels hervorgerufen, der eine Aktivierung des GNS (Gamma-Nervensystems) zur Folge hat.« (Feuerstein 2000, S. 86) Die Rezeptoren in den Kehlkopfmuskeln werden also bereits aktiviert, selbst wenn es nicht zur Phonationstätigkeit kommt.

Das mentale Training kann sowohl in der Therapiesituation als auch beim Üben zu Hause eingesetzt werden. Gut geeignet ist die Verbindung von mentalem Training mit tatsächlichen Phonationsübungen. Dabei wird in Gedanken ein konkretes Stimmresultat erarbeitet, das anschließend in Klang umgesetzt werden kann.

Die Vorteile des mentalen Trainings sind:

- Die Stimmübung wird nicht durch ein unerwünschtes Stimmresultat oder die Angst davor beeinträchtigt.
- Mentales Training kann auch im Beisein anderer Personen durchgeführt werden, z.B. in der U-Bahn oder in der Sauna.
- Das mentale Training ermöglicht eine Verbesserung der Stimmleistung, die durch rein aktives Training nur unter größerer Stimmbelastung erreicht werden könnte.

Anwendung ► Das mentale Training kann erst dann zur Anwendung kommen, wenn bereits Begriffe zur Stimmbeschreibung erarbeitet wurden und eine entsprechende Klangerfahrung vorhanden ist. Dann ist es möglich, dass der Patient in seiner Vorstellung resonanzreiche Klänge produziert.

Inhalte ► Neben der gedanklichen Durchführung einzelner Stimmübungen kann beim mentalen Training ein konkretes Klangziel formuliert werden.

Beispiel ► »Stellen Sie sich einen Klang auf »o« vor. Das »o« ist nicht sehr laut, aber klar und weich. Wählen Sie eine mittlere Stimmlage. Das »o« soll ganz anstrengungsfrei entstehen. Der Klang dehnt sich nach und nach aus. Sie spüren die Vibration erst im Halsbereich. Das »o« dehnt sich nun weiter in den Brustraum aus. Der Klang ist rund, stellen Sie sich ihn vor wie eine Blase, die nach und nach größer wird. Ihre Stimme bleibt frei von Anstrengung, weich und klar, während sie immer mehr Raum in ihrem Oberkörper ausfüllt. Sie merken, wie sich die Stimme in den Bauchraum ausdehnt, Vibration wird auch im Rücken, bis in die Flanken, spürbar. Wiederholen Sie diesen Klang in Gedanken nun so lange, bis das Gefühl entsteht, dass die Klangblase den gesamten Oberkörper ausfüllt.

Fazit ►

- Beim mentalen Training werden **Stimmübungen in der Vorstellung** durchgeführt. Es zeigt Erfolge bei der Therapie von Stimmstörungen und kann unterstützend eingesetzt werden.

Reizstrombehandlung

Die Reizstrombehandlung wird mit Exponentialstrom durchgeführt (s. Kapitel 10.4 »Therapie bei Stimmlippenlähmungen«). Beim Einsatz am Kehlkopf werden dabei 2 Elektroden (negativ, positiv) auf Höhe der Stimmlippen von außen an den Schildknorpel gelegt. Die Reizung erfolgt impulshaft während der Phonation.

Es wird davon ausgegangen, dass durch den Stromimpuls die Kontraktion des M. vocalis unterstützt wird. **Ziel** ist ein **Wiederaufbau geschwächter Muskulatur** bzw. **die Verhinderung einer Muskelatrophie.** Einsatz findet die Reizstrombehandlung überwiegend bei Stimmlippenlähmungen, teilweise auch bei sog. hypofunktionellen Dysphonien oder Muskelschwäche (Internusschwäche/Transversusschwäche).

Der Einsatz von Reizstrom ist allerdings nicht unumstritten. Als Gegenargument steht an erster Stelle, dass nur durch aktive Kontraktion Muskelmasse aufgebaut werden kann, nicht durch passive.

Beachte ▶ Ohne gleichzeitige Stimmübungen ist der Einsatz von Reizstrom erfolglos!

Auch ist fraglich, ob der Stromimpuls von außen eindeutig den Zielort, den M. vocalis, erreicht.

Da bislang nicht nachgewiesen wurde, dass sich die Reizstrombehandlung nachteilig auf die Stimmrehabilitation auswirkt, kann der Einsatz zumindest aus psychologischen Gründen sinnvoll sein. Das **Vertrauen in die Effektivität apparativer Maßnahmen** ist auf Patientenseite oft sehr hoch. Dieser Faktor ist für den Erfolg einer Stimmtherapie nicht zu unterschätzen.

In jedem Fall sollte der Patient gefragt werden, ob er mit einer Reizstrombehandlung einverstanden ist. Die Elektroden werden beim Großteil der angebotenen Geräte mit Hilfe eines Gummibandes befestigt, das um den Hals gelegt wird. Besonders bei Patienten nach einer Schilddrüsenoperation ist der Halsbereich eine hochsensible Körperregion. Eine Behandlung mit Reizstrom kann daher als unangenehm empfunden werden und würde den Therapieverlauf dann mehr stören als fördern.

Cave ▶ Reizstrom darf auf keinen Fall **bei beidseitiger Stimmlippenlähmung** ohne bestehendes Tracheostoma (Öffnung in der Luftröhre unterhalb des Kehlkopfes) angewendet werden, da es hier durch beidseitige Annäherung der Stimmlippen zu Luftnot (schlimmstenfalls Ersticken) kommen kann. Genauso verbietet sich der Einsatz von Reizstrom **bei zentralen Lähmungen**.

Fazit ▶

- Der Einsatz von Reizstrom schadet normalerweise nicht, ein Beweis für eine **eindeutige Wirksamkeit** existiert allerdings nicht.
- **Ohne begleitende Stimmübungen** bleibt Reizstrom für den Muskel wirkungslos.
- Eine **absolute Kontraindikation** für Reizstrom besteht bei beidseitiger Stimmlippenlähmung und zentralen Lähmungen.

Tipp ▶

Weiterführende Literatur und Übungsmaterial zum Therapiebaustein Phonation

- Herrmann-Röttgen u. Miethe (1990): Übungsprogramm als Basis zur Förderung einzelner Stimmparameter.
- Brügge u. Mohs (1998): Diverse Übungen zum Bereich Phonation.
- Coblenzer u. Muhar (1976): Übungen besonders zum Stimmsitz.
- Stengel u. Strauch (1996): Unterschiedliche Übungen zur Resonanz.
- Nollmeyer (1998): Übungsanleitungen zur »Stimmentfaltung«.

8.5 Therapiebaustein Person

Für den Therapiebereich Person ist es besonders wichtig, die Aufgaben der Stimmtherapeutin genau zu definieren. Es wird davon ausgegangen, dass es durchaus möglich ist, sich in der Stimmtherapie mit dem Bereich Person auseinander zu setzen, ohne dabei zwangsläufig in Arbeitsgebiete zu geraten, die der Psychotherapie überlassen werden sollten. Als Grundregel gilt dabei: Alle Arbeit an der Person geht vom Patienten aus, die Stimmtherapeutin **leitet lediglich zur Selbstbeobachtung an!** Sie darf konkrete Hinweise zur Stimmschonung geben. Interpretationen, Kommentare und Meinungsäußerungen sind grundsätzlich überflüssig und müssen vermieden werden.

Beachte ► Ziel der Stimmtherapie ist nicht, dass der Patient durch eine veränderte Stimme (oder sonstige »therapeutische« Intervention) zu einer veränderten Persönlichkeit gelangt. Es geht vielmehr darum, **den stimmlichen Ausdruck zu finden, der der Person des Patienten entspricht**.

Wie bereits erwähnt, kann die **personale Ebene** nicht vollständig von der funktionellen getrennt werden, da Veränderungen der Stimme immer auch Auswirkungen auf die Person haben. Abgesehen davon werden im Folgenden die Arbeitsbereiche beschrieben, die über rein übende Verfahren hinausgehen und letztendlich ermöglichen sollen, dass auf Dauer ein Transfer neuer stimmlicher Funktionsmuster in die Alltagssituation gelingt.

Die Entfaltung der individuellen Ausdrucksfähigkeit einer Stimme kann auf personaler Ebene über die **folgenden Teilziele** erreicht werden:

- die eigene Stimme kennen lernen und akzeptieren,
- das eigene Stimmverhalten kennen lernen,
- mögliche Ursachen für die Stimmstörung erkennen, Verhaltensmuster oder äußere Umstände erkennen, die die Aufrechterhaltung der Störung begünstigen,
- Sprechabsicht und Stimmgebrauch verbinden,
- Alternativen zum gewohnten Stimmverhalten erarbeiten,
- stressauslösende Sprechsituationen bewältigen,
- Transfer veränderter Phonationsmuster in die Alltagssituation.

8.5.1 Die eigene Stimme kennen lernen und akzeptieren

Die Auseinandersetzung mit der eigenen Stimme beginnt in der Stimmtherapie mit der Schulung der Hörwahrnehmung. Darüber lernt der Patient den Klang seiner Stimme kennen. Die **Akzeptanz** der eigenen Stimme gelingt teilweise durch den Prozess der **Gewöhnung.** Der eigenen Stimme zuzuhören ist **für jeden** zu Beginn ungewohnt und befremdlich, das betrifft besonders das Hören von Aufnahmen der eigenen Stimme. Nur die wiederholte Konfrontation mit dem Höreindruck lässt diese Irritation nach und nach verschwinden.

Die Aufgabe der Therapeutin besteht in diesem Prozess darin, den Patienten zu ermuntern, das Befremden der eigenen Stimme gegenüber zuzulassen, den Klang aber trotzdem so anzunehmen, wie er ist. Um das zu erreichen, muss sie den Patienten anleiten, seine Stimme zu beschreiben, ohne sie bewerten zu müssen.

Beachte ► Das Akzeptieren der eigenen Stimme gelingt in den meisten Fällen über stetig wiederholte Konfrontation mit ihrem Klang und der Fähigkeit, die Stimme wertfrei zu beschreiben. Die Therapeutin vermittelt durch Akzeptanz den geschützten Rahmen dafür.

Eine massive Ablehnung der eigenen Stimme gegenüber, die sich auch durch Selbstbeobachtung nicht reduzieren lässt, kann den Erfolg einer Therapie behindern. In Einzelfällen muss ein alternatives

Vorgehen unter Einbeziehung von Psychotherapeutin und Phoniater erwogen werden.

Praktisches Vorgehen

Alle Übungen zur **Stimmwahrnehmung** dienen dem Kennenlernen der eigenen Stimme. Darüber hinaus sollte im Laufe der Therapie mit **Tonband- und Videoaufnahmen** gearbeitet werden, anhand derer der Patient den Klang seiner Stimme mit den »Ohren seines Umfelds« hören lernt.

Fazit ►

- Die Akzeptanz der eigenen Stimme kann durch **Übungen zur Selbstwahrnehmung** unterstützt werden.
- An ein **wertfreies und beschreibendes Hören** von Aufnahmen der eigenen Stimme muss sich der Patient gewöhnen.

8.5.2 Das eigene Stimmverhalten kennen lernen

Um das eigene Stimmverhalten einschätzen zu können, muss der Patient beobachten, wie er seine Stimme im Allgemeinen einsetzt und wie sie sich situativ verändert. Über die **Selbstbeobachtung** kann er die **Bedingungen kennen lernen**, die sich günstig oder ungünstig auf seine Stimme auswirken. Ebenso kann er erkennen, wie weit **sein eigenes Verhalten** zur Verbesserung oder Verschlechterung der Stimmqualität beiträgt.

Praktisches Vorgehen

Die Möglichkeit, das eigene Stimmverhalten zu beobachten, bietet sich in der **Therapiesituation** ebenso wie im **Alltag**. Zur Beobachtung im Alltag sollte ein Stimmtagebuch geführt werden (s. Kapitel 8.5.8 »Stimmtagebuch«).

Während es beim Stimmtagebuch um die Frage »Wie ist die Stimme?« geht, sollte der Patient weiterhin dazu angeleitet werden, sein **Kommunikationsverhalten** zu beobachten, und zwar im Alltag und in der Therapiesituation.

Tipp ►

Allgemeine Aufgaben zur Selbstbeobachtung

- Spreche ich besonders laut oder besonders leise?
- Sehe ich meinem Gesprächspartner in die Augen? Immer, manchmal?
- Spreche ich ihn direkt an oder an ihm vorbei?
- Setze ich viel Gestik ein?
- Wie ist meine Körperhaltung? Arme verschränkt, Oberkörper vorgebeugt/zurückgelehnt, frontal oder seitlich zum Zuhörer gewandt usw.?
- Wie nahe komme ich meinem Gesprächspartner? Nehme ich Körperkontakt auf?
- Laufe ich beim Sprechen herum, stehe oder sitze ich lieber?

Selbstbeobachtung in der Alltagssituation ► Patient und Therapeutin vereinbaren im Vorhinein eine Gesprächssituation, die in nächster Zeit für den Patienten ansteht. Begonnen werden sollte mit einer Situation, die für den Patienten mit keinen außergewöhnlichen Bedingungen verknüpft ist. Zum Beispiel der Einkauf beim Bäcker, das Erfragen einer Auskunft o.Ä. Zu der Situation werden eine oder wenige Aspekte ausgewählt, die der Patient beobachten soll. Je nach Bedarf kann dieses Vorgehen auf weitere Situationen und andere Aufgaben ausgeweitet und vom »Schwierigkeitsgrad« her gesteigert werden.

Selbstbeobachtung in der Therapiesituation ► Zur Beobachtung des Kommunikationsverhaltens eignen sich während der Therapie am besten Rollenspiele, die allgemeine Themen haben können oder auch einen Bezug zum Alltag des Patienten. Besonders effektiv ist hier der Einsatz von Videoaufnahmen.

Tipp ► Auch für die Selbstbeobachtung des Stimmverhaltens gilt: Je weniger der Patient vorher darüber weiß, welches Verhalten besonders »richtig«, »resonanzfördernd« usw. ist, umso unbefangener kann er sich verhalten und umso wertfreier kann er sich selbst beobachten.

Fazit ►

- Um das eigene Stimmverhalten kennen zu lernen, werden **Beobachtungsaufgaben zur Frage von Stimmklang und Kommunikationsverhalten** in der Alltags- und in der Therapiesituation gestellt.

8.5.3 Erkenntnisse über Ursachen und aufrechterhaltende Faktoren

Der Patient gelangt im Wesentlichen über die **Selbstbeobachtung** zu Erkenntnissen über mögliche Ursachen seiner Stimmstörung und Einflussfaktoren. Allerdings ist dabei zusätzlich eine **allgemeine Aufklärung** durch die Stimmtherapeutin erforderlich sowie **eigene Erfahrungsprozesse**. Wenn der Patient die allgemeinen Wechselwirkungen zwischen Körper, Persönlichkeit, Situation und Stimme kennt, sollte er in der Lage sein, einen Bezug zu sich selbst herzustellen. Durch die Erfahrungen, die er in funktionellen Übungen während der Therapie sammelt, kann sein Verständnis für diese Zusammenhänge vertieft werden. Er kann sie sozusagen »am eigenen Leib erfahren«.

Beachte ► Die Therapeutin kann Selbsterkenntnisprozesse nur durch Informationen zum allgemeinen Prinzip der Stimmfunktion und durch nicht lenkende Gesprächsführung unterstützen (s. Kapitel 4.2.3 »Die Stimmtherapeutin als Gesprächspartnerin«). Den Bezug zur eigenen Stimme **muss** der Patient alleine herstellen!

8.5.4 Sprechabsicht und Stimmgebrauch

Die **Intention**, also die eigentliche Sprechabsicht, wird im Gespräch hauptsächlich **nonverbal transportiert**, über Körpersprache und Stimmklang. Die nonverbale Ebene entscheidet in der Regel darüber, wie ein Zuhörer das Gesagte zu verstehen hat. **Je eindeutiger** dabei **die Sprechabsicht** ist, desto genauer wird der Sprechende **verstanden**.

Beispiel ► Eine Mutter, die ihr Kind auffordert aufzuräumen, aber dabei bereits schon davon ausgeht, dass das Kind es sowieso nicht tun wird, kann mit ihrem Anliegen wenig Erfolg haben. (Kinder sind ganz besonders empfänglich für nonverbale Informationen.)

Beim Sprechen wie auch bei körperlichen Handlungen oder Bewegungen stellt sich der Körpertonus auf die beabsichtigte Muskelfunktion ein. Es findet sozusagen ein Planungsvorgang statt, der die nötige Kraft zur Verfügung stellt und eine optimale Ausgangsbasis schafft. Die Effizienz dieser Planungsvorgänge wird besonders dann deutlich, wenn äußere Umstände bislang noch nicht Teil der Erfahrung oder Wahrnehmung sind und eine Voreinstellung auf die Situation nicht möglich ist.

Beispiel ► Jemand betritt mit Schwung ein Zimmer, dessen glatter Boden frisch aufgewischt ist. Bemerkt er nicht, dass der Boden feucht ist, kann er ausrutschen oder zumindest zeitweise den Halt verlieren. Wird er aber im Vorhinein darauf hingewiesen, kann er sich angemessen vorsichtig bewegen.

Beachte ► Beim Phonationsvorgang ermöglicht die **eindeutige Sprechabsicht** einen situationsangemessenen Ablauf der beteiligten Muskelfunktionen.

Eine mögliche Ursache für eine situative Beeinträchtigung der Stimmfunktion kann also eine nicht eindeutige Sprechabsicht sein oder die Unfähigkeit, das eigentliche Anliegen adäquat »zum Ausdruck« zu bringen. Wortbedeutung, Sprechabsicht und Körperspannung stimmen dann nicht überein, sodass die funktionellen Abläufe bei der Stimmgebung gestört sind.

Besonders **wichtig für das »intentionale Sprechen«** ist zweierlei:

1. Eine eindeutige Vorstellung davon, **was** gesagt werden soll.
2. Eine eindeutige Ausrichtung auf den Adressaten.

Ziele

In der Stimmtherapie wird die Sprechabsicht einerseits als ein therapeutisches Mittel genutzt, um **Phonationsabläufe zu optimieren.** Dabei werden Stimmübungen mit einer klaren Sprechabsicht und der **Ausrichtung auf den Zuhörer** verbunden. Dies erfordert teils mehr, teils weniger schauspielerische Begabung. Anhand solcher Übungen kann dem Patienten klar werden, wie sich das intentionale Sprechen auf die Stimme auswirkt. Er sollte versuchen zu beobachten, wie weit er selbst in der Lage ist, **im gewohnten Stimmverhalten** seine Sprechabsicht zum Ausdruck zu bringen. Im Rollenspiel und in der Alltagssituation kann der Patient ausprobieren, ob er sich Verhaltensweisen, die das intentionale Sprechen unterstützen, zu Nutze machen kann. Die **einzelnen Ziele** sind:

- Einsatz des intentionalen Sprechens in der Übungssituation,
- Beobachtung der Auswirkungen von Intention auf die Stimme,
- Überprüfen der eigenen Sprechgewohnheiten in Bezug zur Sprechabsicht,
- Ausprobieren von »Hilfsmitteln« zum intentionalen Sprechen in unterschiedlichen Gesprächssituationen.

Praktisches Vorgehen

Zum Einsatz von **Intention als therapeutisches Mittel** eignen sich Abspannübungen, die mit Bewegung und Vorstellungshilfe verbunden sind, beispielsweise Wespen verjagen (»Weg da!«, »Geh weg!«) oder einen unruhigen Zuschauer während eines Vortrages zur Ruhe mahnen (»Pst!«, »Ruhe jetzt!«) usw. Bereits über solche Übungen ist es möglich, die Auswirkungen, die das intentionale Sprechen auf die Stimme hat, zu beobachten.

Tipp ►
Übungsbeispiele zur Verbindung von Intention und Stimme

- Kurze Ausrufe oder Sätze wie: »Komm her!«, »Geh weg!«, »Los jetzt!«, »Hau ruck!«, »Oh Schreck!« »Schnell!« in Verbindung mit Bewegung und Vorstellungshilfe.
- Durchspielen von Dialogen wie »Komm jetzt« – »Nein!« – »Los jetzt« »Nein! Ich will nicht!« – »Du kommst jetzt!« – »Nein!« etc.
- Laute, Klänge oder Worte zum Gesprächspartner »schicken« mit Blickkontakt und Bewegung.
- Bekräftigung von Aussagen mittels Ball prellen o.Ä. (»Das gibt's doch nicht!«).
- Üben vom Einhalten des Blickkontaktes beim Lesen von Texten sowie in der freien Rede.
- Einsetzen von Gestik in der Therapiesituation.

Hinweise zur Durchführung

Der Aspekt Sprechabsicht kann wie andere Kommunikationsgewohnheiten des Patienten am besten anhand von **Videoaufnahmen** beobachtet werden. Wichtig ist dabei die Frage, ob die jeweilige Intention durch Gestik, Mimik, Blickkontakt und Körperhaltung unterstützt wird. Welche Absicht steht hinter dem Gesprochenen und wie wird sie nonverbal transportiert? Auch hierbei ist wichtig, dass **der Patient** beobachtet, beschreibt und sein Verhalten in der gefilmten Sequenz mit dem vergleicht, was er über die Verbindung von Sprechabsicht und Stimme gelernt hat.

Tipp ► Die Auswirkungen von **Körpersprache** auf Sprecher und Zuhörer kennen zu lernen, kann ausgesprochen interessant sein und innerhalb der Therapie zwanglos ausprobiert werden. Dazu eignen sich kurze Rollenspiele, die zunächst keinen Bezug zum Alltag des Patienten haben sollten. Es können unterschiedliche Haltungen und Positionen (auch Höhenunterschiede zwischen den Gesprächspartnern zeigen große Auswirkung) ausprobiert werden, während dieselbe Situation mehrfach durchgespielt wird.

Allgemeine Regeln zur Unterstützung des intentionalen Sprechens können an den Patienten weitergegeben werden mit dem Auftrag, sie in Gesprächssituationen innerhalb oder außerhalb der Therapie einzusetzen (**Übersicht 8.2**):

Übersicht 8.2
Intentionales Sprechen, allgemeine Regeln

- Wenn möglich, überlegen Sie vor einer Gesprächssituation genau, was Sie transportieren möchten und welches Ziel Sie verfolgen!
- Überlegen Sie auch, worüber Sie ggf. nicht sprechen wollen!
- Nehmen Sie so oft und konstant wie möglich Blickkontakt zum Gesprächspartner auf!
- Lassen Sie sich Zeit, Aussagen und Antworten zu formulieren!
- Achten Sie darauf, einen Ihnen angenehmen Abstand und eine angenehme Position zum Gesprächspartner einzuhalten.
- Lassen Sie es zu, Aussagen durch Gestik zu unterstreichen.

Das Therapiethema Intention berührt bereits den Bereich der Kommunikationspsychologie. Bevor eine Stimmtherapeutin aber versucht, sich intensiver in entsprechende Theorien einzuarbeiten, sollten die wenigen hier aufgeführten Regeln beachtet werden.

Fazit ►
- Eine eindeutige Intention **mit Ausrichtung auf den Zuhöre**r optimiert den Phonationsvorgang.
- Die Ziele der Stimmtherapie liegen in einer **Klärung der Sprechabsicht** und dem Nutzen von **intentionalem Sprechen**.

8.5.5 Alternativen zum gewohnten Stimmverhalten erarbeiten

Voraussetzung zum Erarbeiten von Alternativen ist, dass der Patient **sein Stimmverhalten kennt**: Wann muss ich meine Stimme gebrauchen, welche Situationen sind besonders stimmbelastend, was »tut meiner Stimme gut«? Zu Beginn der Erarbeitung eines veränderten Stimmverhaltens steht die Frage: Welche stimmbelastenden Situationen sind von vornherein vermeidbar?

Beispiel ► Ein 52-jähriger Bankangestellter trainiert seit mehreren Jahren die Jugendfußballmannschaft des Sportvereins in seinem Heimatort. Auf dem Trainingsplatz muss er laut Anweisungen geben, nicht selten schreien. Besonders nach Spielen gegen andere Mannschaften ist seine Stimme vollständig heiser. Auf die Frage, wie viel ihm persönlich an dieser Freizeitgestaltung liegt, sagt er: »Im Grunde habe ich gar keine Zeit für so was. Es gibt aber keinen, der die Mannschaft übernehmen will, deshalb mache ich das. Es ist anstrengend.« Da seine Tätigkeit im Sportverein für ihn mehr Last als Vergnügen bedeutet, überlegen Therapeutin und Patient gemeinsam, wie der Patient den Trainerjob auf Dauer abgeben kann, ohne dabei ein schlechtes Gewissen haben zu müssen.

Anders verhält es sich beispielsweise bei einer Lehrerin, deren hauptsächliche Stimmbelastung durch das Unterrichten entsteht. In einem solchen Fall kann die **Belastungssituation** zunächst **nicht vermieden** werden. Wichtig ist dann, nach Möglichkeiten zu suchen, wie sich die Lehrerin während des Unterrichtens **stimmlich entlasten** kann.

Beispiel ► Grundschullehrerin, 36 Jahre alt, ledig. Deutliche Stimmverschlechterung zeigt sich nach dem täglichen Unterrichten. Im Urlaub treten kaum Stimmbeschwerden auf. Die Klasse, die sie unterrichtet, ist groß (40 Kinder) und laut, die Patientin braucht viel Stimmgewalt, um die nötige Ruhe für den Unterricht herzustellen. In der Stimmtherapie werden Veränderungen erarbeitet, um den Lärmpegel in der Klasse zu reduzieren und Schreien oder konstantes überlautes Sprechen zu vermeiden: Die Schulklasse wird zunächst von der Lehrerin darüber aufgeklärt, dass sie ihre Stimme nicht übermäßig belasten kann. Sie verabredet mit den Schülern Handzeichen, beispielsweise für das Beenden von Gruppenarbeiten und das Zurückkehren zum eigenen Sitzplatz, ebenso, um Ruhe in die Klasse zu bringen. Für »akustische Notfälle« nimmt die Lehrerin eine Trillerpfeife mit in die Klasse. Die Unterrichtsstruktur wird umgestaltet: Anstelle des Frontalunterrichtes treten mehr und mehr Aufgaben zur Eigenarbeit der Schüler. Insgesamt werden so viele Aufgaben wie möglich an die Schüler abgegeben, beispielsweise die Weitergabe von innerschulischen Informationen an die Klasse durch den Klassensprecher. Die Lehrerin stellt ein Aquarium in der Klasse auf, das von den Schülern betreut und bestückt wird. Geplant ist weiterhin, mit den Kindern regelmäßig Entspannungsübungen durchzuführen.

Neben der Frage, wie sich stimmbelastende Faktoren ausschalten oder reduzieren lassen, sollte der Patient ebenfalls darüber nachdenken, **welche Situationen oder Verhaltensweisen** sich **günstig** auf die Stimme auswirken. Dabei können wieder Beobachtungsaufgaben zu einzelnen Situationen gestellt werden. Lassen sich eindeutig **positive Einflüsse** erkennen, sollten Möglichkeiten gefunden werden, diese zu **verstärken**. Die Therapeutin kann in diesem Zusammenhang auch erfragen, auf welche Weise der Patient zur Entspannung kommt oder wie er das ggf. früher getan hat. Der Patient sollte wiederholt darauf hingewiesen werden, dass es sich lohnt, Zeit zur Ruhe oder Entspannung einzuplanen und dass sich daraus auch Verbesserungen der Stimme ergeben.

Fazit ►
Zur Erarbeitung eines »gesunden« Stimmverhaltens sollten folgende Fragen geklärt werden:
- Welche **stimmverschlechternden Bedingungen** lassen sich ausschalten?
- Welche **stimmbegünstigenden Bedingungen** können verstärkt werden?
- Gibt es Möglichkeiten der **Verhaltensänderung**, um stimmbelastende Situationen zu entschärfen?

8.5.6 Angst auslösende Sprechsituationen bewältigen

Die Tatsache, dass jemand in bestimmten Situationen Stress oder Angst beim Sprechen empfindet, deutet noch nicht auf eine psychogene Komponente hin, sondern kann als völlig »normal« eingeschätzt werden: Jeder kennt die Angst, die eine ungewohnte Situation (z.B. Prüfungen, das Sprechen vor einer Gruppe oder Publikum) auslösen kann. Da sich Aufregung »unkontrollierbar« im Stimmklang niederschlägt, ist die Besorgnis darum, dass die Stimme im entsprechenden Moment versagt, bei Stimmpatienten stets hoch.

Ist das Sprechen allerdings grundsätzlich angstbehaftet oder fühlt sich ein Patient durch die Stimmstörung so verunsichert, dass er Sprechsituationen im Allgemeinen aus dem Weg geht, sind die Ursachen durch eine Stimmtherapie alleine oft nicht zu bewältigen. Dazu sollte ggf. eine Psychotherapeutin konsultiert werden.

Beachte ► Für Stress auslösende Sprechsituationen gilt grundsätzlich: Je häufiger man sich ihnen aussetzt, umso mehr baut sich der Stress ab.

Dem Stimmpatienten können **zur Bewältigung von »Lampenfieber«** die folgenden weiteren Hilfen mitgegeben werden (s. Amon 2002, S. 89–96):
- **Fast jeder** hat in besonderen Situationen unter **Sprechängsten** zu leiden. Sie befallen auch den Großteil routinierter Redner, Schauspieler oder Führungskräfte.
- Aufregung wird selten zu 100% von den Zuhörern oder Gesprächspartnern wahrgenommen. Es ist davon auszugehen, dass das Gegenüber nur etwa die Hälfte davon registriert. Hilfreich ist, vor der jeweiligen Situation das eigene **Stresspotenzial auf einer Skala von 1–10 einzuschätzen.** Halbiert man den gewonnenen Wert, relativiert sich die Angst vor dem, was nach außen getragen wird.
- **Stress erhöht** im Allgemeinen die **Leistungsfähigkeit** und die **Konzentration**. Sofern der Stress nicht so hoch ist, dass sämtliche Denkvorgänge blockiert werden, ist er also durchaus hilfreich.
- **Anregung zur Selbstwahrnehmung:** Der Patient soll versuchen, zu beobachten und zu beschrei-

ben, welche »Symptome« der Stress zeigt: Wie schlägt sich die Aufregung in der Stimme nieder, und wie lange hält sich das? Treten weitere Zeichen auf wie Zittern, Schweißausbrüche, Erröten, Herzklopfen, Atemschwierigkeiten usw.? Kennt der Patient die genauen Symptome, die ihn in Stresssituationen überfallen, kann sich die Angst vor dem, »was da mit mir passiert«, relativieren.

Fazit ►

- **Sprechängste** in bestimmten Situationen sind **»normal«** und lassen sich durch gezielte Vorbereitung reduzieren.
- Hauptsächlich lassen sich Sprechängste **durch Routine abbauen**.
- Bei massiven und andauernden Sprechängsten sollte eine **Psychotherapeutin hinzugezogen werden**.

8.5.7 Transfer veränderter Phonationsmuster in die Alltagssituation

Das Problem des Transfers wird oft beschrieben: Der Patient ist in der Lage, innerhalb der Therapiesituation eine gute Klangqualität zu erzeugen, sie geht im Alltag aber wieder vollständig verloren. Der Grund dafür kann sein, dass sich der Patient mit der neuen, unter Umständen deutlich veränderten Stimmqualität nicht identifizieren kann. Weitaus häufiger liegt die Ursache aber darin, dass die **Spontansprache gewohnheitsmäßig** mit bestimmten Gedanken, Verhaltensmustern und daraus resultierenden funktionellen Abläufen verbunden ist. Diese können in der Übungssituation durch gelenkte Aufmerksamkeit ausgeschaltet werden, setzen aber außerhalb der Therapie spontan wieder ein.

Der Transfer ist besonders dann **erschwert**, wenn sich neue Stimmqualitäten aus »Stimmtechniken« heraus ergeben, die den **Einsatz von Hilfsspannung** nutzen, um Fehlfunktionen zu kompensieren.

Tipp ► Ärzte verordnen bei schweren Stimmstörungen gelegentlich eine etwa zweiwöchige Stimmruhe. Neben der Stimmschonung zielt dieses Vorgehen darauf, dass nach der Stimmruhe die Phonation bewusster geschieht und so die Chance besteht, ungünstige Angewohnheiten leichter abzubauen.

Der Transfer kann sich auf drei verschiedenen Ebenen vollziehen:

- die spontane Nutzung neu erschlossener Klangqualitäten,
- der Trainingseffekt,
- der bewusste schrittweise Transfer.

Neu erschlossene Klangqualitäten werden spontan genutzt ► Es ist möglich, dass eine Klangqualität, die vorher nie da war und neu erlernt wurde, ab diesem Zeitpunkt »zur Verfügung steht« und vom Patienten jederzeit genutzt werden kann. Diese Form von Spontantransfer gelingt eher selten.

Der Trainingseffekt ► Stimmübungen können mit Krafttraining oder körperlichen Bewegungsübungen verglichen werden. Da die Stimmfunktion eine Muskel- und Bewegungsfunktion ist, kann die Muskulatur durch das Wiederholen physiologischer Abläufe dauerhaft gekräftigt werden, ebenso festigen sich entsprechende Bewegungsmuster. Ein intensives »Stimmtraining« nach physiologischen Gesichtspunkten ermöglicht nach und nach, dass sich das Klangergebnis auch in die Spontansprache überträgt.

Bewusster schrittweiser Transfer ► Stellt sich die Stimme weder spontan noch durch den Trainingseffekt um, muss der Transfer durch die Stimmtherapeutin begleitet werden. Der Transfer beginnt bereits in der **Übungssituation**: Stimmqualitäten, die auf Klangebene erarbeitet wurden, müssen auf Wort-, Satz- und Textebene übertragen werden. Der **Schritt zum spontanen Sprechen** kann durch Bildbeschreibungen, Nacherzählungen oder die Schilderung bestimmter Erlebnisse in der Therapiesitzung eingeleitet werden. An dieser Stelle ist es immer noch möglich, Vorstellungshilfen, Bewegungen o.Ä. unterstützend einzusetzen. Bevor neue Klangmuster in den Alltag übertragen werden sollen, können **Rollenspiele** durchgeführt werden, die konkrete Alltagssituationen vorbereiten. Es können vorher **Situationshierarchien** erstellt werden, die dann nach und nach »abgearbeitet« werden: Der Patient wählt aus, in welcher Situation er zuerst versucht, das »neue« Stimmverhalten umzusetzen. Es schließen sich weitere Situationen an, die nach dem subjektiven Empfinden des Patienten immer schwerer werden. Jede einzelne Situation wird in der Therapie vor- und nachbesprochen.

Beachte ► Gelingt der Transfer auch mit Begleitung der Stimmtherapeutin nicht, sollten mögliche Ursachen dafür im Rahmen einer Supervision aufgedeckt werden.

Fazit ►
- Neu erarbeitete Stimmmuster übertragen sich **teilweise spontan** in die Alltagssituation. Gelingt ein Übertrag auch durch regelmäßiges Üben nicht, muss die Therapeutin den **Transfer gezielt begleiten**.
- Mit dem Patienten wird besprochen, **in welchen Alltagssituationen** sich die Stimme schrittweise verändern soll.
- Die Situationen werden **gemeinsam vor- und nachbereitet**.

8.5.8 Stimmtagebuch

Damit sich der Patient daran gewöhnt, seine Stimme im Alltag zu beobachten, und um mögliche Ursachen und Zusammenhänge in Bezug auf Veränderungen der Stimme wahrzunehmen, sollte er schon zu Beginn der Therapie mit dem Führen eines Stimmtagebuches beauftragt werden.

Er wird anfangs dazu angeleitet, zu mehreren fixen Zeitpunkten des Tages (Vorschlag: morgens, mittags, abends) eine Beurteilung seiner Stimme vorzunehmen. Die Beurteilung erfolgt mittels einer Skala: Der Patient vergibt Zahlenwerte dafür, wie (rein subjektiv) gut oder schlecht er seine Stimme zur jeweiligen Tageszeit empfindet. (1=sehr schlecht, 10=sehr gut.)

Tipp ► Die **Verwendung von Zahlen** anstelle beschreibender Begriffe hat folgende Gründe:
- Erstens verfügt der Patient von Beginn an über keinen ausreichenden Wortschatz zur Stimmbeschreibung.
- Zweitens lassen sich die Werte so genau vergleichen.
- Drittens geht es hier um die Beurteilung nach (subjektiv) gut/schlecht.
- Die Abstufungen können durch Zahlen besonders gut ausgedrückt werden.

Aussagekräftig ist das Notieren nach Tageszeiten nur, wenn das Tagebuch täglich über 3–4 Wochen geführt wird. Dann lassen sich Rückschlüsse darauf ziehen, ob es tageszeitabhängige Veränderungen der Stimme gibt oder ob sich die Stimme im Verlauf der Woche/am Wochenende regelmäßig verändert.

Neben diesen Beobachtungen ist ein wichtiger Aspekt des Stimmtagebuchs, dass der Patient sich daran gewöhnt, seiner Stimme **im Alltag Aufmerksamkeit zu schenken** und währenddessen eine genauere Einschätzung der Stimme vorzunehmen.

Beachte ► Der Lernprozess differenzierter Selbstbeobachtung legt den Grundstein zur Stimmveränderung!

Das Stimmtagebuch wird später ausgedehnt auf **Gesprächssituationen**. Führt der Patient sein Tagebuch nicht ständig mit sich, kann er am Ende des Tages einzelne Situationen, in denen seine Stimme zum Einsatz kam, beschreiben, und auch hier nach seinem Ermessen eine Einschätzung der Stimmqualität angeben. Zur einzelnen Situation sollten die Umstände beschrieben werden: Gesprächspartner, Gesprächsinhalt, ggf. subjektive Empfindungen (Müdigkeit, Ärger, Freude, Unbehagen, Hunger, Stress etc.) usw.

Als **Erweiterung des Stimmtagebuchs** ist es möglich, unterschiedliche **wiederkehrende Gesprächssituationen miteinander zu vergleichen.** So können die entsprechenden Situationen hierarchisch geordnet werden nach der Frage: In welcher Situation ist die Stimme am besten, wo am schlechtesten?

Welche Erkenntnisse kann der Patient aus dem Führen eines Stimmtagebuches ziehen? ► Ziel ist, zu erfahren, welche **Bedingungen sich günstig oder ungünstig** auf die Stimme auswirken:

- Wann belaste ich meine Stimme besonders, wann weniger?
- Welche Auswirkung hat die Stimmbelastung auf meine Stimme?
- Gibt es Gesprächspartner, in deren Gegenwart meine Stimme sich auffällig verändert?
- Gibt es bestimmte Gesprächssituationen, in denen besondere Stimmmerkmale auffallen?
- Gibt es Gemütszustände oder körperliche Bedingungen, die Einfluss auf die Stimme nehmen?
- Gibt es Umstände, die sich auffallend positiv im Stimmklang niederschlagen?

Fazit ►

- Mit dem Führen eines Stimmtagebuches lernt der Patient, seine Stimme **in der Alltagssituation** zu beobachten und einzuschätzen.
- Das Stimmtagebuch trägt zur **Klärung möglicher** die Stimmstörung verursachender oder aufrechterhaltender **Faktoren** bei.

Tipp ►

Weiterführende Literatur und Übungsmaterial zum Therapiebaustein Person

- Coblenzer u. Muhar (1976, 1987): Übungsmaterial zur praktischen Anwendung des intentionalen Sprechens.
- Amon (2002): Praktische Hinweise zur Verbindung von Stimmklang und Sprechabsicht.
- Stengel u. Strauch (1996): Hinweise zu den »personalen« Aspekten der Stimme und von Stimmübungen.

9 Stimmtherapie praxisnah

Übersicht

9.1 Äußerer Rahmen: Dauer, Verlauf, Erfolgsaussichten

Wie lange eine Stimmtherapie dauert und ob sie zum Erfolg führt, kann nicht allgemein beantwortet werden, sondern ist von verschiedenen Faktoren abhängig. Stimmpatienten sollten sich darauf einstellen, dass eine Stimmtherapie **mindestens ein halbes Jahr dauert** und dass ihr **persönlicher Einsatz** der entscheidende Faktor für einen erfolgreichen Verlauf ist.

9.1.1 Therapieausblick

Selbstverständlich wollen fast alle Patienten zu Beginn der Therapie wissen, wie lange sie dauern wird und ob ihnen **wirklich** geholfen werden kann. Gerne wird auch die Frage gestellt, ob es nicht **Medikamente** gibt, die zur Linderung eingenommen werden könnten.

Dauer der Therapie ► Zu Beginn der Therapie kann über den möglichen Zeitrahmen **keine zuverlässige Prognose** gestellt werde. Die durchschnittliche Dauer von Stimmtherapien beträgt erfahrungsgemäß etwa 40 Stunden. Der Patient sollte sich also bei 2 Therapiesitzungen pro Woche auf einen Zeitraum von mindestens einem halben Jahr einstellen. Üblicherweise ist es möglich, dass die Stimmtherapeutin **nach Ablauf von ca. 10 Therapieeinheiten** einen Eindruck gewinnt, ob und in welcher Zeit befriedigende Veränderungen zu erreichen sind. Darauf sollte der Patient zu Beginn hingewiesen werden. Nach diesen 10 Sitzungen sollte die Stimmtherapeutin eine »Standortbestimmung« vornehmen und eine genauere Prognose abgeben können. Zu berücksichtigen sind dabei die **Motivation** des Patienten, **bisherige Fortschritte** und mögliche vollzogene **Transferleistungen**.

Therapieverlauf ► Wie bei anderen Therapien ist auch bei der Stimmtherapie fast immer zu beobachten, dass zu Beginn deutliche Veränderungen und Fortschritte erzielt werden können. Gewöhnlich folgt auf diese »Erfolgsphase« eine **Stagnation**, die sich auch über einen längeren Zeitraum hinziehen kann. Diese Stagnation kann erheblich zur Minderung der Motivation beitragen. Es empfiehlt sich daher, den Patienten schon zu Beginn auf diese übliche Verlaufsform vorzubereiten, um einer möglichen Frustration vorzubeugen. Darüber hinaus ist es auch möglich, dass während der Therapie deutliche **Rückschritte** eintreten. Das verunsichert logischerweise Patient wie Therapeutin.

Beachte ► Rückschritte gehören oftmals in den »normalen« Therapieverlauf und können darüber hinaus sogar einen erheblichen Vorteil bieten: Gelingt es dem Patienten, sich »verloren gegangene« Erfolge wieder zu erarbeiten, sind die Stimmveränderungen immer gefestigter als ohne Rückschritt.

Außerdem macht der Patient auf diese Weise die wertvolle Erfahrung, dass Rückschritte überwindbar sind und nicht die gesamte Therapie in Frage stellen. (Besser, es geschieht noch während der Therapie als danach!)

Allgemeine Erfolgsaussichten ► Nach den Erfahrungen aus der Praxis ist anzunehmen, dass selbst für die Erfolge einer fachlich gut durchgeführten Stimmtherapie gilt: Etwa 30% aller Patienten, die vorstellig werden, sind anschließend geheilt, bei etwa 30% tritt eine Besserung auf, bei weiteren 30% zeigen sich keine Verbesserungen, ggf. sogar Verschlechterungen. Warum es bislang keine Therapie mit Erfolgsgarantie (oder höheren Erfolgsquoten) gibt (wer anderes behauptet, kann sich jedenfalls nicht auf repräsentative Untersuchungen stützen), hat verschiedene Gründe: Meist liegt es an der nicht ausreichenden Motivation der Patienten, möglich sind auch eine gestörte Therapeutin-Patient-Beziehung, der falsche Moment für den Therapiebeginn usw.

Beachte ► Bezüglich des Therapieerfolges kann **jedem** Patienten in Aussicht gestellt werden: Bringt er tatsächlich genügend Bereitschaft zur Veränderung mit, ist der »Minimalerfolg«, dass er viel Neues über seine Stimme erfahren wird und schon allein darüber zu einem veränderten Umgang mit der Stimme gelangt.

Die Frage nach Medikamenten ► Dass ein Patient danach fragt, ob es Medikamente zur Behandlung einer Stimmstörung gibt, ist legitim. Gäbe es ein Medikament ohne besondere Nebenwirkungen und würden damit die Beschwerden verschwinden: Warum dann so viel Zeit investieren? Selbstverständlich können funktionelle Stimmstörungen nicht medikamentös behandelt werden. Fragt ein Patient nach Medikamenten, **kann** das ein Hinweis auf eine mangelnde Motivation zur Therapie sein. Mit Sicherheit **ist** es ein Hinweis darauf, dass er bislang nicht verstanden hat, unter welcher Art von Erkrankung er leidet.

Fazit ►

- **Zu Beginn der Therapie** können **keine Aussagen** über voraussichtliche Erfolge und die Dauer der Therapie getroffen werden.
- Nach etwa 10 **Sitzungen** ist ein **Therapieausblick** möglich.
- Der Patient muss darauf hingewiesen werden, dass ein **Erfolg nur bei ausreichender Motivation** möglich ist.

9.1.2 Faktoren, die den Erfolg der Therapie beeinflussen

Ein erfolgreicher Therapieverlauf setzt selbstverständlich das fachliche Können der Stimmtherapeutin voraus. Aber auch andere Faktoren nehmen Einfluss: Neben dem Ausmaß und der Art der Grunderkrankung spielen auch **das Alter des Patienten** und der **Zeitpunkt des Therapiebeginns** eine Rolle.

Beachte ► Der entscheidende Faktor für den Erfolg der Therapie ist die **Motivation** des Patienten.

Störungen in der Therapeutin-Patient-Beziehung wirken sich nachteilig auf den Therapieverlauf aus (s. dazu auch Kapitel 4.2.8 »Nähe und Distanz«).

Alter des Patienten ► Es ist davon auszugehen, dass sich eine Stimmerkrankung mit der Länge ihres Bestehens festigt. Bei funktionellen Dysphonien entwickeln sich die Symptome durch eine gewohnheitsmäßige Stimmbelastung über einen langen Zeitraum. Dementsprechend gelingt es einem **jüngeren Patienten** leichter, sich von Verhaltensmustern und Funktionen, die die Stimme beeinträchtigen, zu verabschieden, als einem älteren Patienten. Auch die Elastizität der Gewebe spielt dabei eine Rolle. Die Stimme des **älteren Menschen** ist durch allgemeine Alterungsprozesse ohnehin beeinträchtigt.

Zeitpunkt des Therapiebeginns ► Entscheidend ist hier die Frage, wie lange nach Entstehung der Erkrankung die Therapie aufgenommen wird. Gerade bei **organischen Erkrankungen**, besonders bei **Kehlkopflähmungen**, steigen die Erfolgsaussichten mit der frühzeitigen Rehabilitation. **Mutationsstimmstörungen** können, wenn sich ab einem gewissen Alter irreversible organische Schäden einstellen, nur noch »schadensbegrenzend« behandelt werden.

Beim Zeitpunkt des Therapiebeginns ist aber auch die Frage der **situativen Lebensumstände** relevant. Da funktionelle Stimmstörungen oft im Zusammenhang mit allgemein belastenden Lebensumständen auftreten, kann ein Therapiebeginn zu diesem Zeitpunkt kontraindiziert sein. Viele Stimmpatienten befinden sich in einer vorübergehenden Stresssituation, die mit Zeitdruck einhergeht. Eine Stimmtherapie würde den Stress dann nur noch erhöhen, weil weitere Zeit verloren geht. Es kann u. U. notwendig sein, den Beginn der Therapie auf einen anderen Zeitpunkt zu verlegen.

Motivation des Patienten ► Eine Motivation zur Behebung einer Erkrankung entsteht immer durch **Leidensdruck**. Je stärker der Patient unter der stimmlichen Einschränkung leidet, desto mehr ist er dazu bereit, Arbeit und Zeit in seine Stimme zu investieren. Wird ein Patient von anderer Stelle geschickt oder begreift er nur theoretisch, welche Folgen eine Stimmstörung haben kann, reicht die Motivation nicht aus, um tatsächlich etwas zu verändern.

Beachte ► Für die Stimmtherapeutin ist wichtig zu wissen: Ein Werben um den Sinn einer Stimmtherapie erübrigt sich.

Die Stimmtherapeutin kann die Motivation des Patienten unterstützen, indem sie ihn aufklärt, seine Beschwerden ernst nimmt und realistische Erfolge in Aussicht stellt. Sie muss aber keinen Patienten von der Notwendigkeit einer Therapie überzeugen! Vielmehr muss sie es dem Patienten möglich machen, **die Entscheidung zur Therapie eigenständig zu treffen.**

Zum Bereich Motivation gehört auch die Bereitschaft des Patienten, **Verantwortung für den Therapieprozess zu übernehmen.** Diese Bereitschaft zeigt sich auf verschiedenen Ebenen: in der Fähigkeit zur Formulierung eigener Ziele, dem Einhalten von Terminen, häuslichem Üben, der Bereitschaft zur Selbstwahrnehmung, Interesse an funktionellen Zusammenhängen und der Fähigkeit zu differenzierter Rückmeldung.

Fazit ►

Eine Stimmtherapie kann nur erfolgreich verlaufen, wenn

- die **Motivation des Patienten** ausreicht,
- der **Zeitpunkt des Therapiebeginns** richtig gewählt ist und
- keine therapiebeeinflussenden Störungen im **Verhältnis zwischen Patient und Therapeutin** vorliegen.

9.1.3 Wann ist eine Stimmtherapie beendet?

Im günstigsten Fall ist eine Stimmtherapie dann beendet, wenn der Patient geheilt ist. Heilung bedeutet dabei, dass die stimmliche Leistungskraft den Anforderungen des Alltags auf Dauer entspricht. Zu einem **erfolgreichen Therapieabschluss** gehört die Erfüllung folgender Bedingungen:

- Die Stimme ist **ausreichend belastungsfähig** und verursacht bei normaler Stimmbelastung keine Beschwerden mehr.
- Der Patient ist in der Lage, **stimmbelastende Situationen** zu erkennen und angemessen darauf zu reagieren.
- Der Patient verfügt über ein **Repertoire an Übungen**, die er eigenständig durchführen kann, falls Stimmprobleme auftreten.
- Der Patient hat evtl. **kleine Übungseinheiten** auf Dauer in den Tagesablauf eingebaut (z.B. mundmotorische Übungen nach dem Zähneputzen).
- Die **Sensibilität für die eigene Stimme** bleibt erhalten, und der Patient besitzt genug Motivation, um sich bei erneuter Stimmerkrankung einer »Auffrischungstherapie« zu unterziehen.

Tipp ► Die Stimmtherapeutin sollte zum Ende der Therapie gemeinsam mit dem Patienten ein **Merkblatt** erstellen, auf dem die wichtigsten Patienteninformationen zusammengestellt sind. Das können Hinweise zur Stimmhygiene, kurze Übungsbeschreibungen und »Notfallhilfen« sein.

Der Patient muss ermuntert werden, sich jederzeit an die Stimmtherapeutin zu wenden, falls stimmliche Schwierigkeiten auftreten, die er alleine nicht bewältigen kann.

Es empfiehlt sich, die Stimmtherapie auszuschleichen, d.h., den Abstand zwischen den letzten Therapieeinheiten nach und nach zu vergrößern.

Neben dem erfolgreichen Abschluss gibt es auch **andere Gründe**, eine Stimmtherapie zu beenden:

- Nach 10–20 Therapiesitzungen zeigen sich keine nennenswerten Veränderungen.
- Die Therapie stagniert, es ergeben sich keine weiteren Fortschritte.
- Der Patient sagt wiederholt Termine ab oder bleibt unentschuldigt fern.

- Der Patient übt nach wiederholter Aufforderung zu Hause nicht.

In Einzelfällen mag es noch andere Umstände geben, die einen vorzeitigen Therapieabbruch erfordern. Die Therapeutin muss individuell entscheiden, ob das Weiterführen einer Therapie sinnvoll ist oder nicht. Dabei ist wiederum eine Supervision hilfreich.

Der **Umgang mit Terminabsagen** oder kommentarlosem Fernbleiben des Patienten ist in jedem Fall schwierig. Um das zu erleichtern, ist es sinnvoll, den Patienten bereits zu Behandlungsbeginn darauf aufmerksam zu machen, dass die Therapie abgebrochen wird, wenn vereinbarte Termine wiederholt nicht wahrgenommen werden.

Fazit ►

- **Nicht alle Stimmtherapien** können erfolgreich abgeschlossen werden.
- Ist der Erfolg einer Therapie – aus organisatorischen oder sonstigen Gründen – in Frage zu stellen, sollte die Behandlung **vorzeitig abgebrochen** werden.

9.2 Hinweise zur inhaltlichen Gestaltung

Im Folgenden wird noch einmal detailliert auf die Notwendigkeit der **Transparenz in der Therapie** hingewiesen. Es werden Tipps zum **Aufbau einzelner Therapiesitzungen** gegeben und zur Durchführung des **häuslichen Übens**. Weiterhin wird erläutert, wie einzelne Übungen angeboten werden können, was bei der Arbeit an der Stimme allgemein zu beachten ist und was zu tun ist, wenn die Stimme unter der Therapie schlechter wird.

9.2.1 Prinzip Transparenz: Aufklärung des Patienten

Die Transparenz in der Therapie ist wichtig, damit es dem Patienten gelingt, eigenverantwortlich Veränderungen an seiner Stimme vorzunehmen. Bei der Transparenz besteht die Schwierigkeit in einer **patientengemäßen Wissensvermittlung**. Um zu einem Verständnis für die Funktion Stimme zu gelangen, müssen nicht alle anatomischen und physiologischen Details beschrieben werden. Trotzdem muss die Aufklärung fachlich korrekt und logisch aufgebaut sein.

In einer der ersten Stunden muss dem Patienten der **grobe Zusammenhang** von Körper, Person, Situation und Stimme erläutert werden, damit das Vorgehen der Stimmtherapeutin für ihn nachvollziehbar wird.

Beachte ► Wichtig ist, dass dem Patienten eine mögliche Angst vor einer organischen, gar bösartigen Erkrankung genommen wird (im Falle der funktionellen Dysphonie).

Neben dieser mündlichen Aufklärung ist es sinnvoll, dem Patienten eine schriftlich formulierte Darstellung der Thematik mitzugeben, die sich im Anhang findet (Kapitel 11.4 »Merkblatt für Patienten mit funktioneller Stimmstörung«). Diese Patienteninformation soll auch der Stimmtherapeutin als Orientierung für ein Aufklärungsgespräch dienen.

Transparenz ist auch während der Therapie bei der **Durchführung einzelner Übungen** und möglicher Reaktionen darauf gefordert. Eine verbale Aufklärung ist dabei aber nicht immer nötig.

Beachte ► Mit der Schärfung der Wahrnehmung des Patienten ist es nach und nach möglich, dass er die Wirkungsweise von Übungen und die Gründe für Stimmveränderungen ohne weitere Erklärung nachvollziehen kann.

Fazit ►

- Damit ein Patient Verantwortung für den Prozess der Veränderung übernehmen kann, muss er **über die Stimmfunktion** und **die Notwendigkeit einzelner Therapieschritte** aufgeklärt sein.

9.2.2
Aufbau einzelner Therapiesitzungen

Ähnlich wie der Gesamtverlauf der Therapie sind auch einzelne Stunden schwer planbar. Kommt der Patient in die Therapie, ist vorher nicht klar, ob er mit dem häuslichen Üben zurechtgekommen ist, wie er sich an diesem Tag fühlt, wie er die angebotenen Übungen aufnimmt, usw. **Flexibilität** ist für die Stimmtherapeutin besonders wichtig, um einen Therapieerfolg zu erzielen. Diese Flexibilität und die Fähigkeit, auch intuitiv zu arbeiten, kann sich die Stimmtherapeutin allerdings nur über Erfahrung erwerben. Die Berufsanfängerin muss sich also zum Großteil noch auf ihre Planung verlassen.

Beachte ► In der Stimmtherapie ist es besonders wichtig, während einer Therapiesitzung flexibel auf den stimmlichen Zustand und die Bedürfnisse des Patienten reagieren zu können. Das muss in der Vorbereitung auf die Stunde berücksichtigt werden.

Eine stimmtherapeutische Übungsstunde kann auf unterschiedlichste Arten verlaufen. Sie kann beispielsweise durch eine einzige Entspannungsübung ausgefüllt werden oder nur aus Gespräch bestehen. Für die Planung einer Sitzung gibt es einige Richtlinien, nach denen sich die Stimmtherapeutin richten kann.

- Zu Beginn jeder Therapiesitzung sollte eine **Gesprächssequenz** stattfinden, in der Fragen nach dem häuslichen Üben, nach der Entwicklung der Stimme seit der letzten Sitzung, nach Ergebnissen zu Beobachtungsaufgaben, nach dem allgemeinen Befinden usw. besprochen werden. Über die Länge dieser Gesprächssequenz entscheidet der Gesprächsbedarf des Patienten oder die Relevanz der angesprochenen Themen. Einzuplanen sind dafür etwa 5 Minuten.
- Anschließend empfiehlt sich eine **Übung zur Einstimmung auf die Therapiesituation.** Das kann eine kurze Entspannungssequenz bzw. eine Wahrnehmungs- oder Bewegungsübung sein. Ziel der Übung ist es, dass der Patient Zeit findet, sich gedanklich vom Alltag zu lösen und seine Aufmerksamkeit auf die Therapiesituation und auf sich selbst zu lenken. Manchen Patienten genügt auch das Gespräch, um in der Therapie »anzukommen«. Für diese Vorbereitungsphase sollten wiederum ca. 5 Minuten eingeplant werden.
- Die **restliche Therapiezeit** muss entsprechend des stimmlichen »Entwicklungsstandes« des Patienten gestaltet werden. Günstig ist immer ein **mehrfacher Wechsel der Körperhaltung** während der Therapie, d.h. dass eine Übung beispielsweise im Sitzen durchgeführt wird, die nächste in Verbindung mit Bewegung. Soll z.B. die ganze Stunde im Sitzen gearbeitet werden, sind **Unterbrechungen** durch kurzes Aufstehen, Strecken, Herumgehen im Raum o.Ä. unbedingt angebracht.
- Für die **Übungshierarchie** innerhalb einer Stunde gilt im Groben: erst Körper-, dann Stimmübungen, am Ende Transfer auf Wort-/Satz-/Textebene oder in die Spontansprache. Jede Übung sollte mit **Anleitungen zur Wahrnehmung** begleitet oder vorbereitet werden.
- Für ein **Nachbesprechen** der Stunde bzw. das Besprechen häuslicher Übungen müssen am Ende der Stunde etwa 5 Minuten Zeit verbleiben, die entsprechend eingeplant werden müssen.

Fazit ►
- Eine Therapiestunde kann **auf unterschiedlichste Weise gestaltet** werden.
- **Grundsätzlich** sollte Zeit zur Begrüßung, zur Einstimmung auf die Therapie und zur Nachbesprechung eingeplant werden.
- Die **Übungspositionen** (Sitzen/Stehen/Liegen) sollten innerhalb einer Therapiestunde abgewechselt oder durch Bewegung unterbrochen werden.

9.2.3
Über das Anbieten von Übungen

Übungen können auf zwei Arten angeboten werden:

- entweder wird der Patient vor der Übung darüber informiert, was durch die Übung erreicht werden soll,
- oder die Stimmtherapeutin klärt ihn (vorläufig) nicht darüber auf und belässt es bei einer genauen Arbeitsanleitung.

Zum Zwecke der Transparenz sollte der Patient selbstverständlich wissen, warum er die jeweiligen Übungen durchführen soll. Das **Vorformulieren** eines möglichen Ziels birgt allerdings mehrere **Gefahren**:

- Patienten, die sich ihrer eigenen Stimmwahrnehmung nicht sicher sind – und das betrifft zu Beginn der Therapie nahezu alle Patienten – werden unter Umständen glauben, Klangveränderungen zu hören, die sich nicht wirklich einstellen. Dem kann der Glaube an das, was die Therapeutin sagt, zugrunde liegen. Oder die Wahrnehmung folgt dem Wunsch, eine Aufgabe besonders gut zu erfüllen.
- Umgekehrt ist es möglich, dass Patienten, die an ihren eigenen Fähigkeiten oder denen der Stimmtherapeutin – aus welchen Gründen auch immer – zweifeln, dazu neigen, von vornherein nichts oder kaum etwas von den angestrebten Veränderungen wahrzunehmen.
- Das Eigentümliche an der Arbeit mit der Stimme ist, dass Veränderungen, die durch einzelne Übungen erreicht werden können, so unterschiedlich sind wie die Patienten und ihre Symptome. Eine Zielformulierung lenkt die Aufmerksamkeit des Patienten auf Einzelbereiche, sodass er Veränderungen, die u. U. an anderer Stelle auftreten, gar nicht wahrnimmt.

Beachte ► Durch die Vorformulierung möglicher Ziele begibt sich die Stimmtherapeutin unter unnötigen Erfolgsdruck und lenkt die Wahrnehmung des Patienten in ungünstiger Weise.

Sinnvoller ist es, dem Patienten **eine Übung anzubieten** und ihn erst **im Nachhinein zu fragen**, ob und welche Veränderungen er wahrgenommen hat. Dem Patienten sollte dabei glaubhaft vermittelt werden, dass er jede Form von Wahrnehmung äußern soll, auch eine mögliche Verschlechterung der Stimme oder sonstige unangenehme Empfindungen.

Damit beim Nachbesprechen einer Übung der Eindruck vermieden wird, die Stimmtherapeutin erwarte vom Patienten eine **Bestätigung für ihr therapeutisches Können**, muss die Formulierung der Fragen gut überlegt sein. Gerade bei Berufseinsteigern ist oft zu beobachten, dass sie dem Patienten Fragen stellen wie: »Hat Ihnen die Übung gut getan?«, »Fühlen Sie sich jetzt entspannter?«, oder: »Haben Sie gemerkt, dass die Stimme besser wurde?« Durch solche Fragen wird eine positive Reaktion des Patienten vorausgesetzt, was seine Antwort beeinflussen kann. Besser ist eine neutrale Formulierung wie: »War die Übung angenehm oder unangenehm? Haben Sie Veränderungen wahrgenommen? Wenn ja, welche?« usw.

Nachdem der Patient seinen Eindruck geschildert hat, ist es sinnvoll, dass die Therapeutin dem Patienten **mitteilt, ob und welche Veränderungen sie selbst an seiner Stimme wahrgenommen hat.** Diese Art zu arbeiten bestärkt den Patienten in seiner Eigenverantwortung, schärft die Wahrnehmung von Patient und Therapeutin und ermöglicht Effizienz im Sinne von »Entfaltung der eigenen Stimme«.

Fazit ►

- Die Stimmtherapeutin sollte die **Ziele** einer Übung nach Möglichkeit **nicht vorformulieren**.
- Ist die **Wahrnehmungsfähigkeit** des Patienten derart geschult, dass er Veränderungen während einer Übung registriert, erübrigen sich theoretische Erläuterungen zum Sinn einer Übung.

9.2.4 Allgemeine Hinweise zur Arbeit an der Stimme

Die Selbstregulierungsfunktion ► Es ist davon auszugehen, dass über das phonatorische Kontrollsystem eine Selbststeuerung der Stimme im Sinne der Ökonomisierung möglich ist. Diese wird unterstützt durch die **Differenzierung der Hörwahrnehmung und der taktil-kinästhetischen Wahrnehmung.** Aus diesem Grund sollte während Stimmübungen die Aufmerksamkeit oder jedenfalls ein Teil davon, in erster Linie auf das Hören, aber auch das »Spüren« (Vibrationsempfinden u.a.) der eigenen Stimme gelenkt sein.

Korrekturen, Hilfestellungen ► Während einer Stimmübung sollte die Therapeutin niemals die Stimmgebung selbst korrigieren (im Sinne von »voller«, »heller«, »klarer« etc.), sondern entweder

- die Aufmerksamkeit des Patienten stärker auf die Hörwahrnehmung lenken oder
- die zur Unterstützung eingesetzte Bewegung verändern, korrigieren und präzisieren oder
- eine Vorstellungshilfe konkretisieren oder ersetzen.

Vorbild der Therapeutin ► In einzelnen Übungen ist es wichtig, dass die Therapeutin ein Stimmvorbild gibt. Das ist dann sinnvoll, wenn es zur Verdeutlichung der Arbeitsanleitung dient oder wenn dem Patienten Hemmungen bei der Phonation genommen werden sollen. Ansonsten sollte ein **Stimmvorbild weitestgehend vermieden** werden. Denn es führt normalerweise dazu, dass der Patient die Stimme der Therapeutin nachahmt oder ihre Stimmlage übernimmt. Abgesehen davon, dass er auf diese Weise von seiner Indifferenzlage abweichen kann, bewegt er sich von dem Ziel, seine eigene, individuelle Stimme zu entfalten, weg.

Beachte ► Jedes Herbeiführenwollen irgendeiner Klangqualität ist immer ein Störungsfaktor für die effiziente Stimmgebung.

Es ist aber möglich, dass die Stimmtherapeutin in der Übungssituation **ihre Stimme begleitend** und **unterstützend** einsetzt, während der Patient phoniert. Dadurch kann sie dem Patienten beispielsweise helfen, eine Tonlage beizubehalten oder die Lautstärke zu erhöhen. Abhängig von der Qualität des Klanges, den die Therapeutin produziert, kann sich der Stimmklang des Patienten auch über das **audiophonatorische Kontrollsystem** (s. Kapitel 1.5.2 »Audiophonatorische Kontrolle«) verändern.

Tipp ► **Gemeinsames »Tönen«** kann in der Stimmtherapie mit einzelnen Patienten sehr wirkungsvoll sein. Unabhängig von der genauen Übungswahl geht es dabei darum, über einen längeren Zeitraum gemeinsam Klänge zu wiederholen. Spezielle Vorgaben sind dabei meist nicht notwendig. Die Konzentration während der Übung sollte auf die Hörwahrnehmung gerichtet sein. Gelingt die Übung, stellt sich ein Prozess von Klangveränderung ein. Die Teilfrequenzen der einzelnen Stimmen scheinen sich dabei zu vermischen, sodass jede Stimme für sich klangvoller wird. In den meisten Fällen finden die Stimmen »automatisch« einen harmonischen Intervall, die Klänge werden länger und resonanter. Noch effektiver verläuft diese Übung in einer Gruppe von mehreren Personen.

Motivation, Unterstützung ► Für fast jeden Patienten ist das Klingenlassen der eigenen Stimme ein befremdlicher Vorgang und erzeugt Verunsicherung. Deshalb muss die Stimmtherapeutin den Patienten immer wieder dazu ermutigen, auch schräge, unschöne Klänge zuzulassen.

Beachte ► Auch Erwachsene lassen sich durch Lob motivieren!

Und Lob verdient in erster Linie der Mut, die Stimme so klingen zu lassen, wie sie ist.

Effekte der Stimmarbeit ► Stimmübungen dienen unter anderem dem Zweck, neue Stimmqualitäten zu erschließen. Teils ist es möglich, dass eine Klangqualität, die neu ist, spontan übernommen und umgesetzt wird. Das heißt, ein neuer Funktionsablauf wurde erlernt und kann genutzt werden. Üblicherweise ist aber eine **Festigung** notwendig. Diese entspricht einem allgemeinen **Muskel- oder Bewegungstraining.** Muskelfunktionen werden durch ständige Wiederholung erhalten, Bewegungsabläufe werden durch wiederholtes Üben sicher. Das heißt für die Praxis: Entfaltet sich in der Übungssituation eine neue Stimmqualität, sollten die entsprechenden Übungen in der Therapie und auch zu Hause so lange wiederholt werden, bis sich der Klang in die Spontansprache übertragen hat.

Fazit ►

- Zur Aktivierung selbstregulierender Prozesse muss während Stimmübungen die Aufmerksamkeit des Patienten auf die **Hörwahrnehmung** (und/oder die **taktil-kinästhetische Wahrnehmung**) gelenkt sein.
- Ein Stimmergebnis kann wirkungsvoll nur über **Verstärkung der Hörwahrnehmung, Veränderung von Vorstellungshilfe oder Bewegung** korrigiert werden.
- Ein **Stimmvorbild** der Therapeutin sollte in Übungssituationen nach Möglichkeit **vermieden** werden.
- Der **Mut** des Patienten, seine Stimme klingen zu lassen, muss honoriert werden.
- Stimmübungen basieren auf dem Effekt der **Selbstregulierung, des Erschließens von Funktionen und auf Trainingseffekten**.

9.2.5 Was tun, wenn die Stimme schlechter wird?

Beachte ► Bei einer konstanten Verschlechterung der Stimme während der Therapie muss immer eine mögliche bösartige Erkrankung des Kehlkopfes in Betracht gezogen werden!

Im Fall der Stimmverschlechterung muss der Patient vom Phoniater untersucht werden. Es kommt vor, dass Tumore von Ärzten nicht oder zu spät erkannt werden. Deshalb ist es besonders wichtig, dass die Stimmtherapeutin Kontakt zu einem **erfahrenen Facharzt** hat. Unter Umständen ist es nötig, dem Patienten einen Arztwechsel anzuraten.

Besteht kein organischer Grund für die Stimmverschlechterung, muss gemeinsam mit dem Patienten geklärt werden, **ob stimmliche oder sonstige Belastungen zugenommen** haben. Selbstverständlich muss die Stimmtherapeutin aber auch **ihre Arbeitsweise überprüfen** und ggf. verändern.

Stimmverschlechterung während der Übung

Es geschieht häufig, dass die Stimme während einer Übung schlechter wird. Dafür kommen die nachfolgend aufgeführten Ursachen in Betracht.

Die falsche Übung ► Da Patienten nicht immer in gleicher Weise auf einzelne Übungen ansprechen, ist es durchaus nicht ungewöhnlich, dass verschiedene Übungen ausprobiert werden müssen, bis sich ein Erfolg einstellt.

Fehlerhafte Durchführung ► Die Stimmtherapeutin muss in jeder Situation kontrollieren, ob eine eingesetzte Bewegung richtig durchgeführt wird, die Körperhaltung günstig ist oder der Patient mit der Vorstellungshilfe zurechtkommt. Korrekturen in diesen Bereichen führen meist zur Verbesserung des Stimmresultates.

Vorübergehende Stimmverschlechterung ► Der Weg zur physiologischen Stimmgebung kann über eine vorübergehende Abnahme der Klangqualität führen. Eine hyperfunktionelle Dysphonie ist dadurch gekennzeichnet, dass ein übermäßiger Kraftaufwand eingesetzt wird, um ein gewisses Maß an Klang und Lautstärke zu erreichen. Wird der Kraftaufwand zurückgenommen, verliert die Stimme zunächst an Klang, sie wird z.B. stark verhaucht oder sogar aphon. Um zu einer ökonomischen Stimmproduktion zu gelangen, muss als Erstes kompensatorische Kraft abgebaut werden. Dann kann mit einer Eutonisierung der Kehlkopfmuskulatur begonnen werden.

Lösen von Sekret ► Stimmübungen führen dazu, dass sich Schleim aus den unteren Luftwegen löst und nach oben transportiert wird. Passiert der Schleim die Stimmlippen, wird das Schwingungsverhalten irritiert, es kann zu Stimmabbrüchen,

Diplophonie, Rauigkeit etc. kommen. Mit gewisser Hörerfahrung ist dieser Klang deutlich von einer Trockenheit oder Schleimhautreizung zu unterscheiden. Das Lösen von Schleim ist immer erwünscht. Der Stimmpatient sollte dazu ermuntert werden, weiter zu phonieren und nach Möglichkeit ein Räuspern oder Husten zu vermeiden.

Fazit ►
- Verschlechtert sich die Stimme dauerhaft unter der Therapie, muss der Kehlkopfbefund ärztlich kontrolliert werden, um **eine organische Veränderung auszuschließen**.
- Stimmverschlechterungen während einer Übung können erwünscht sein (Schleimabsonderung oder Abbau von kompensatorischer Überspannung). Anderenfalls muss die Übung verändert oder abgebrochen werden.

9.2.6 Üben zu Hause

Tägliches Üben stellt für die Mehrzahl der Patienten eine hohe Anforderung dar. Es erfordert immer ein großes Maß an Disziplin oder einen entsprechend hohen Leidensdruck. Beides ist von therapeutischer Seite aus schwer zu beeinflussen.

Beachte ► **Das tägliche Üben** ist für den **Erfolg** einer Therapie von großer Bedeutung.

Zwar zeigt sich in der Praxis, dass auch ohne häusliche Übungen eine Stimmtherapie erfolgreich abgeschlossen werden kann. Dabei ist jedoch davon auszugehen, dass die Verbesserungen im Wesentlichen auf die Ausschaltung stimmbelastenden Verhaltens zurückzuführen sind.

Die Bedeutung des Übens zu Hause

Trainingseffekt ► Das Erlernen eines neuen Stimmgebrauchs ist eine Frage des Trainings. Letztendlich handelt es sich um eine Kräftigung von Muskulatur, und dabei gilt für die Stimme wie für den Sport, dass sich durch einmaliges Üben pro Woche der erwünschte Erfolg nicht oder nur sehr langsam einstellt. Daher sollten Stimmübungen **mindestens dreimal wöchentlich** durchgeführt werden, **am besten täglich**. Ein weiteres Ziel von Stimmübungen ist die Erhöhung der Aufmerksamkeit für das erkrankte Organ und somit das Erlernen eines bewussteren Umganges damit. Dafür gilt ebenfalls: je häufiger, desto besser.

Aufmerksamkeit, Sicherheit ► Erst durch das Üben zu Hause erlernt der Patient Sicherheit im Umgang mit seiner Stimme. **Unklarheiten werden meist erst dann bewusst, wenn die direkte Kontrolle durch die Therapeutin fehlt.** Im Verlauf der Therapie kann durch eigenständiges Üben nach und nach die eigene Kontrollfähigkeit gefestigt werden, die dann über den Abschluss der Therapie hinaus erhalten bleibt.

Beachte ► Das Üben zu Hause ist ein entscheidender Faktor, um dem Patienten die Verantwortung für den Erfolg der Therapie und letztendlich für seine Stimme zu übertragen.

Therapeutische Hilfen

Erwachsene Stimmpatienten unterziehen sich der Stimmtherapie (in der Regel) freiwillig und aus eigenem Antrieb. Alle bringen die Bereitschaft mit, Zeit für die eigene Stimme zu investieren. Jeder Patient erkennt auch die Notwendigkeit, zu Hause zu üben. Dennoch gelingt es fast keinem Patienten, so oft oder so lange zu üben, wie er es sich vorgenommen hat. Auch wenn weder die Disziplin noch der individuelle Leidensdruck von therapeutischer Seite wesentlich beeinflussbar sind, kann die Therapeutin den Patienten dabei **unterstützen**, das häusliche Üben zu realisieren.

Information und Motivation ► An erster Stelle steht die **Aufklärung** des Patienten. Nur, wenn der Patient wirklich verstanden hat, **dass** er zu Hause üben soll und **warum**, kann die Motivation dazu entstehen. Deshalb muss sich die Therapeutin Zeit dafür nehmen, diesen Punkt mit dem Patienten zu klären!

Die Übungsaufgaben ► Der Patient muss möglichst detailliert darüber aufgeklärt werden, **was** er üben soll. Daher werden am Ende der Stunde genaue Absprachen darüber getroffen, welche Übungen bis zur nächsten Sitzung als »Hausaufgabe« mitgegeben werden. Es empfiehlt sich, ein Heft anzulegen, das der Patient in jede Stunde mitbringt. Dort trägt er die Übungsaufgaben ein und das, was dabei zu beachten ist. So kann sich der Patient versichern, ob er den Übungsablauf tatsächlich verstanden hat, und er hat die Möglichkeit nachzulesen, falls Unklarheiten auftreten.

Die äußeren Umstände ► Zu Beginn der Therapie sollte der **äußere Rahmen** des häuslichen Übens mit dem Patienten besprochen werden. Dabei ist in erster Linie wichtig, **wie viel Zeit** der Patient realistischerweise **einplanen kann.** Das entspricht oft genug nicht der Menge an Zeit, die jemand gerne einplanen **würde.**

Beachte ► Grundsätzlich gilt für das Üben zu Hause: Lieber oft und kurz üben als seltener und lang.

Die Übungen sollten mindestens einmal täglich durchgeführt werden. Dazu wird ein **Zeitpunkt** gewählt, der entweder vor oder nach einer sich täglich wiederholenden Handlung liegt, beispielsweise nach dem morgendlichen Zähneputzen, vor dem Schlafengehen, nach dem Abendessen usw. Der Patient muss die Entscheidung darüber treffen, zu welcher Zeit er über genügend **Ruhe und Wachheit** verfügt. Das tägliche Üben in Verbindung mit einer **konkreten Situation** verhindert das Verschieben auf einen späteren Zeitpunkt – die häufigste Ursache dafür, dass letztendlich überhaupt nicht geübt wird. Zu Beginn genügt es, wenn der Patient 5 Minuten täglich übt. Sich zu einer fünfminütigen Übung aufzuraffen, fällt wesentlich leichter als der Entschluss, eine halbe Stunde zu üben. Realisiert der Patient diese tägliche Übungseinheit, stellt eine Verlängerung meist kein großes Problem mehr dar.

Die Nachbesprechung ► Häusliches Üben sollte grundsätzlich nachbesprochen werden. Einerseits hat der Patient so die Möglichkeit, aufgetretene Fragen zu klären, andererseits wird damit der Bedeutung des Übens Rechnung getragen. Die Therapeutin wirkt unglaubwürdig, wenn sie betont, wie wichtig das Üben ist, dem später aber keine Beachtung schenkt. Auch darf das Lob dabei nicht vergessen werden; selbst beim Erwachsenen ist die Motivation, die durch Lob erzeugt wird, nicht zu unterschätzen!

Mitarbeit von Angehörigen ► Der Patient kann dazu motiviert werden, **Angehörige** in das häusliche Üben mit einzubeziehen. Das kann deren Verständnis für den Patienten erhöhen, ebenso den Spaßfaktor des Übens und das Interesse von Angehörigen an der Thematik wecken.

Inhalte

Grundsätzlich kann dem Patienten jede Übung mit nach Hause gegeben werden, bei deren Durchführung er sich sicher fühlt. Zu Beginn werden Beobachtungsaufgaben gestellt, beispielsweise das Führen eines Stimmtagebuches. Mundmotorische Übungen und Summübungen mit dem Abklopfen des Brustkorbes können ebenfalls frühzeitig daheim wiederholt werden. Werden in der Therapie verbal angeleitete Entspannungsübungen durchgeführt, bietet es sich an, sie dem Patienten auf Band mitzuschneiden. Das Stimmtherapeutische Übungsprogramm von Herrmann-Röttgen und Miethe (1990) beinhaltet patientengerechtes Material, das ebenfalls mit nach Hause gegeben werden kann (Kassette, Handbuch mit Übungsbeschreibungen).

Anwendung von Stimmhygiene

Für jedermann und für jede Stimme gelten **allgemeine Regeln**, die beachtet werden sollten, um **Stimme und Kehlkopf zu schonen** und die Funktionstüchtigkeit der Phonationsorgane so gut und so lange wie möglich zu erhalten. Beachtet ein Stimmpatient diese Regeln, kann sich bereits eine deutliche Besserung des Befindens einstellen. Dazu gehören:

- Formen von Stimmverhalten, die nach Möglichkeit vermieden werden sollten,
- Ernährungsgewohnheiten, die sich günstig oder ungünstig auf den Zustand der Schleimhäute auswirken
- Tipps zur Schonung und Befeuchtung von Nasen-, Rachen- und Kehlkopfschleimhaut.

Die einzelnen Hinweise sind in einem **Informationsblatt für Patienten** enthalten, das sich im Anhang findet (s. Kapitel 11.4 »Merkblatt für Patienten mit funktioneller Stimmstörung«).

Was tun, wenn ein Patient nicht übt?

Der Umgang damit hängt davon ab, wie die Therapie ansonsten verläuft. Zeigen sich keine Erfolge, kann eine Therapie nur unter der Bedingung weitergeführt werden, dass der Patient das tägliche Übungsprogramm absolviert. Fehlt die Bereitschaft zum Üben daheim, kann das ein Zeichen für mangelnde Motivation sein. Wichtig ist aber in jedem Fall ein **klärendes Gespräch**, in dem die Therapeutin nochmals die Notwendigkeit betont und der Patient die Gelegenheit hat, mögliche Gründe dafür, dass er das Üben zu Hause nicht durchführt, genau darzustellen. Unter Umständen stellt sich heraus, dass der Zeitpunkt für die Therapie ungünstig gewählt wurde (besondere berufliche Belastung, fehlendes Konzentrationsvermögen aufgrund unterschiedlicher Stressfaktoren usw.). Dann kann es sinnvoll sein, eine Pause einzulegen und die Therapie unter günstigeren Rahmenbedingungen wieder aufzunehmen.

Fazit ►

- Üben zu Hause ist ein **wesentlicher Bestandteil** einer erfolgreichen Stimmtherapie.
- Die Stimmtherapeutin muss den Patienten **bei der Realisierung des häuslichen Übens unterstützen.**

9.3 Besonderheiten der Körperarbeit

Beim Einsatz von Bewegungs-, Haltungs- oder Entspannungsübungen können in der Stimmtherapie Schwierigkeiten auftauchen, die meist aus der **mangelnden Koordinations- oder Entspannungsfähigkeit des Patienten** resultieren. In diesen Fällen muss die Therapeutin Geduld aufbringen und die Übungen patientengerecht verändern. Schwieriger ist der Umgang mit besonderen Körperbereichen wie Bauch oder Becken und die Frage des Körperkontaktes zwischen Therapeutin und Patient.

9.3.1 Bauch und Becken als sensible Körperregionen

Die Stimme hat einen eindeutigen Bezug zu den Körperregionen unterhalb der Gürtellinie. Die Lockerheit des Beckenbodens macht sich im Klang der Stimme bemerkbar, das Becken selbst kann als Resonanzraum genutzt werden. Üblich sind in der Stimmtherapie Bewegungsübungen wie Kippen und Kreisen des Beckens, im Liegen, Sitzen oder Stehen.

Beachte ► Die Stimmtherapeutin sollte sich im Klaren darüber sein, dass Übungen, die den Beckenbereich ansprechen, die Intimsphäre des Patienten berühren können.

Das soll keine Scheu vor derartigen Übungen wecken, aber das Verständnis dafür, dass Patienten damit Schwierigkeiten haben **können**. Ähnlich verhält es sich mit dem Bauch, das gilt besonders für Frauen. Viele Frauen haben aus ästhetischen Gründen ein gespaltenes Verhältnis zu ihrem Bauch. In den Bauch zu atmen oder die Bauchmuskulatur locker zu lassen kann diesen Patientinnen enorme Schwierigkeiten bereiten. Die Stimmtherapeutin sollte mit diesen Themen also einerseits unbefangen, andererseits auch behutsam umgehen.

Fazit ►

- Die Stimmtherapeutin muss sich darüber im Klaren sein, dass Körperarbeit im Bereich Bauch und Becken **Widerstände oder Verunsicherung** beim Patienten auslösen kann.

9.3.2 Anfassen oder nicht? – Die Bedeutung der Berührung

In der Stimmtherapie können verschiedenste Übungen durchgeführt werden, bei denen es nötig wird, dass die Therapeutin den Patienten anfasst, beispielsweise zur Stimulation von Atem- und Resonanzräumen, während Massagen, zur Entspannung oder sonstiger Körperarbeit. Eine Stimmtherapie kann aber auch ohne Körperkontakt erfolgreich verlaufen.

Ob und in welcher Intensität die Stimmtherapeutin mittels Berührung arbeitet, entscheidet sie selbst. Möglich ist, dass von Vornherein wenig Neigung dazu besteht, den Patienten auf diese Art nahe zu kommen. Die Entscheidung, ob angefasst wird, kann auch **von Patient zu Patient unterschiedlich** ausfallen.

Beachte ► Über körperliche Berührung werden besonders viele Informationen transportiert. Aus diesem Grund wird eine Berührung, die seitens der Therapeutin oder des Patienten nicht erwünscht ist, meistens von beiden als unangenehm empfunden und entsprechend wenig Erfolg erzielen.

Ziele der Berührung ► Das Anfassen des Patienten kann mit unterschiedlicher Intention verbunden sein. Es eignet sich zunächst dazu, **Informationen** über den Patienten zu gewinnen, beispielsweise Atembewegungen, Körperresonanz oder Verspannungen zu erfühlen. Eine Berührung kann weiterhin **manipulativ** sein, z.B. beim Massieren von Nacken oder Rücken zum Lösen von Verspannungen.

Die Qualität der Berührung ► Der Effekt des »manuellen« Arbeitens in der Stimmtherapie ist im Vergleich zu anderen Methoden besonders hoch. Allerdings hängt die **Effizienz** einer Berührung von ihrer **Qualität** ab. Die qualitative Bedeutung wird anhand der Begriffe »anfassen« und »berühren« deutlich: Das Anfassen beinhaltet nicht zwangsläufig intensive Kontaktaufnahme. Anfassen kann zufällig geschehen. Man kann jemanden aus Gewohnheit anfassen (z.B. beim Händeschütteln) oder um ihn beiseite zu schieben usw. Durch eine Berührung wird weitaus mehr Information transportiert, es können Prozesse in Gang gesetzt werden. **Berührung und Anfassen unterscheiden sich** im Wesentlichen durch die **dahinter stehende Absicht.**

Beachte ► Berührung geht immer einher mit der Bereitschaft, durch den Kontakt Informationen über den Berührten zu erhalten.

Die Berührung ist umso intensiver, je stärker die Aufmerksamkeit dabei auf den anderen gelenkt ist und auf das, was bei der Berührung erfühlt werden kann. Die Intensität entscheidet auch über das Vertrauen, das entsteht, und den Prozess, der ausgelöst wird.

Beachte ► Eine »informative« Berührung verursacht gleichzeitig auch immer eine Veränderung.

Auch bei primär manipulativen Techniken, z.B. der Massage, bedarf es der informativen Berührung, um einen Erfolg zu erzielen. Die geübte Masseurin ist in der Lage, durch ihre Hände Verspannungen zu erspüren und sie dann mit gezielter manueller Stimulation zu lösen. Wird hingegen jeder Nacken auf die gleiche, irgendwann erlernte Weise durchgeknetet, bleibt der wirkliche Erfolg aus.

Dass eine Berührung in der Stimmtherapie gelingt, setzt die Bereitschaft von Therapeutin und Patient sowie ein entsprechendes **Vertrauensverhältnis** voraus. Wichtig ist darüber hinaus, dass die Berührung mit **angemessener und eindeutiger Intensität** erfolgt, also weder zu zaghaft noch zu fest.

Beachte ► Der Patient muss dazu aufgefordert und ermutigt werden, in jeder Übungssituation Rückmeldungen darüber zu geben, ob er eine Übung als angenehm und hilfreich empfindet oder nicht.

Tipp ►

Beispiele für »informative« Berührung

- Erfühlen von Atembewegungen.
- Ertasten von muskulären Verspannungen.
- Erfühlen von Resonanzen.
- Erfühlen von Beweglichkeit/Gelenksfunktionen.

Wann ist eine Berührung angebracht?

Bevor die Stimmtherapeutin zu einer Übung in Verbindung mit Körperkontakt übergeht, kann sie den Patienten fragen, ob ihm das überhaupt recht wäre. Sie umgeht damit **theoretisch** die Gefahr, dem Patienten näher zu kommen, als er das wünscht. Die Sache hat allerdings einen entscheidenden Haken: Auch wenn ein Patient keinen Wert darauf legt, angefasst zu werden, wird er das aus Gründen der Höflichkeit wahrscheinlich nicht zugeben. **Die Chance,** in diesem Fall **eine ehrliche Antwort zu erhalten, ist also eher gering.** Außerdem kann durch Fragen wie »Dürfte ich Sie mal anfassen?«, oder »Haben Sie etwas dagegen, dass ich meine Hände auf Ihre Flanken lege?« das Thema Berührung genau den unangenehmen Beiklang bekommen, den man eigentlich vermeiden möchte.

Eine Stimmtherapeutin, die mit einem angemessenen Grad an Sensibilität ausgestattet ist, wird **intuitiv merken,** ob ein Körperkontakt in der jeweiligen Situation angebracht ist oder nicht. In den meisten Fällen genügt es dabei, seinem eigenen Impuls zu folgen: Will ich den Patienten anfassen oder nicht? Ist die Empfindung vorhanden, eine Berührung wäre in Ordnung, dann ist sie das im Normalfall auch. Sinnvoll ist es, die Notwendigkeit einer Berührung zu begründen. Weiterhin spricht nichts dagegen, **den Patienten kurz »vorzuwarnen«,** z.B.: »Ich lege jetzt meine Hände auf Ihren Rücken, Sie wiederholen den Klang bitte weiter!«

Fazit ►

- Die Therapeutin entscheidet selbst, ob sie **manuell arbeitet** oder nicht.
- Der Einsatz von **Berührungen mit informativem Charakter** ermöglicht intensives und effektives Arbeiten.

9.4 Interdisziplinäres Arbeiten

Eine enge Zusammenarbeit zwischen **Stimmtherapeutin, überweisendem Arzt und Psychotherapeutin** ist in der Stimmtherapie unumgänglich, um professionelles und effizientes Arbeiten zu ermöglichen. Darüber hinaus gibt es **weitere Berufsgruppen,** zu denen im Einzelfall Kontakt gesucht werden sollte. Auch wenn nicht immer ein direkter Kontakt möglich ist, sollte die Stimmtherapeutin Adressen und Anlaufstellen kennen, an die sich der Patient bei Bedarf wenden kann.

In der Stimmtherapie ist die Zusammenarbeit mit den folgenden Stellen erforderlich:

- **Überweisender Arzt (Phoniater)**
  - Rücksprache zur genauen Befundklärung.
  - Fachlicher Austausch bei Kontrolluntersuchungen.
  - Informationsaustausch über Therapiefortschritte.
  - Besprechung möglicher Ursachen bei Stagnation oder Stimmverschlechterung.
  - Absprachen zur Überweisung an andere Stellen.
- **Psychotherapeutin**
  - Besprechen möglicher Ursachen und verstärkender Faktoren für die Stimmstörung.
  - Klärung von Konflikten zwischen Patient und Stimmtherapeutin.
  - Besprechung von Ursachen und Vorgehen bei Therapiestagnation.
  - Absprachen zur Vorgehensweise bei möglichen psychogenen Komponenten.
  - Bearbeitung möglicher Übertragungen, Projektionen usw.
  - Durchführung gemeinsamer Therapiesitzungen.

- **Gesangspädagogin**
  - Fachlicher Austausch.
  - Absprachen über Arbeitsinhalte bei gemeinsamen Patienten (Schülern).
- **Physiotherapeut**
  - Absprachen zu Übungen, die die stimmliche und die körperliche Leistungsfähigkeit unterstützen, Verknüpfung physio- und stimmtherapeutischer Arbeit.
- **Orthopäde**
  - Informationen über orthopädische Erkrankungen des Patienten.
- **Gynäkologe**
  - Klärung möglicher hormoneller Ursachen für die Stimmerkrankung der Patientin.
- **Neurologe/Psychiater**
  - Absprachen zu Ursachen und Vorgehen bei psychogenen Erkrankungen des Stimmpatienten.

Fazit ►

- Interdisziplinäre Arbeit sichert die **professionelle Hilfe** für den Stimmpatienten.
- Die Stimmtherapeutin muss die **Grenzen ihrer Kompetenz kennen** und beachten.

10 Therapie spezieller Störungsbilder

Übersicht

10.1 Überblick

Das im praktischen Teil beschriebene Vorgehen zur Behandlung von Stimmstörungen gilt weitestgehend für alle Störungsbilder. **Störungsbildspezifische Übungsprogramme** sind in den meisten Fällen **nicht sinnvoll**. Vielmehr sollte die Auswahl des Übungsprogramms **patientenspezifisch**, nicht allein nach Störungsbild erfolgen. Jede einzelne Übung muss immer dahin gehend kontrolliert werden, ob sie **im Einzelfall** zum bestmöglichen Ergebnis führt.

Abgesehen davon gelten für die **unterschiedlichen Störungsbilder Besonderheiten,** die bei der Behandlung beachtet werden müssen:

- Eine **psychogene Stimmstörung** muss immer in Kooperation mit einer Psychotherapeutin und mit begleitender Psychotherapie behandelt werden.
- Bei einer **Mutationsstörung** kann es unter der Therapie zu so drastischen Veränderungen der Stimme kommen, dass besondere Unterstützung bei Transferleistungen nötig ist.
- **Stimmlippenlähmungen** müssen immer intensiv behandelt werden, der Schwerpunkt der Therapie liegt darauf, die Kehlkopfmuskulatur in bestmöglicher Funktion zu erhalten.
- Die Therapie **nach operativen Eingriffen** an den Stimmlippen verlangt ein besonders schonendes Vorgehen.
- Bei der Therapie von **Dysodien** muss das Übungsprogramm auf die Singstimme erweitert werden.
- In der Stimmtherapie bei **Schwerhörigkeit** ist das Hauptziel, die Selbstwahrnehmung für die Stimme trotz eingeschränkter auditiver Rückkopplung zu verbessern.

10.2 Therapie bei psychogenen Dysphonien

Die Behandlung psychogener Dysphonien gehört selbstverständlich nicht ausschließlich in die Hände einer Stimmtherapeutin. Der eigentliche Therapieauftrag liegt bei der **Psychotherapeutin**.

Psychogene Dysphonien gehen meist mit einem erheblichen **Leidensdruck** einher, der durch die Stimmstörung verursacht wird. Deshalb ist es ratsam, dass parallel zur Psychotherapie auch eine **funktionsorientierte Stimmtherapie** durchgeführt wird. Bei dieser Form der Stimmstörung ist jedoch zu beachten, dass eine Heilung ohne die Beseitigung der psychischen Ursachen zu einer **Symptomverschiebung** führen kann: Die seelischen Störungen somatisieren sich an anderer Stelle.

Beachte ► Eine enge Zusammenarbeit von Stimmtherapeutin und Psychotherapeutin ist bei der Behandlung von psychogenen Stimmstörungen unabdingbar.

Wenn der Patient damit einverstanden ist, kann es sehr effektiv und hilfreich sein, wenn die Psychotherapeutin während der Stimmtherapie anwesend ist.

Praktisches Vorgehen

Das methodische Vorgehen ähnelt dem bei der **funktionellen Dysphonie.** Zu beachten ist allerdings der Umstand, dass sich die Stimme verbessert, wenn der Patient von der Hörwahrnehmung und der kinästhetischen Kontrolle abgelenkt wird. Zur Selbstwahrnehmung sollte also erst dann angeleitet werden, wenn sich eine normale Stimmgebung festigt.

Die Überrumpelungsmethode

Die in einigen phoniatrischen Kliniken von Ärzten praktizierte Überrumpelungsmethode (vgl. Wirth 1995, S. 266) ist eine zum Teil sehr effektive, aber ebenso umstrittene Behandlungsmöglichkeit von psychogenen Aphonien. Bei dieser Methode wird sich der Umstand zunutze gemacht, dass das Symptom Stimmstörung verschwindet, sobald die **auditive und/oder kinästhetische Rückkopplung ausgeschaltet ist.**

Cave ► Achtung: Diese Vorgehensweise sollte **nicht im Rahmen der Stimmtherapie eingesetzt** werden. Sie wird an dieser Stelle beschrieben, um eine mögliche Behandlungsmethode aufzuzeigen und das Verständnis für psychogene Erkrankungen zu vertiefen. Dies ist kein Plädoyer für diese Methode, vielmehr soll die Leserin zur kritischen Auseinandersetzung angeregt werden.

Vorgehen ► Der Patient wird vertäubt und soll währenddessen phonieren. Der Behandler irritiert den Kehlkopf zusätzlich manuell (Massage von Zungengrund, leichter Druck auf den Schildknorpel). Stellt sich die normale Stimmfunktion währenddessen ein, wird die Vertäubung ausgeschaltet. Wichtig ist dabei, dass der Patient stetig weiter phoniert (z.B. Zahlenreihen spricht). Der Behandler hat die Aufgabe, den Patienten dazu zu bringen, dass er die Phonation keinesfalls unterbricht und auch in dem Moment, wenn er seine eigene Stimme wieder hört, nicht in die Aphonie zurückfällt. Der Patient wird also gewissermaßen vom Klang seiner Stimme **überrumpelt.** Der Behandler muss so vehement auftreten, dass der Patient nicht dazu kommt, den Stimmklang wieder aufzugeben. Nach und nach werden Irritationen und Aufforderung zum Zählen o.Ä. zurückgenommen, bis der Patient in der Lage ist, seiner Stimme in Ruhe zuzuhören, ohne dass sie ihn wieder »verlässt«.

Cave ► Gelingt eine Überrumpelung beim ersten Versuch nicht, ist damit zu rechnen, dass sich die Störung noch stärker manifestiert.

Sofort nach der Überrumpelung muss der Patient von einer Psychotherapeutin betreut werden, er darf keinesfalls mit dem Prozess »allein« gelassen werden. Eine intensive Psychotherapie schließt sich unmittelbar an, um die zugrunde liegenden schwerwiegenden psychischen Konflikte zu behandeln.

Bemerkungen ► Diese Methode ist deshalb mit Vorbehalt zu betrachten, weil dem Patienten seine Stimme ohne seine Einwilligung zurückgegeben wird. Er wird mehr oder minder dazu gezwungen, sein Symptom aufzugeben (für dessen Aufrechterhaltung er im Regelfall gute Gründe hat). Da es sehr wichtig ist, dass der Patient keine Chance bekommt, wieder aphon zu werden, darf das Vorgehen des Behandlers nicht gerade sanft sein. Dazu kommt, dass der erste Versuch gelingen muss, weil sonst eine Verschlimmerung der Situation eintreten kann.

Das Überrumpeln ermöglicht es allerdings, dem Patienten die Angst vor einer schwerwiegenden körperlichen Erkrankung zu nehmen und ihm gleichzeitig zu »beweisen«, dass die Stimme **funktionell in Ordnung** ist. Bei den meisten Patienten mit einer psychogenen Stimmstörung ist die Einsicht, dass die Ursachen nicht körperlich sind und sie sich dringend in psychotherapeutische Behandlung begeben müssen, nicht vorhanden und schwer vermittelbar. Der Behandler hat mit der Überrumpelungsmethode daher eine Chance, Vertrauen herzustellen und seine Fachkompetenz zu beweisen. Darüber kann ein Zugang zum Patienten möglich sein. Erkennt der Patient, dass er körperlich gesund ist und dennoch eine so schwere Symptomatik entwickelt hat, kann die Einsicht, etwas »unternehmen« zu müssen, leichter fallen. Dadurch und durch die anschließende Betreuung kann sich eine **Motivation zur Psychotherapie** ergeben.

Beachte ► Die Überrumpelungsmethode steht und fällt mit der Frage, ob sie **im Einzelfall funktioniert.** Geht etwas schief, d.h. fällt der Patient in das Symptom zurück oder verweigert er die anschließende Behandlung, sind mögliche Folgen nicht absehbar.

Fazit ►

- ► Die Behandlung psychogener Dysphonien gehört in psychotherapeutische Hände, sollte aber **stimm-**

therapeutisch begleitet werden. Dabei ist eine möglichst enge Zusammenarbeit von Psychotherapeutin und Stimmtherapeutin nötig.

- Die funktionsorientierte Stimmtherapie entspricht dem **Vorgehen bei funktionellen Stimmstörungen**.
- Bei der psychogenen Dysphonie führt die **Ausschaltung der auditiven oder kinästhetischen Rückkopplung** zur Verbesserung des Stimmklanges.

10.3 Therapie bei funktionellen Mutationsstörungen

Therapien von Mutationsstörungen zeichnen sich besonders dadurch aus, dass sich die **Stimme** bei erfolgreicher Therapie **vollständig verändern** kann. Je nach Schweregrad, ob es sich also um eine larvierte, eine inkomplette Mutation oder um eine Mutationsfistelstimme handelt, kann der Stimmwechsel zu einer **neuen stimmlichen Identität** führen. Neben dem funktionellen Anteil der Therapie muss der Stimmwechsel dementsprechend sorgfältig vorbereitet und begleitet werden.

10.3.1 Mutationsstörungen der männlichen Stimme

Prognose

Die Erfolgsaussichten bei der Therapie von funktionellen Mutationsstörungen werden mit zunehmendem Alter des Patienten geringer (s. Kapitel 3.5 »Funktionell bedingte Mutationsstörungen«). Je länger die zu hohe Stimmlage beibehalten wird, desto stärker manifestieren sich die pathologischen Funktionsmuster. Kommt es zu einer Atrophie von Muskelgewebe, ist der Wechsel in die physiologische Stimmlage nicht mehr möglich. Eine Heilung der Stimme gelingt nur dadurch, dass der **unvollständige oder nicht vollzogene Stimmwechsel nachgeholt** wird.

Ziele

Ziel der Stimmtherapie ist es, die Spannung der Muskulatur von Kehlkopf und Zungengrund so weit zu reduzieren, dass der **Kehlkopf in eine entspannte »Tiefstellung«** gelangen kann. Das zieht eine Umstellung der zentralnervösen Steuerung des gesamten Phonationssystems nach sich. Ähnlich wie beim physiologischen Stimmwechsel kann diese Umstellung einen längeren Zeitraum in Anspruch nehmen, der durch Stimmübungen und Beratung begleitet werden muss, bis sich die »neue« Stimmlage gefestigt hat. **Die wichtigsten Ziele** sind im Einzelnen:

- Vorbereitung des Patienten auf eine mögliche Änderung der Stimmlage,
- muskuläre Entspannung von Kehlkopf und umliegender Muskulatur,
- Absenken der Stimmlage in den physiologischen Bereich,
- Festigung der neuen Stimme,
- Akzeptanz der neuen Stimmlage und Transfer in den Alltag.

Praktisches Vorgehen

Vorbereitung ► Bevor sich der Patient auf eine neue Stimmlage vorbereitet, muss die Stimmtherapeutin untersuchen, ob ein Stimmwechsel überhaupt noch vollzogen werden kann: Es muss möglich sein, in der Übungssituation wenigstens kurzfristig eine tiefe Stimmlage herzustellen. Dann ist zunächst eine **Aufklärung des Patienten** gefordert, wobei besonders darauf hingewiesen werden muss, **welche Konsequenzen sich aus dem Beibehalten der hohen Stimme** ergeben können. Zur Vorbereitung des Patienten bietet es sich an, Aufnahmen fremder Stimmen zu hören. Der Patient bekommt so die Möglichkeit, sich mit der Wirkung von Stimmen auseinander zu setzen und für sich zu klären, welche Stimmen ihm angenehm sind, welche nicht. Er sollte sich weiterhin mit der Frage beschäftigen, **welche Folgen eine tiefere Stimme für ihn haben könnte** und ob mit dieser Vorstellung Bedenken oder Ängste verknüpft sind.

Beachte ► Die Entscheidung zur »neuen« Stimme muss der Patient selbst treffen. Ist er dazu nicht bereit, kann keine Therapie stattfinden.

Tipp ► Eine detailliertere Beschreibung dazu, wie die psychische Bereitschaft des Patienten zum Wechsel der Stimmlage vorbereitet werden kann, findet sich bei Eberle (1979).

Einleiten des Stimmwechsels ► Geeignet sind ganzkörperliche Entspannungsübungen, die mit Übungen zur Resonanz (z.B. Kausummen) verbunden werden. Oft ist es möglich, den ersten tiefen Klang über tönende Hustenstöße oder Räuspern zu erreichen. Eine manuelle Massage des Zungengrundes kann den Zug auf den Kehlkopf lösen.

Festigung der neuen Stimmlage ► Die Festigung gelingt auf Ebene von Stimmübungen zu sämtlichen Parametern (Resonanz, Modulation, Lautstärke, Stimmsitz etc.). Nach einem Stimmwechsel ist die Stimme zunächst zu tief, rau und nicht voll resonant. Der Klang muss mittels Stimmübungen optimiert werden.

Akzeptanz der neuen Stimme ► Der Patient braucht normalerweise Zeit, um die neue Stimmlage zu akzeptieren. Die Stimmtherapeutin muss ihm Gelegenheit geben, sich darüber zu äußern, wie er den neuen Klang empfindet und wie er sich damit fühlt. Eine Konfrontation mit **Tonaufnahmen von vor und nach dem Stimmwechsel** kann bei der Akzeptanz helfen, da die tiefe Stimmlage stets tragfähiger und resonanzreicher ist. Der **Übertrag in den Alltag** sollte schrittweise und vorsichtig vollzogen werden. Während der Therapie bietet es sich entsprechend an, einzelne Situationen im Alltag vor- und nachbereitend im Detail zu besprechen. Dies gilt besonders im Hinblick auf die Reaktionen des sozialen Umfelds auf die stimmliche Veränderung.

Beispiel ► Ein Patient, 21 Jahre, Schlosserlehrling, kommt zur Stimmtherapie, weil seine Stimme stets heiser und wenig belastbar ist. Die mittlere Sprechstimmlage liegt um c, erscheint damit leicht erhöht. Der Patient beschreibt, dass er hin und wieder gehänselt wird, weil seine Stimme weiblich klinge. In den ersten Stunden der Therapie ist es möglich, die Stimme in der Übungssituation um etwa 2 Halbtöne abzusenken, was zu einer leichten Stabilisierung der Stimme führt. In der 6. Therapiestunde räuspert sich der Patient gelegentlich, und neben dem Hustengeräusch ist kurz und kaum wahrnehmbar ein tiefes Brummen zu hören. Durch wiederholtes Räuspern lässt sich dieses Brummen akustisch eindeutig vom Geräuschanteil unterscheiden. Mit Hilfe von Entspannungs-, Kau- und Summübungen gelingt es, diesen Stimmklang auch für den Patienten wahrnehmbar zu machen. Eine Therapiestunde später ist der Patient bereits in der Lage, Wörter und Sätze in einer Stimmlage zu sprechen, die um C (!!) liegt. Nach weiteren 3 Sitzungen ist der Stimmwechsel vollzogen, und der Patient spricht auch im Alltag, noch leicht rau und unsicher, mit einer ausgesprochen tiefen und voll tönenden Bassstimme. Der Patient schildert, er habe versucht, eine Freundin mit der neuen Stimme telefonisch zu erreichen. Da sie die tiefe Stimme nicht mit seinem Namen in Verbindung bringen konnte, habe sie ihm nach dem dritten Versuch mit einer Strafanzeige gedroht, falls er sie nochmals belästigen sollte. Die weiteren Reaktionen seines Umfeldes schildert er jedoch als ausnahmslos positiv. Wenn er sich in einem Café unterhalte, würden sich alle (Frauen) nach ihm umschauen. Er erntet Bewunderung für seine Stimme, die wirklich ungewöhnlich tief ist. (Die mittlere Sprechstimmlage pendelt sich nach und nach auf E ein.) Der Patient selbst fühlt sich mit der neuen Stimme ausgesprochen wohl und hat keinerlei Schwierigkeiten, sie anzunehmen und einzusetzen.

Akzeptanzprobleme ► Die Therapien von Mutationsstörungen verlaufen leider nicht in jedem Fall so effektiv und unproblematisch. Während es in den meisten Fällen nicht schwierig ist, jungen Patienten in ihre eigentliche Stimmlage zu verhelfen, kann es bei der Akzeptanz der neuen Stimme **Konflikte** geben. Grundsätzlich erfordert es Mut, mit dieser Umstellung im Alltag umzugehen. Abhängig von der Ursache für das Beibehalten einer zu hohen Sprechstimmlage ist es möglich, dass starke Identifikationsschwierigkeiten mit einer tiefen Stimme bestehen und aus diesem Grund ein Transfer nicht gelingt.

Grenzen der Therapie ► Die Stimmtherapeutin hat die Aufgabe, den Transfer zu begleiten und auch Ansprechpartnerin für mögliche Unsicherheiten zu sein. Ist, rein funktionell betrachtet, eine tiefe Lage möglich, die der Patient aber auf Dauer nicht beibehält, ist die Grenze der Stimmtherapie wahrscheinlich erreicht. In Absprache mit dem überweisenden Arzt kann dann eine Psychotherapeutin hinzugezogen werden.

Gelingt der Nachvollzug des Stimmwechsels aus **funktionellen oder organischen Gründen** nicht (Manifestierung, Muskelatrophie), ist die Aufgabe der Stimmtherapie, trotz hoher Stimmlage eine möglichst anstrengungsfreie Phonation zu erarbeiten.

Beachte ► Bleibt die hohe Stimmlage bestehen, ist das Stimmorgan auf Lebenszeit nur gering belastbar.

10.3.2 Mutationsstörungen der weiblichen Stimme

Bei funktionell bedingten Mutationsstörungen weiblicher Stimmen gilt eine **ähnliche Verfahrensweise**. Der Unterschied liegt im Wesentlichen darin, dass der Wechsel der Stimmlage nicht so erheblich ist wie bei der männlichen Stimme. Dennoch kann die Auseinandersetzung mit einer tieferen Stimme Schwierigkeiten bereiten. Es ist zu vermuten, dass hinter einer überhöhten (kopfigen, piepsigen) weiblichen Stimme häufig ein familiär oder gesellschaftlich geprägtes Frauenbild steht (s. Beispiele aus den Medien!). Spätestens im Laufe der Therapie zeigt sich, wie stark die Widerstände dagegen sind, eine »tiefe« Stimme anzunehmen. Auch hier gilt: Nur die Bereitschaft der Patientin ermöglicht einen Therapieerfolg.

Fazit ►
- Die Heilung einer Mutationsstörung ist nur möglich, wenn es gelingt, einen **unvollständigen Stimmwechsel nachzuholen**.
- Der Patient muss **auf den Stimmwechsel vorbereitet werden** und frei entscheiden können, ob er dazu bereit ist.
- Die **funktionelle Therapie** besteht überwiegend aus ganzkörperlichen und lokal entspannenden, lockernden Übungen.
- Eine neue Stimmlage muss durch **Übungen in allen Stimmmodalitäten** gefestigt werden.
- Die Stimmtherapeutin muss den **Transfer in die Alltagssituation** nach den Bedürfnissen des Patienten begleiten.

10.4 Therapie bei Stimmlippenlähmungen

Lähmungen des Kehlkopfes, die mit einer Beeinträchtigung der Stimmfunktion einhergehen, sollten **sofort nach Auftreten** stimmtherapeutisch behandelt werden. Tritt die Lähmungserscheinung **als Folge einer Operation** auf, sollte etwa 1 Woche nach dem Eingriff damit begonnen werden. Die Stimmtherapie findet täglich, mindestens aber dreimal wöchentlich statt.

Ziele

Die Ziele variieren je nach Lähmungserscheinungen.
- Bei **Lähmungen in Paramedian- oder Intermediärstellung** wird versucht, die gesunde Stimmlippe an die kranke anzunähern, sodass es zu einem Glottisschluss kommt.
- Schlaffe Lähmungen erfordern grundsätzlich eine Erhöhung der Feinkoordination durch Dosierung des Anblasedruckes, damit das aerodynamische Schwingungsverhalten der gelähmten Stimmlippe ausgenutzt wird und auf diese Weise ein Glottisschluss möglich wird.

Bei durchschnittlich 50% aller Kehlkopflähmungen kehrt nach etwa 3 Monaten von selbst eine teilweise oder vollständige Beweglichkeit zurück (wenn der Nerv nur gequetscht oder zum Teil verletzt wurde). Allerdings beginnt das **Muskelgewebe** bereits **nach einem Monat Inaktivität zu atrophieren.**

Beachte ► Die Stimmtherapie verfolgt grundsätzlich das Ziel, die gelähmte Stimmlippe in Aktivität zu halten, um so der Atrophie vorzubeugen.
Der Einsatz von **Reizstrom** soll den Erhalt der Muskelmasse unterstützen, ist aber ohne begleitende Stimmübungen in jedem Fall erfolglos.

Praktisches Vorgehen

Bei der Stimmlippenlähmung erübrigt sich die Forschung nach Ursachen und Zusammenhängen der Stimmveränderung weitestgehend.

Beachte ► Hauptinhalt der Therapie sind von Beginn an Stimmübungen, die den Glottisschluss begünstigen.

Im Gegensatz zu landläufigen Annahmen variiert aber auch hier die Wirksamkeit einzelner Übungen enorm von Patient zu Patient. Dass Stimmlippenlähmungen mittels Stoßübungen und Reizstrom behandelt werden sollten, wird teils bis heute gelehrt und ist auch in einzelnen Fachbüchern nachzulesen (s. z. B. Wirth 1995, S. 349f).

Cave ► Die Folge einer Kombination aus Stoßübungen und Reizstrombehandlung kann sein, dass den Patienten überflüssigerweise Taschenfaltenstimmen oder hyperfunktionelle Dysphonien antrainiert werden (vgl. Kapitel 8.4.11 »Spezieller Teil zum Therapiebereich Stimme«, Abschnitt »Reizstrombehandlung«).

Wie bei der funktionellen Stimmstörung muss die Stimmtherapeutin auch hier herausfinden, auf welche Übungen die Stimme anspricht, und dann ein **patientengerechtes Übungsprogramm** erstellen.

Zu beachten ist weiterhin, dass sich das **Erscheinungsbild einer Lähmung spontan verändern** kann, d.h., dass eine schlaffe Lähmung straff wird oder eine straffe Lähmung schlaff. Ist die Stimmtherapeutin in der Lage, die Wirksamkeit jeder Übung **durch ständige Klanganalyse zu kontrollieren**, kann sie durch Änderung ihres Vorgehens auf diesen Prozess angemessen reagieren.

Stoßübungen ► Stoßübungen bewirken eine Aktivität sämtlicher den Kehlkopf umgebender Muskeln. Es kommt zu einer Verengung im Halsbereich, die dazu führt, dass sich Taschenfalten sowie Stimmlippen einander annähern. Das kann bei einer straffen Lähmung zum erwünschten Glottisschluss führen, die Ausprägung von hyperfunktionellen Symptomen ist dann aber nicht zu verhindern. Dem Patienten wird auf diese Weise beigebracht, mit **stark erhöhtem Kraftaufwand** zu phonieren.

Beachte ► Nur wenn durch keine der üblichen funktionellen Übungen Erfolge zu erzielen sind, kann der Einsatz von Stoßübungen berechtigt sein.

Vokaleinsätze ► Im Vergleich zu anderen Lauten ist die Schließungstendenz der Stimmlippen bei Vokaleinsätzen am größten. Vokaleinsatzübungen können daher bei straffen Lähmungen einen Schluss bewirken, dessen allgemeiner Kraftaufwand nur bedingt erhöht ist. Gelingt darüber der Glottisschluss, kann zu langes Üben allerdings zu einer Reizung der Schleimhaut führen.

Aktivierung des Unterdruckventils ► Bei der Unterstützung der Einatmungstendenz durch Bewegungen zum Körper hin wird das Einlassventil ohne gleichzeitigen Kraftaufwand der umliegenden Strukturen aktiviert. Deshalb eignen sich Stimmübungen auf Vokale mit entsprechender Bewegung grundsätzlich am besten zur Therapie von straffen wie auch von schlaffen Stimmlippenlähmungen.

Atemrhythmisch Angepasste Phonation ► Die Stimulierung des Zwerchfells durch Abspannübungen kann bei straffen und bei schlaffen Lähmungen zu guten Erfolgen führen.

Übungen bei schlaffen Lähmungen in Median- oder Paramedianstellung ► Bei diesem Krankheitsbild können auch Resonanzübungen mit Reduzierung des Atemdrucks zum Erfolg führen. Zum Einsatz kommen dann beispielsweise Kauübungen, Nasal-Vokal-Ketten, Summen in die Maske usw.

Festigung und Automatisierung ► Da es teils eines insgesamt erhöhten Kraftaufwandes bedarf, um zu befriedigenden Stimmergebnissen zu kommen, kann es in der Phase der Festigung notwendig sein, den gesamten Tonus wieder zu reduzieren, ohne dabei Klangqualität zu verlieren. Hier können auch ganzkörperliche Entspannungsübungen zum Einsatz kommen. Mittels Glissando- oder sonstiger Modulationsübungen sollte die **Stimmqualität in allen erforderlichen Tonlagen** gefestigt werden. Auch die **Erhöhung der Lautstärke** muss gesondert geübt werden, weil es hier gewohnheitsmäßig zu starken Veränderungen im Anblasedruck kommt. Entsprechend dem Vorgehen bei der funktionellen Dysphonie muss der Patient häufig bei **Transferleistungen** unterstützt werden.

Alternative bei mangelndem Erfolg ► Bleibt eine Stimmbehandlung bis zu einem Jahr nach Lähmungseintritt in dem Sinne erfolglos, dass der Patient unter einer dauerhaften Aphonie leidet, kann die Indikation für das Antrainieren einer **erwünschten Taschenfaltenstimme** gestellt werden.

Fazit ►

- Eine Stimmlippenlähmung muss **immer intensiv (mindestens dreimal pro Woche) behandelt werden**. Funktionelle Stimmübungen stehen von Beginn an im Zentrum der Therapie.
- Das **Hauptziel** der Therapie besteht darin, einen **Glottisschluss** zu erreichen und so einer möglichen Atrophie von Muskelgewebe vorzubeugen.
- Das Vorgehen ist **je nach Patient und Störungsbild unterschiedlich**. Jede Übung muss auditiv auf ihre Wirksamkeit hin überprüft werden.
- Die **Entstehung hyperfunktioneller Symptome** muss durch entsprechende Übungswahl verhindert werden. Übungen, die zur Erhöhung des gesamten Kraftaufwandes führen (z.B. Stoßübungen) kommen nur zum Einsatz, wenn andere Übungen erfolglos bleiben.
- Der **Einsatz von Reizstrom** ist, wenn überhaupt, **nur in Verbindung mit Stimmübungen** sinnvoll.

10.5 Stimmtherapie nach operativen Eingriffen

Stimmlippenknötchen, Kontaktgranulome, Stimmlippenpolypen, Hyperplasien und Ödeme der Schleimhaut sowie Karzinome werden **operativ entfernt**. Normalerweise verordnet der behandelnde Arzt nach der Operation eine **Stimmruhe von 1–2 Wochen**. Direkt im Anschluss muss eine Stimmtherapie begonnen werden. Das Ziel ist entweder die **Verhinderung von Rezidiven** oder das **Erarbeiten einer optimalen Phonation** trotz Narbengewebe oder fehlender Stimmlippenstruktur.

10.5.1 Stimmtherapie nach Abtragung

Polypen, harte Knötchen und Kontaktgranulome können normalerweise ohne Schleimhautschäden abgetragen werden. Bleiben dennoch Narben auf der Schleimhaut zurück, wird die Stimme dadurch dauerhaft beeinträchtigt. Nach der verordneten Stimmruhe kann mit einer **Stimmtherapie nach funktionellen Gesichtspunkten** begonnen werden. Es ist davon auszugehen, dass nach der Stimmruhe keine weitere Stimmschonung notwendig ist. Da Knötchen und Kontaktgranulome als Folge einer **funktionellen Dysphonie** entstehen, werden sie postoperativ wie eine solche behandelt. Die Therapie zielt hier auf eine **Ökonomisierung der Stimmfunktion** ab, um eine Neubildung (Rezidiv) zu verhindern. Sollten Narben zurückbleiben, wird eine bestmögliche Phonation trotz organischer Beeinträchtigungen erarbeitet.

10.5.2 Stimmtherapie nach Dekortikation

Bei der Dekortikation wird **Epithelgewebe der Stimmlippe (Schleimhaut) abgetragen.** Das Epithel bildet sich innerhalb von 6–8 Wochen nach. Mittels Schleimhautabtragung werden Reinke-Ödeme, Karzinome im Frühstadium oder Epithelhyperplasien (auch die hyperplastische Laryngitis) behandelt (s. Kapitel 3.8 »Stimmstörungen infolge organischer Veränderungen des Kehlkopfes«). Als Operationsfolge können Narben, Substanzdefekte der Muskulatur oder Granulome entstehen. Nach Abtragung eines Karzinoms kann eine erneute Zellbildung die Stimmlippe infiltrieren, sodass es zu einem phonatorischen Stillstand kommt. Aufgrund einer **Schonhaltung** leiden viele Patienten nach der Operation unter einer **Stimmverschlechterung.** Dabei wird aus Angst vor Schmerz oder Reizung ein vollständiger Glottisschluss vermieden.

Beachte ► Nach einer Dekortikation muss ganz besonders darauf geachtet werden, ob sich die Stimme unter der Therapie verschlechtert. Nicht selten kommt es nach der Operation zur Ausbildung organischer Schäden. Der Patient muss bei Verdacht auf eine Stimmverschlechterung sofort ärztlich untersucht werden.

Therapie ►
Inhaltlich orientiert sich das Vorgehen an den Bausteinen zur Therapie funktioneller Stimmstörungen. Ziel ist es, entweder trotz Narbengewebe zu einer physiologischen Stimmgebung zu gelangen oder eine Schonhaltung abzubauen.

10.5.3 Stimmtherapie nach Chordektomie

Bei der Chordektomie wird neben Schleimhaut auch **Muskelgewebe** entfernt. Diese Operation wird bei Karzinomen vorgenommen, die auf das Gewebe der Stimmlippe begrenzt sind. Nach der Entfernung von Muskulatur bildet sich Narbengewebe, welches zur Phonation genutzt werden kann. Je nachdem, wie viel Muskelgewebe entfernt werden musste und ob die Operation ein- oder beidseitig durchgeführt wurde, kann **auf der Ebene von Stimmlippe und Narbengewebe phoniert** werden. Andernfalls ist es nötig, eine **Phonation auf Taschenfaltenebene** anzutrainieren.

Die Stimmtherapeutin sollte also versuchen, mit den verbliebenen Strukturen eine möglichst **resonante und anstrengungsfreie Phonation** zu erarbeiten. In den meisten Fällen gelingt das über Resonanz- und Entspannungsübungen.

Beachte ► Eine klare und voll tragfähige Stimme kann nach einer Chordektomie nicht erreicht werden.

Nur, wenn es nicht gelingt, einen Schluss auf Höhe der Stimmlippen zu erarbeiten, sollte eine Taschenfaltenstimme antrainiert werden (s. auch Kapitel 3.8.4 »Kehlkopftumoren«, Abschnitt »Larynxkarzinom«).

Fazit ►
- Nach **Kehlkopfoperationen** ist in den meisten Fällen eine Stimmtherapie indiziert.
- Treten organische Veränderungen infolge funktioneller Stimmstörungen auf (Knötchen, Granulome), muss in der Therapie die **funktionelle Dysphonie** behandelt werden, **um Rezidive zu vermeiden**.
- Weitere Ziele sind die **Vermeidung einer Schonhaltung** oder **bestmögliche Phonation trotz postoperativer Defekte**.

10.6 Therapie der gestörten Singstimme

Störungen der Singstimme gehen in den meisten Fällen mit Störungen der Sprechstimme einher. Die **Ursachen** können sowohl im Fehlgebrauch der Sprech- als auch der Singstimme liegen. Meist werden Dysodien aber durch Überbelastung der Singstimme oder falsch erlernte Gesangstechniken verursacht (s. Kapitel 3.9 »Störungen der Singstimme«). Eine Stimmtherapie setzt in jedem Fall im Bereich von Sprech- und Singstimme an und hat daher zum Ziel, **eine physiologische Stimmgebung in allen Stimmlagen** zu ermöglichen.

Bei der gestörten Singstimme steht an erster Stelle die Frage, **was** und **wie** gesungen wird. Im **klassischen Gesang** (bel canto) ist die Tragfähigkeit der Stimme von besonderer Bedeutung, da Sängerinnen mit ihrer Stimme gegen ein ganzes Orchester ansingen müssen. Daneben gelten Qualitäten wie Vibrato, Klarheit und unauffällige Registerwechsel.

Der **moderne Gesang** bedient sich in der Regel elektronischer Verstärkung, sodass es dabei nicht wesentlich auf Lautstärke und Tragfähigkeit ankommt. Im Bereich des **Jazz- oder Popgesanges** geht es in erster Linie um die persönliche Ausdrucksstärke einer Stimme, weniger um Klangqualitäten im physiologischen Sinne. So können verschiedene Gesangsstile, z.B. das Ziehen der Bruststimme in hohe Tonlagen, eine Belastung für die Stimme darstellen. In der **Rockmusik** ist es besonders wichtig, mit hohem Kraftaufwand zu singen. Geräuschanteile in der Stimme sind zur Verstärkung des individuellen Ausdrucks erwünscht. Beim **Jodeln** wiederum ist der abrupte Registerwechsel gefordert, die Stimme kippt zwischen Brust- und Kopfregister.

Bekannt ist, dass die Stimmen von **professionellen Musical- und Chorsängern** oft »missbraucht« werden. In beiden Fällen werden lange und harte Proben vom Sänger verlangt. Im Musical muss sowohl laut als auch ausdrucksstark gesungen werden. Beim Chorgesang ist das Eigenhören durch die Summe der Stimmen eingeschränkt, und es wird nicht auf das Können und die Grenzen des einzelnen Sängers geachtet. Eine Stimme hält diesen Anforderungen nur begrenzte Zeit stand, und es kann zu dauerhaften Schäden kommen.

Beachte ► Besondere gesangliche Anforderungen können zur Entstehung von Stimmstörungen beitragen. Das gilt auch für die klassisch ausgebildete Gesangsstimme: Das Erlernen von Atemstütze, Vokalausgleich oder dem gedeckten Singen kann Spannungsmuster erzeugen, die das Stimmorgan auf Dauer überlasten.

Exkurs ►

Vokalausgleich bedeutet, dass das Ansatzrohr beim Singen von Vokalen verformt wird, um so die Grundfrequenz des Klanges zu verstärken. Das wird möglich, indem ein Vokal gewählt wird, dessen Formantfrequenz mit der Grundfrequenz übereinstimmt.
Beim **gedeckten Singen** wird der Kehlkopf nach unten gezogen, sodass sich der supraglottische Raum vergrößert. Dadurch kommt es zu einer Verstärkung von Frequenzen im Bereich von 2.500 Hz, es entsteht der sog. Sängerformant. Diese Verstärkung unterstützt die Tragfähigkeit einer Gesangsstimme, um gegen ein ganzes Orchester zu bestehen.

Besondere Anforderungen an die Stimmtherapeutin bei der Therapie von Singstimmen

Gesangsstil ► Wenn das Genre, in dem der Sänger tätig ist, einen Gesangsstil verlangt, der die Stimme belastet, besteht ein Interessenkonflikt. Der Sänger ist sowohl auf die Funktionstüchtigkeit seines Organs angewiesen als auch darauf, es ständig zu überlasten. Bei der Singstimme ist es nicht immer möglich, den persönlichen Stil zugunsten einer »physiologischen« Funktion aufzugeben. Innerhalb der Stimmtherapie muss dann geklärt werden, ob es möglich ist, den Gesangsstil so zu verändern, dass er weniger belastend ist, ohne die individuellen Merkmale aufzugeben. Weiterhin muss eine

»Funktionsbasis« erarbeitet werden: Die **Sprechstimme** muss ökonomisiert werden, und der Sänger muss regelmäßig Übungen zum physiologischen Training der Singstimme durchführen. Das Stimmorgan muss also so weit gekräftigt werden, dass es den besonderen Anforderungen standhält.

Situation des Sängers ► Die berufliche Situation eines professionellen Sängers ist oft mit Konkurrenz- und Erfolgsdruck verbunden. Die harten psychischen Belastungen, denen ein Sänger ausgesetzt ist, tragen ihren Teil zum Entstehen einer Stimmstörung bei. Der Sänger ist in dieser Situation umso mehr auf professionelle Hilfe angewiesen. **Der Leistungsdruck kann sich auf die Stimmtherapeutin übertragen.** Um dem zu entgehen, ist es hilfreich, Kontakt zu einer nachweislich guten Gesangspädagogin zu halten. (Die Gesangspädagogin sollte in funktionalem Stimmtraining ausgebildet sein.) Vielen Sängern kann gut geholfen werden mit einer zweigleisigen Behandlung durch Stimmtherapie und Gesangsunterricht. Die Stimmtherapie bildet sozusagen die Basisarbeit für den Gesangsunterricht. Um der besonderen Situation des Sängers gerecht zu werden, kann es in einigen Fällen sinnvoll oder notwenig sein, eine Psychotherapeutin hinzuzuziehen.

Vorwissen des Sängers ► Fast alle, in jedem Fall die klassischen Sänger, haben eine Stimmausbildung hinter sich. Das übermittelte Wissen ist verinnerlicht und wird beim täglichen Singen umgesetzt. Ziel einer Stimmtherapie kann sein, dass sich der Sänger von alten Techniken verabschiedet.

Beachte ► Nicht selten kommt es in der Stimmtherapie mit ausgebildeten Sängern zu Kompetenzkonflikten zwischen Stimmtherapeutin und Patient.

Ein Sänger ist ja auch »Fachmann« für die Stimme und nicht immer bereit, sich belehren zu lassen oder gar einzusehen, dass er möglicherweise über Jahre hinweg »falsch« gesungen hat. (Dieses Problem tritt bei **Berufssprechern,** die eine Sprechausbildung hinter sich haben, gleichermaßen auf.) Um damit angemessen umzugehen, hilft weniger theoretisches Wissen als vielmehr Feingefühl und die soziale Kompetenz der Stimmtherapeutin. Es ist wenig Erfolg versprechend, sich auf Fachdiskussionen oder inhaltliche Streitereien mit dem Patienten einzulassen. Auch hier gilt: Ohne die Bereitschaft des Patienten, sich helfen zu lassen, bietet eine Stimmtherapie keine Erfolgsaussichten.

Ziele

Eine Stimmtherapie hat immer das Ziel, eine möglichst **belastungsfreie Stimmgebung** zu erarbeiten. Die Ausschaltung kompensatorischer Spannungsmechanismen ist Grundlage für die dauerhafte Leistungsfähigkeit der Stimme. Damit entspricht die Stimmtherapie jedoch nicht immer dem, was von einem Sänger gefordert wird.

Professionelle Sänger sollten insbesondere dann, wenn ein belastender Gesangsstil gefragt ist, auf **Stimmhygiene** und den **Erhalt ihres Organs** achten. Das gilt gleichermaßen für Sprech- und Singstimme. Diese Unterstützung kann die Stimmtherapie leisten. Sie ersetzt aber keinen Gesangsunterricht.

Die wichtigsten Einzelziele bei der funktionellen Therapie einer Singstimme sind:

- Reduzierung von Verspannungen der mimischen Muskulatur und des Vokaltraktes,
- Lösen und Aktivieren des Zwerchfells, zwerchfelldosierte Ausatmung, Phonation mit muskulärer Einatmungstendenz,
- Erweiterung des Stimmumfangs, Resonanzerweiterung in jeder Tonhöhe,
- Abkopplung der Funktionen Lautstärke und Tonhöhe: Gleiten der Stimme bei konstanter Lautstärke, An- und Abschwellen von Tönen ohne Tonhöhenänderung,
- Erarbeiten des Registerausgleichs (unauffälliger Registerwechsel).

Praktisches Vorgehen

Nahezu alle Stimmübungen, die zur Ökonomisierung der Sprechstimme eingesetzt werden, können

auf die Singstimme übertragen werden. Zur Arbeit im Bereich der Singstimme ist das **funktionale Stimmtraining** besonders geeignet, weil in diesem Konzept der **Abbau von Hilfsspannungen** im Mittelpunkt steht und erfahrungsgemäß die Leistungsstärke einer Stimme besonders gut entwickelt wird. Zur Aktivierung des Unterdruckventils bieten sich **Bewegungsübungen** an. Auch beim Gesang ist die **Sensibilisierung der Hörwahrnehmung** ein wesentlicher Therapieinhalt.

Tipp ►

Übungsbeispiele zur Therapie der Singstimme

- Übungen zur Differenzierung der Wahrnehmung der eigenen Stimme.
- Passive auditive Stimulation (über Klangschalen, Klangbetten, Hören von Musik).
- Übungen zur Lockerung von Mundboden, Unterkiefer, Lippen, Zunge und Zwerchfell.
- Resonanzübungen in unterschiedlichen Tonlagen (Tonleiter auf- und abwärts) in Verbindung mit Bewegungen zum Körper hin.
- Stimmgleitübungen über verschiedene Intervalle, unterstützt durch Bewegungen oder Vorstellungshilfen.
- Übungen zum An- und Abschwellen von Tönen in Verbindung mit Bewegungen und Vorstellungshilfen.
- Glättung des Registerwechsels durch Gleitübungen der Stimme erst abwärts, dann aufwärts.

Fazit ►

- Dysodien können im Zusammenhang mit **stimmbelastenden Gesangstechniken oder Gesangsstilen** auftreten.
- **Erfolgsdruck** und Konkurrenzkampf können zur Entstehung einer Dysodie beitragen.
- Ein Sänger muss auf den **physiologischen Gebrauch seiner Sprechstimme** achten.
- Oft bietet es sich an, **Stimmtherapie und Gesangsunterricht parallel** durchzuführen.
- Das **praktische Üben** entspricht weitestgehend dem für die Sprechstimme, wird aber in den Bereich der Singstimme ausgedehnt.

10.7 Stimmtherapie bei Schwerhörigkeit

Die Problematik für die Stimmgebung bei einer eingeschränkten Hörfunktion ist, dass die Patienten die eigene Stimme kaum oder schlecht hören können. Das führt zu einer Vielzahl **kompensatorischer Körper- und Stimmmuster**, die in der Therapie, so weit es geht, **behoben werden sollten**.

Ziele

Das Hauptziel liegt in der **Verbesserung der Wahrnehmung für die eigene Stimme.** Je nach Grad der Schwerhörigkeit haben die Patienten einen mehr oder minder ausgeprägten auditiven Eindruck von ihrer Stimme. Da aufgrund der Hörstörung **Lautstärke und bestimmte Frequenzen** generell nicht aufgenommen und infolge dessen nicht verarbeitet werden können, gelangt die Schulung der auditiven Wahrnehmung für die Stimme an **eindeutige Grenzen.** (Aus diesem Grund ist auch die Arbeit mit Tonbandaufnahmen wenig effektiv.)

Beachte ► Der wichtigste Bestandteil der Stimmtherapie bei Schwerhörigkeit ist, die **Wahrnehmung taktil-kinästhetischer Reize** zu differenzieren.

Die Patienten müssen ein »Gefühl« für die Stimme entwickeln. Mit Hilfe der Therapeutin können sie lernen, die Stimme über das **Körperempfinden, d.h. taktile Reize und Vibrationsempfinden**, zu regulieren. Des Weiteren geht es in der Stimmtherapie um die Wahrnehmung körperlicher Spannungszustände und eine gesamtkörperliche Eutonisierung. Übungen zur Atemwahrnehmung und Artikulation können zur Verbesserung der Stimme beitragen.

Die **Einzelziele** für die Stimmtherapie bei Schwerhörigkeit sind:

- Differenzierung der Hörwahrnehmung für die eigene Stimme,
- Differenzierung der Körper- und Stimmwahrnehmung über den taktil-kinästhetischen Kanal,

- gesamtkörperliche Tonusregulierung,
- Abbau von Verspannungen im Hals-Schulter-Nacken-Bereich,
- Verbesserung der Atemwahrnehmung,
- Tonusregulierung im Bereich der Artikulationsorgane, Erhöhung der Artikulationsprägnanz,
- Transfer veränderter Phonationsmuster in den Alltag.

Praktisches Vorgehen

Eine besondere Schwierigkeit bei schwerhörigen Patienten liegt darin, dass sie bei mittel- und hochgradiger Schwerhörigkeit u. U. auf das **Mundbild der Therapeutin** angewiesen sind, um Arbeitsanleitungen zu verstehen. Wahrnehmungs- und Entspannungsübungen sind weniger effektiv, wenn der Blickkontakt erhalten bleibt und der Patient sich während der Übung auf das Lesen des Mundbildes konzentrieren muss. Daher empfiehlt es sich, Übungen zu wählen, bei denen die **Arbeitsanleitung bereits vor der Übung** gegeben werden kann. Passive Entspannungsübungen (z.B. Massagen, funktionale Integration nach Feldenkrais, s. Kapitel 7.2.5 »Sonstige Verfahren«, Abschnitt »Feldenkrais-Methode«) sind ebenfalls gut geeignet.

Zur Schulung der **Klangwahrnehmung** können diverse **Stimmübungen** angeboten werden, während derer der Patient z.B. durch Auflegen der Hände erspüren lernt, wo im Körper Klang als Vibration wahrnehmbar ist. Vorbereitend können **andere Schallquellen** benutzt werden, z.B. Instrumente, an deren Resonanzkörper Vibrationen fühlbar sind. Auch die **visuelle Kontrolle** kann unterstützend hinzugezogen werden durch Arbeiten mit einem Spiegel oder durch Videoaufnahmen. Darüber bekommt der Patient hilfreiche Rückmeldungen in Fragen der Haltungs-, Bewegungs- und Artikulationsarbeit.

Zum **Alltagstransfer** ist es günstig, einen oder mehrere **Angehörige** in die Therapie mit einzubeziehen, damit der Patient zu Beginn des Transfers die Möglichkeit hat, eine Rückmeldung über den Klangeindruck der Stimme beim Alltagsgebrauch zu bekommen.

Fazit ►

- Der Hauptaspekt bei der Therapie von Stimmstörungen infolge einer Schwerhörigkeit liegt in der **Differenzierung der taktil-kinästhetischen Wahrnehmung** für den Stimmklang.
- Eine Therapie folgt den allgemeinen Grundsätzen der **Stimmtherapie bei funktionellen Stimmstörungen**. Das Vorgehen muss jedoch entsprechend der eingeschränkten Hörfähigkeit **modifiziert** werden.

11 Anhang

Übersicht

11.1 Anamnesefragebogen Stimmstörungen

Name: ____________________ Ärztl. Diagnose: ____________________

Geburtsdatum: ____________________ Datum der Untersuchung: ____________________

1. Zur Krankheitsgeschichte

- **Beginn und Verlauf der Beschwerden**

- **Vermutete Ursache** (auslösendes Ereignis, verschlimmernde Faktoren)

- **Berufliche und private Stimmbelastung**
  (Sprechen in Umgebungslärm, Kinder, hörgeschädigte Angehörige, wie viel Stunden tägliche Stimmbelastung, stimmintensive Hobbys)

- **Veränderung der Beschwerden im Laufe des Tages**
  (Verschlechterung nach Stimmbelastung, Stimme morgens oder abends besser)

- **Situationsabhängige Veränderungen der Beschwerden**
  (Auffälligkeiten in besonderen Situationen oder gegenüber bestimmten Personen)

- **Reaktionen der Umwelt**
  (Aufforderung zu lauterem oder leiserem Sprechen, Fragen nach Erkältung, Geschlechtsverwechslung am Telefon)

- **Stimmstörungen/Stimmverhalten in der Familie**

- **Stimme in der Kindheit/Stimmwechsel**
  (Schreiknötchen, Stimmwechsel besonders auffällig oder unbemerkt)

2.
Rahmenbedingungen

- **Leidensdruck/Motivation**
- **Stimmausbildung/Gesangserfahrung/Musikalität**
- **Erfahrung mit Entspannungstechniken**
- **Sonstige Erkrankungen/ärztliche oder therapeutische Behandlung/Medikamente**
- **Außergewöhnliche berufliche oder private Belastungen/Bedingungen**
- **Ernährungsgewohnheiten/Nikotin/Alkohol**

3.
Ergänzende Fragen

- **Vorstellungen über Therapie, Therapieerwartungen**
- **Therapieziel**
- **Subjektive Stimmbeurteilung**
- **Gewünschte Veränderungen an der Stimme**
- **Zeit für häusliches Üben**
- **Warum Entschluss zur Therapie gerade jetzt**
- **Bevorzugte Stimmlagen/Stimmfärbungen**

11.2 Diagnostikbogen für Stimmstörungen*

(Zutreffendes unterstreichen oder ergänzen)

Name: ______________________ Ärztl. Diagnose: ______________________

Geburtsdatum: ______________________ Datum der Untersuchung: ______________________

1. Subjektive Beschwerden

Heiserkeit, Stimmversagen, Stimmermüden nach __________ Min., Schmerzen, Räusperzwang, Hustenreiz, Druckgefühl, Fremdkörpergefühl, Engegefühl, Kloßgefühl, Kratzen, Schluckzwang, Brennen, Rauigkeit, Trockenheit, Schleim, Sprechanstrengung, Atemnot, ______________________

____

2. Beobachtung und Untersuchung der Atmung

Ruheatmung: flach, Hochatmung, kostal, abdominal, klavikular, Atemgeräusch, Atempause, Atemzüge pro Min.: __________ oral, nasal, unauffällig, ______________________

Sprechatmung: unauffällig, Hochatmung, kostal, abdominal, oral, nasal, Schnappen, Stridor, Silben pro Einatmung: __________ , Sonstiges: ______________________

____

Dauer der Ausatmung auf /f/: __________ sec. auf /s/: __________ sec.

Auffälligkeiten: ______________________

3. Untersuchung der Sprechstimme

Stimmklang: heiser, belegt, rau, hauchig, knarrend, diplophon, kippend, brüchig, kopfig, klar, kratzend, zittrig,

____

Stimmgebung: gepresst, weich, behaucht, angestrengt, verhalten, ______________________

Stimmsitz: vorne, Mitte, hinten

Stimmvolumen: zart, dünn, überladen, voll, laut, leise

Stimmeinsätze: /a/: __________ /m/: __________ /h/: __________

(weich, hart, knarrend, behaucht)

Stimmabsatz: knarrend, aphon, verhaucht, unauffällig, ______________________

Steigerungsfähigkeit: unauffällig, Lautstärke eingeschränkt, leise Töne nicht möglich, deutliche Erhöhung der Stimmlage beim Lauterwerden

Modulation der Sprechstimme: angemessen, monoton, übertrieben

Mittlere Sprechstimmlage um __________ (überhöht/ drückt nach unten)

Tonumfang Sprechstimme: ______________________ **Dynamikumfang:** __________

Rufstimme um __________ Qualität: ______________________

Auffälligkeiten: ______________________

* Erstellt in Anlehnung an den Diagnostikbogen der Klinik für Kommunikationsstörungen in Mainz.

4.
Untersuchung der Singstimme

Stimmfeld: Tonumfang: ________ Dynamikbreite: ________
Registerbruch um: ________ Auffälligkeiten: ________
Tontreffvermögen: gut, mäßig, schlecht ________
Schwelltonvermögen: unauffällig, Stimme bricht, wird höher, wenig Dynamikbreite, ________
Tonhaltedauer: auf /m/ ________ sec. auf /a/ ________ sec.
Singstimmqualität: besser/schlechter als Sprechstimme, ________
Bemerkungen: ________

____

5.
Weitere Bereiche

Artikulation: verwaschen, präzise, überartikuliert, ________

____

Sprechtempo: normal, überhastet, verlangsamt, Stottern/Poltern, ________
Tonus/Haltung: unauffällig, überspannt, unterspannt, aufrecht, gebeugt, Verspannungen im Schulter-/Nackenbereich ________

____

Sonstiges: ________

6.
Kommunikationsverhalten

Blickkontakt: angemessen, wechselnd, starr, ausweichend, ________
Gestik/Mimik: lebendig, übertrieben, wenig, ________
Auffälligkeiten: ________

____

Logopädischer Befund: ________

____

Empfohlene Maßnahmen: ________

____

11.3 Patientenfragebogen

Sehr geehrte Patientin, sehr geehrter Patient!

In Ihrer ersten Therapiesitzung wurden Ihnen bereits einige Fragen zu Ihrer Erkrankung gestellt. Ich bitte Sie darum, diesen Fragebogen bis zur nächsten Sitzung zu Hause auszufüllen. Sie haben so die Gelegenheit, sich noch einmal in Ruhe mit den einzelnen Fragen zu beschäftigen und Ihre genaue Problematik im Detail zu schildern.

1. Welche genauen Beschwerden haben Sie? Unterstreichen Sie bitte Zutreffendes, und ergänzen Sie, was Ihnen darüber hinaus einfällt!
Heiserkeit, Schmerzen, Trockenheit, Rauigkeit, Knarren der Stimme, Räusperzwang, Fremdkörpergefühl, Hustenreiz, Atemnot, Kratzen im Hals, Kloßgefühl, Engegefühl, Schluckzwang, Stimmversagen, Stimmermüden, Druckgefühl, Brennen, Sprechanstrengung, vermehrte Schleimbildung, Sonstiges:

____

____

____

2. Wann hat die Stimmstörung begonnen? Gibt es für Sie einen erkennbaren Zusammenhang mit einer anderen Erkrankung (z. B. Erkältung) oder einem sonstigen Ereignis?

____

____

____

3. Wie hat sich die Stimme seither entwickelt? (besser oder schlechter geworden, gleich bleibend, wechselnd o. a.)

____

____

____

4. Worin liegen Ihrer Meinung nach mögliche Ursachen für Ihre Stimmerkrankung?

____

____

5. Wie hoch ist Ihre berufliche Stimmbelastung?
Sehr hoch/hoch/mittel/gering

6. Wie hoch ist Ihre private Stimmbelastung?
Sehr hoch/hoch/mittel/gering

7. Üben Sie stimmintensive Hobbys aus? Wenn ja, welche?

____

____

8. Verändern sich Ihre Beschwerden regelmäßig im Laufe des Tages, wenn ja, wie?

____

____

9. Gibt es bestimmte Situationen, in denen Ihre Stimme regelmäßig besonders gut oder besonders schlecht ist?

____

____

____

10. Gibt es Personen, denen gegenüber sich Ihre Stimme verändert?

____

____

____

11. Erleben Sie häufiger Reaktionen anderer auf Ihre Stimme? Wenn ja, welche?

____

____

12. Gibt oder gab es Stimmerkrankungen in Ihrer Familie? Wird oder wurde bei Ihnen zu Hause besonders viel, laut, leise o. Ä. gesprochen?

____

____

13. Erinnern Sie (oder Ihre Eltern) sich an Auffälligkeiten Ihrer Stimme im Kindesalter oder während des Stimmwechsels?

____

____

____

14. Wie stark fühlen Sie sich durch die Stimmstörung beeinträchtigt?

Sehr stark/stark/mittel/gering/gar nicht

15. Gibt es Situationen oder Tätigkeiten, die Sie aufgrund der Stimmstörung vermeiden?

____

____

____

16. Singen Sie gerne? Befinden Sie sich in Stimmausbildung oder hatten Sie einmal Gesangsunterricht? Spielen Sie ein Instrument? Singen Sie in einem Chor?

____

____

17. Haben Sie Erfahrungen mit Entspannungstechniken (Yoga, autogenes Training, Meditation o. a.)?

____

____

18. Was tun Sie üblicherweise, um sich zu entspannen?

____

____

19. Nehmen Sie regelmäßig Medikamente ein? Befinden Sie sich anderweitig in ärztlicher oder therapeutischer Behandlung (auch Krankengymnastik)?

____

____

20. Gibt es im Moment oder gab es in letzter Zeit außergewöhnliche berufliche oder private Belastungen?

____

____

21. Rauchen Sie oder trinken Sie regelmäßig Alkohol?

____

____

22. Was erhoffen Sie sich von einer Stimmtherapie?

____

____

____

23. Wie würden Sie Ihre eigene Stimme beschreiben?

____

____

____

24. Was genau soll sich an Ihrer Stimme ändern?

____

____

____

25. Wie viel Zeit können Sie täglich für häusliches Üben einplanen?

____

____

____

26. Gibt es Sing- oder Sprechstimmen bekannter Personen, die Ihnen besonders gefallen?

____

____

____

11.4 Merkblatt für Patienten mit funktioneller Stimmstörung

Sehr geehrte Patientin, sehr geehrter Patient,

Ihr Arzt hat Sie mit der Diagnose »**Funktionelle Dysphonie**« (=funktionelle Stimmstörung) zur Logopädin/Stimmtherapeutin überwiesen. Diese Diagnose bedeutet, dass Ihre Stimmbeschwerden aus einer ungünstigen oder fehlerhaften **Funktion** des Stimmapparates resultieren. Rein **organisch** zeigt Ihr Kehlkopf keinerlei Auffälligkeiten. Zu vergleichen ist dies etwa mit einer »schlechten« Körperhaltung, die auf Dauer starke Beschwerden, beispielsweise Rückenschmerzen, verursachen kann, ohne dass Muskeln oder Knochen geschädigt sind.

Auch, wenn Ihre Stimmlippen (umgangssprachlich: Stimmbänder) organisch gesund sind, handelt es sich bei der funktionellen Stimmstörung um eine **ernst zu nehmende Erkrankung**, die bei Nichtbehandlung zu chronischen Beschwerden und stetiger Stimmverschlechterung führen kann.

Eine funktionelle Stimmstörung ist **weder medikamentös noch operativ beeinflussbar**. Ziel einer stimmtherapeutischen Behandlung ist es, durch im Wesentlichen **übende Maßnahmen** die Wiederherstellung und den Erhalt der gesunden Stimmfunktion zu erreichen.

Wie die Stimme funktioniert

Die Stimme ist in erster Linie eine **Muskelfunktion**. Die Stimmbänder, eigentlich bezeichnet als Stimmlippen, bestehen überwiegend aus Muskulatur und darüber liegender Schleimhaut. Sie bilden sozusagen das obere Ende der Luftröhre und liegen horizontal im **Kehlkopf** auf Höhe des sog. Adamsapfels. Der Kehlkopf besteht weiterhin aus einem knorpeligen Gerüst, das die Stimmlippen umschließt, und aus verschiedenen Muskeln und Bändern.

Während der Atmung sind die Stimmlippen geöffnet, zur Stimmgebung werden sie geschlossen. Mit Hilfe der **Luft**, die während der Ausatmung aus den Lungen strömt, werden die aneinander liegenden Stimmlippen in **Schwingung** versetzt. Durch diese Schwingung wird wiederum der Luftstrom verwirbelt, und es entstehen Schallwellen, die als **Stimmklang** hörbar werden. Ähnliches geschieht, wenn man beispielsweise auf einem Grashalm pfeift.

Die **Atmung** spielt bei der Stimmgebung also eine entscheidende Rolle. Über die Frage, wie laut oder leise, hoch oder tief beispielsweise ein Klang ist, entscheidet die **Feinabstimmung** zwischen Atmung und Kehlkopffunktion.

Ähnlich wie die meisten Musikinstrumente benötigt auch die Stimme einen **Resonanzkörper**, das heißt einen Raum, in dem sich die an den Stimmlippen erzeugten Schallwellen ausbreiten und formen können. Diese Funktion übernehmen beim Menschen die Mund-, Rachen- und Nasenräume. Diese Räume werden als **Ansatzrohr** bezeichnet. Das Ansatzrohr dient aber nicht nur als Resonanzraum, sondern hier werden auch mittels Zunge, Kiefer und Lippen Laute geformt, die den reinen Stimmklang in Sprache umsetzen. Dieser Prozess nennt sich **Artikulation**.

Stimme und Sprache entstehen also durch das **Zusammenwirken von Atmung, Kehlkopf und Ansatzrohr.** Dieser Funktionskreis ist jedoch nicht abzukoppeln vom Geschehen im gesamten Körper. Die Atmung dient beispielsweise zunächst dazu, den Körper mit dem nötigen Sauerstoff zu versorgen. Und der Sauerstoffbedarf ändert sich je nach Aktivität. In Ruhe benötigt der Körper weniger Sauerstoff, bei Bewegung mehr, die Atmung wird tiefer und schneller. Damit verändert sich auch der Atemdruck auf den Kehlkopf.

Ebenso spielt die **Körperhaltung** bei der Stimmgebung eine Rolle. Eine gebeugte Sitzhaltung beispielsweise verhindert, dass sich die Lungen beim Atmen in Richtung Bauch- und Brustraum ausdehnen können. Das schränkt die Atemfunktion ein und wirkt sich auch auf die Stimme aus. Außerdem überstreckt sich der Hals in dieser Haltung, dadurch wird die Kehlkopfbeweglichkeit behindert und das Ansatzrohr verengt. Auch Verspannungen im Nacken können die Stimmfunktion einschränken.

Die Stimmgebung ist ein **hochkomplexer Vorgang von Muskelfunktionen und Bewegung**. Eine eingeschränkte Beweglichkeit des gesamten Körpers, besonders im Rumpfbereich, kann die Stimmfunktion erheblich beeinträchtigen. Eine Stimmtherapie beschäftigt sich aufgrund dessen nicht nur mit der Stimme, sondern schließt Übungen zur **Entspannung, Bewegung** und **Atmung** mit ein.

Wie eine Stimmstörung entsteht

Zur Entstehung einer Stimmstörung trägt selten nur eine Ursache bei. Veränderungen von Atmung und Körperhaltung können, wie oben beschrieben, dazu beitragen, sind meist aber nicht die eigentliche Ursache. Sie gehören vielmehr zum Krankheitsbild dazu.

Da das Benutzen der Stimme nicht gelernt werden muss – so wie Schreiben oder Lesen –, läuft die Stimmgebung überwiegend **unbewusst** ab, daher schleichen sich schnell »Fehler« ein. Eine ungünstige Stimmgebung entsteht meist **über viele Jahre hinweg**. Wahrgenommen werden Einschränkungen der Stimme aber in der Regel erst dann, wenn **besondere stimmliche Belastungen** bewältigt werden müssen und die Stimme einen dabei »im Stich« lässt. Ebenso können sich aber auch allgemeine Belastungen wie **beruflicher oder privater Stress** auf die Stimme schlagen. Viele Erkrankungen entstehen als Reaktion auf eine allgemeine Überlastung. Das Stimmorgan reagiert darauf besonders empfindlich.

Innerhalb der Stimmtherapie soll Ihnen daher auch die Möglichkeit geboten werden herauszufinden, **wie und warum** Ihre Stimmstörung entstanden ist und welche stimmlichen und allgemeinen Belastungen Sie reduzieren können.

Was Sie neben der Therapie für Ihre Stimme tun können

- **Schonen Sie Ihre Stimme!**
  - Das heißt: Sprechen Sie in normaler Lautstärke. **Nicht flüstern!** Flüstern strengt die Muskulatur des Kehlkopfes an.
  - Vermeiden Sie, wenn möglich, zu lautes Sprechen, Rufen oder gar Schreien. Vermeiden Sie insbesondere Sprechen in lauter Umgebung.
  - Beobachten Sie, welche Situationen besonders stimmbelastend sind, und überlegen Sie, welche davon sich vermeiden lassen bzw. wie Sie die jeweilige Stimmbelastung reduzieren könnten.
  - **Nicht räuspern!** Versuchen Sie anstelle dessen weiterzusprechen, ggf. zu summen oder zu schlucken, nötigenfalls richtig zu husten. Helfen kann auch ein Schluck Wasser.
  - Um die Stimme morgens »in Gang« zu bringen, summen Sie wenige Minuten in angenehmer Tonlage und klopfen Sie dabei Ihren Brustkorb ab.
- **Schonen Sie Ihre Schleimhäute!**
  - Das heißt: Gehen Sie trockener Heizungsluft aus dem Weg. Dabei helfen häufiges Lüften, Wassergefäße oder feuchte Tücher im Raum, evtl. Luftbefeuchter aufstellen.
  - Vermeiden Sie Rauchen oder den Aufenthalt in verrauchten Räumen.
  - Lutschen Sie keine mentholhaltigen Bonbons und inhalieren Sie keine heißen Dämpfe! Stattdessen sind Emser Pastillen ohne Menthol empfehlenswert oder das Gurgeln mehrmals täglich mit isotonischer Kochsalzlösung (in Apotheken erhältlich, lässt sich aber auch einfach selbst herstellen: 1 Messerspitze Salz auf 1 Tasse Leitungswasser). Auch für trockene Nasenschleimhäute geeignet! Ebenfalls in Apotheken erhältlich sind Inhalatoren, die Kochsalzlösung kalt vernebeln.
  - Trinken Sie viel! Am besten 2–3 Liter pro Tag. Zu meiden sind dabei scharfe Alkoholika, säurehaltige Fruchtsäfte und verschiedene Teesorten, da sie die Schleimhäute reizen. Kaffee, schwarzer Tee sowie Alkohol entziehen dem Körper Flüssigkeit, bei Genuss also entsprechend mehr Wasser, Kräutertee o. Ä. trinken.
  - Meiden Sie extrem kalte oder heiße Speisen.
  - Auch scharf gewürzte Speisen reizen die Kehlkopfschleimhaut!

11.5 Formular zur Stimmfeldmessung

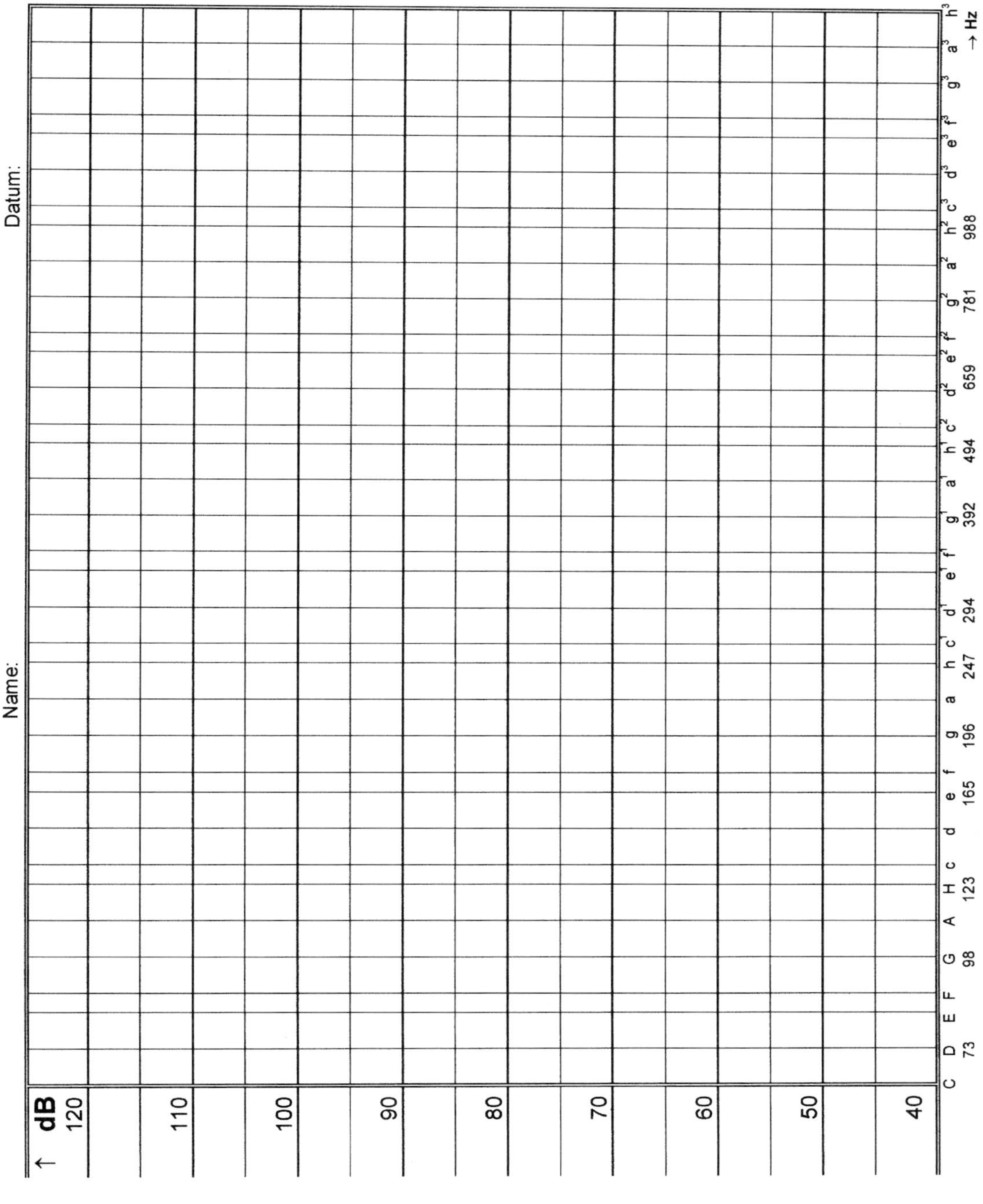

11.6 Formular zum Führen eines Stimmtagebuchs

Name:

Datum/Tag									
1. Woche	Morgens								
vom	Mittags								
bis	Abends								
2. Woche	Morgens								
vom	Mittags								
bis	Abends								
3. Woche	Morgens								
vom	Mittags								
bis	Abends								

Bitte tragen sie in jedes Feld nur eine Zahl von 1-10 zur Einschätzung der Stimme zum jeweiligen Zeitpunkt ein. (1=sehr schlecht, 10=sehr gut)

12 Literatur

Alavi Kia R, Schulze-Schindler R (1999) Sonne, Mond und Stimme, 3. Aufl. Aurum, Braunschweig

Alexander G (1992) Eutonie. Ein Weg der körperlichen Selbsterfahrung, 8. Aufl. Kösel, München

Amon I (2002) Die Macht der Stimme. Wirtschaftsverlag Ueberreuter, Frankfurt Wien

Balser-Eberle V (2002) Sprechtechnisches Übungsbuch, 28. Aufl. öbv & htp, Wien

Becker W, Naumenn HH, Pfalz CR (1989) Hals-Nasen-Ohrenheilkunde, 4. Aufl. Thieme, Stuttgart New York

Bergauer U (1998) Praxis der Stimmtherapie. Springer, Berlin Heidelberg New York Tokyo

Biesalski P, Frank F (1994) Phoniatrie-Pädaudiologie Band 1: Phoniatrie, 2. Aufl. Thieme, Stuttgart

Böhme G (1997) Sprach-, Sprech-, Stimm- und Schluckstörungen, Band 1: Klinik, 3. Aufl. Fischer, Stuttgart

Böhme G (1998) Sprach- Sprech- Stimm- und Schluckstörungen, Band 2: Therapie, 2 Aufl. Fischer, Stuttgart

Brügge W, Mohs K (1998) Therapie funktioneller Stimmstörungen, 3. Aufl. Reinhardt, München

Coblenzer H (1987) Erfolgreich Sprechen. ÖBV, Wien

Coblenzer H, Muhar F (1976) Atem und Stimme. Anleitung zum guten Sprechen. Österreichischer Bundesverlag, Wien

De Shazer S (1997) Der Dreh, 5. Aufl. Auer, Heidelberg

Eberle A (1979) Mutationsstimmstörung als Identifikationsproblem – Ein Therapiekonzept. Sprache-Stimme-Gehör 3:110-113

Feldenkrais M (1996) Bewusstheit durch Bewegung. Suhrkamp, Frankfurt Main

Fernau-Horn H (1955/56) Prinzip der Weitung und Federung in der Stimmtherapie. HNO 5:365

Faller A (1984) Der Körper des Menschen, 10. Aufl. Thieme, Stuttgart New York

Feneis H (1988) Anatomisches Bildwörterbuch, 6. Aufl. Thieme, Stuttgart New York

Feuerstein U (2000) Stimmig sein. Junfermann, Paderborn

Fröschels E (1952) Chewing method as the therapy. Archives of Otolarynology 56:427–434

Friedrich G, Bigenzahn W (1995) Phoniatrie. Huber, Bern Göttingen Toronto Seattle

Garcia M (1840) Ecole de Garcia: Traité Complet de L'art du Chant. Troupenas et Cie, Paris

Grohnfeld M (1994) Handbuch der Sprachtherapie, Band 7: Stimmstörungen. Marhold, Berlin

Gross S (1997) Die funktionale Stimmpädagogik nach Gisela Rohmert in der logopädischen Stimmtherapie. Forum Logopädie 3:5–10

Gundermann H (1987) Aktuelle Probleme in der Stimmtherapie. G. Fischer, Stuttgart

Habermann G (2001) Stimme und Sprache, 3. Aufl. Thieme, Stuttgart New York

Haunschild F (1994) Die neue Harmonielehre. AMA, Brühl

Haupt E (2000) Stimmt's? Schulz-Kirchner, Idstein

Heptner M Institut für funktionale Stimmarbeit (2002) Physiologische Grundlagen der Funktionellen Stimmarbeit (unter www.heptner.org), Ilz

Herrmann-Röttgen M, Miethe E (1990) Stimmtherapeutisches Programm. Thieme, Stuttgart

Hey, Julius (1997) Der kleine Hey, 50. Aufl. Schott, Mainz London Madrid New York Paris Tokyo Toronto

Hirano M (1989) Objective evaluation of the human voice: clinical aspects. Folia Phoniatrica 41:89–144

Hofmann E (1999) Progressive Muskelentspannung. Hogrefe, Göttingen Bern Toronto Seattle

Ilse Middendorf Institute für den erfahrbaren Atem (2002) Der erfahrbare Atem (unter www.erfahrbarer.atem.de), Berlin Beerfelden

Jacobson E (1999) Entspannung als Therapie. Progressive Relaxation in Theorie und Praxis, 4. Aufl. Pfeiffer, München

Kjellrup M (1998) Bewusst mit dem Körper leben: Spannungsausgleich durch Eutonie, 9. Aufl. Ehrenwirth, München

Kofler L (1903) Die Kunst des Atmens als Grundlage der Tonerzeugung für Sänger, Schauspieler, 4. Aufl. Breitkopf & Härtel, Leipzig

Koufman J, Isaccson G (1991) The spectrum of vocal dysfunktion. In: Koufman J, Isaccson G (eds)Voice disorders. The otolaryngologic clinics of North America. Saunders, Philadelphia, pp 985–988

Leden H (1985) Vocal nodules in children. Ear nose and throat 64:29–41

Linklater K (1997) Die persönliche Stimme entwickeln. Ernst Reinhard, München

Loschky E (1998) Die Bedeutung typenpolarer Atmung für die Stimmtherapie. Forum Logopädie 11:18–20

Mathelitsch E, Friedrich G (1995) Die Stimme. Springer, Berlin Heidelberg New York Tokio

Microsoft (1997) Encarta Enzyklopädie. Microsoft Press, Unterschleißheim

Middendorf I (1991) Der erfahrbare Atem, 7. Aufl. Junfermann, Paderborn

Nollmeyer O (1998) Die eigene Stimme entfalten. Kösel, München

Pahn E, Pahn J (1994) Die Nasalierungsmethode. In: Grohnfeld M (Hrsg) Handbuch der Sprachtherapie: Stimmstörungen, Band 7. Edition Marhold, Berlin, S 214–236

Pahn J, Pahn E (2000) Die Nasalierungsmethode. Verlag Matthias Oehmke, Roggentin Rostock

Rabine E (1989) Zusammenhänge zwischen Körperhaltung, Atmung und Stimme. In: Rohmert W (Hrsg) Grundzüge des funktionalen Stimmtrainings, 5. Aufl. Schmidt, Köln

Rabine E, Jacoby P (1989) Die drei Teilfunktionen der Stimmfunktion. In: Rohmert W (Hrsg) Grundzüge des funktionalen Stimmtrainings, 5. Aufl. Schmidt, Köln

Rabine E, Rohmert G, Rohmert W, Timm C, Zipp P (1989) Untersuchungen der Stimmfunktion. In: Rohmert W (Hrsg) Grundzüge des funktionalen Stimmtrainings, 5. Aufl. Schmidt, Köln

Rabine E. (2003) Der Schlüssel zur Stimme. Die Doppelventilfunktion. Peter Evers, Paderborn

Reichel H, Groza-Nolte R (1998) Physiotherapie Band 1: Theorie und Befundung. Hippokrates, Stuttgart

Rogers CR (2001) Die nicht-direktive Beratung, 10. Aufl. Fischer, Frankfurt/Main

Rohmert G (1996) Der Sänger auf dem Weg zum Klang, 4. Aufl. Schmidt, Köln

Rohmert W (1989) Grundzüge des funktionalen Stimmtrainings, 5. Aufl. Otto Schmidt, Köln

Sakata T, Kubota N, Yonekawa H, Imaizumi S, Niimi S (1994) GRBAS evaluation of running speech and sustained phonations. Logopedics Phoniatrics. Ann Bull RILP 28:51–56

Saatweber M (1997) Einführung in die Arbeitsweise Schlaffhorst-Andersen, 3. Aufl. Schulz-Kirchner, Idstein

Saatweber M (1998) Grundzüge der Stimm- Sprech- und Sprachtherapie nach Schlaffhorst-Andersen. In: Böhme G (Hrsg) Sprach-, Sprech-, Stimm- und Schluckstörungen, Band 2: Therapie, 2. Aufl. Fischer, Stuttgart, S 178–194

Schaner-Wolles C (1994) Biolinguistik. In: Biesalski P, Frank F (Hrsg) Phoniatrie, Band 1, 2. Aufl. Thieme, Stuttgart New York, S 37–43

Schlaffhorst C, Andersen H (1928) Atmung und Stimme. Möseler, Wolfenbüttel

Schultz-Coulon HJ (1990) Stimmfeldmessung. Springer, Berlin

Schultz JH (1988) Übungsheft für das autogene Training, 21. Aufl. Thieme, Stuttgart

Schwarz V (2001) Betrachtungen zum therapeutischen Standort in der Logopädie. Forum Logopädie 6:24–29

Smith S, Thyme K (1980) Die Akzentmethode und ihre theoretischen Voraussetzungen. Sozialpädagogischer Verlag, Flensburg

Spiecker-Henke M (1997) Leitlinien der Stimmtherapie. Thieme, Stuttgart

Stemple JC, Glaze LE, Gerdeman BK (1995) Clinical voice pathology. Theory and management. Singular Publishing Group, San Diego

Stemple JC (1993) Voice therapy: a clinical study. Mosby Year Book, St. Louis

Stengel I, Strauch T (1996) Stimme und Person. Klett-Cotta, Stuttgart

Thiel MM (2000) Logopädie bei kindlichen Hörstörungen. Ein mehrdimensionales Konzept für Therapie und Beratung. Springer, Berlin Heidelberg New York Tokyo

Thyme-Frøkjær K (1998) Stimm- und Sprachtherapie nach der Akzentmethode. In: Böhme G (Hrsg) Sprach-, Sprech-, Stimm- und Schluckstörungen, Band 2: Therapie. 2. Aufl. Fischer, Stuttgart, S 167–177

Wendler J. Anders LC (1986) Hoarse voices – on the reliability of acoustic and auditory classifications. Proceeding XXth Congress IALP. Tokyo, pp 438–439

Wendler J, Seidner W, Kittel G, Eyshold U (1996) Lehrbuch der Phoniatrie und Pädaudiologie, 3. Aufl. Thieme, Stuttgart

Wirth G (1995) Stimmstörungen, 4. Aufl. Deutscher Ärzte-Verlag, Köln

Wolfart M (1997) Psychogene Dysphonie: Verdacht oder Verdächtigung? Sprache-Stimme-Gehör 21: 122–126

Sachverzeichnis

A

K

L

R

S

Druck: Druckhaus Berlin-Mitte
Verarbeitung: Buchbinderei Stein & Lehmann, Berlin